진화신경심리학

진화신경심리학

인간 두뇌 구조와 기능의 진화에 관한 소개

Frederick L. Coolidge 지음 | 이성근 · 오미경 옮김

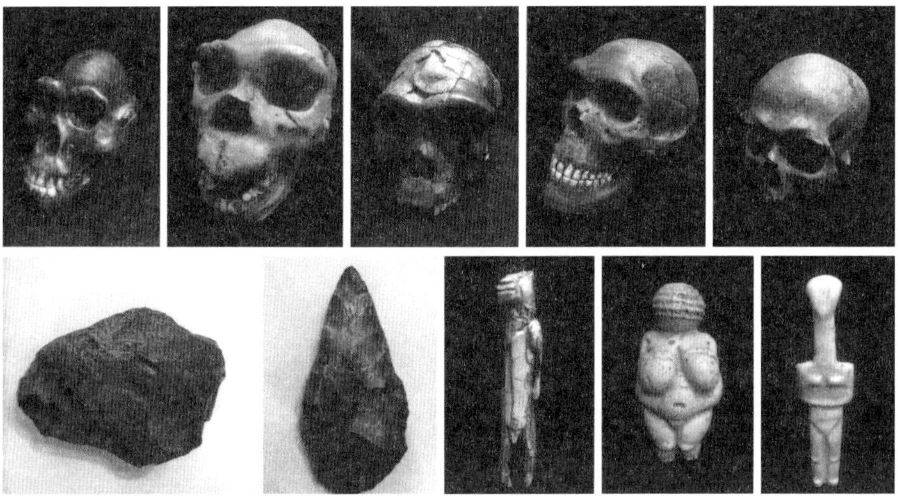

Evolutionary Neuropsychology

An Introduction to the Evolution of the Structures and Functions of the Human Brain

圖書出版 하나醫學社

EVOLUTIONARY NEUROPSYCHOLOGY: An Introduction to the Evolution of the Structures and Functions of the Human Brain, FIRST EDITION
by Frederick L. Coolidge

EVOLUTIONARY NEUROPSYCHOLOGY: An Introduction to the Evolution of the Structures and Functions of the Human Brain, FIRST EDITION was originally published in English in 2020.

목차

역자 서문 9

서문 11

약어 목록 13

제1장 | 생명과 뇌 진화의 간략한 역사 · 17

적응 그리고 굴절적응 · 17 | 진화와 자연선택 입문서 · 18 | 뇌세포 · 21 | 신경 재사용 — 뇌의 중앙조직원리 · 22 | 생명의 간략한 역사 · 24 | 요약 · 48

제2장 | 학습과 기억 체계의 진화 · 49

비연합학습 및 연합학습 · 51 | 배들리의 작업기억 모델 · 66 | 장기기억의 이분법 — 외현기억 대 암묵기억 · 73 | 요약 · 81

제3장 | 뇌에 대한 소개 · 83

생명, 뇌 그리고 의식 · 83 | 뇌의 개체발생론 · 91 | 대뇌반구 · 93 | 뇌 명명체계 · 95 | 피질의 엽들 · 96 | 다른 뇌구조 · 120 | 감각 · 124 | 마지막 생각 · 131 | 요약 · 132

제4장 | 전두엽 · 135

인간 뇌의 독특함 · 138 | 전두엽의 적응 · 138 | 전전두피질 · 141 | 과일먹기에서 도구 제작으로 굴절적응 · 152 | 2백만 년 전 다른 인지적 발전 · 154 | 요약 · 156

제5장 | 두정엽 · 159

지난 25만 년간 뇌의 진화 · 161 | 다른 두정엽 영역 · 162 | 구성적 기억 · 173 | 디폴트모드 네트워크 · 175 | 정신병리학의 진화 · 175 | 요약 · 177

제6장 | 측두엽 · 179

브로카와 베르니케의 영역 · 180 | 측두엽 · 189 | 신경정신병리학 · 195 | 활동지각회로, 신경 재사용과 언어 · 200 | 언어와 조어의 진화 · 201 | 가정법화용론 말하기를 위한 인지적 필요조건 · 205 | 요약 · 213

제7장 | 소뇌 · 215

계통발생학 · 219 | 소뇌와 신피질의 협조진화? · 220 | 소뇌, 기저핵 그리고 신피질 · 222 | 소뇌와 고전적 조건화 · 222 | 소뇌의 처리 — 정방향과 역방향의 내적모델 · 223 | 새로운 문제해결과 직관 · 225 | 소뇌와 자폐증 · 226 | 소뇌인지정서증후군 · 228 | 소뇌와 창의성 · 229 | 소뇌의 추상화 능력 증거 · 231 | 요약 · 232

제8장 | 해마 · 233

안쪽 측두엽의 다른 기관들 · 236 | 해마의 결정적 기능의 인식 — H.M. 이야기 · 241 | 요약 · 249

제9장 | 수면과 꿈의 진화 · 251

수면과 단계 · 255 | 유기체가 수면을 취하는 주요 이론들 · 261 | 수면과 호모 에렉투스 재방문 · 271 | 예비적 요약 · 285 | 요약 · 286

제10장 | 고정신병리학 · 287

성격장애 · 290 | 감정 · 315 | 요약 · 319 | 최종 요약 · 320 | 마무리 · 321

용어 해설 325

참고문헌 341

찾아보기 361

역자 서문

저자인 쿨리지를 처음 만난 상황은 인터넷에서 인지의 진화를 구글 할 때였다. 호모 사피엔스가 현대 생활에서 정신병적 질환들로 인지기능에 문제가 심각해져 가는 것을 바라보고 해결사를 찾아 나서던 중이었다. 쿨리지는 인지가 진화론적으로 어떻게 전개되어 가는지를 이해하기 쉽게 소개를 했다. 그리고 이 책에서 뇌의 기능이 어떤 특성을 지니는지 그리고 정신병리들을 어떻게 설명할 수 있는지를 흥미롭게 안내해 주고 있다.

진화신경심리학은 신경심리학의 한 가지이다. 신경심리학은 뇌와 신경에 근거를 두고 심리적 현상들을 설명한다. 여기에 진화신경심리학은 호모 사피엔스 이전부터 어떻게 전개되어왔는지 그리고 어떻게 전망할지에 대해 진화론적 관점으로 바라보고 있다. 이 책이 번역되어 나와서 사람의 마음과 행동을 신경과 진화론적 관점에서 바라보면 인간 사회의 협력을 실제로 도와줄 수 있다고 여기며 번역을 했다.

최근 소개된 책으로 인지 능력을 향상시킬 수 있는 근본적인 설명을 찾아 부부가 함께 번역 작업을 했다. 쿨리지가 잠깐 언급했듯이 정자와 난자의 생존전략 차이에도 불구하고 수정란을 이루고 적응adaptation과 굴절적응exaptation을 통해 이런 문명을 누리고 있다. 번역하면서 주먹도끼 같은 언어적 작용을 그리고 적응 양식을 만들어나가는 즐거움을 누렸다. 잡초종weed species이라고 불리는 *호모 에렉투스*는 성적 이형성sexual dimorphism을 줄여나가는 과정에 창의성을 발휘하였다. 몸돌core에서 격지flake를 떼어 석기stone tool를 정교하게 만들었다. 번역하면서 불을 다루고 조어protolanguage를 사용하고 사회적 협력을 키워가며 고정신병리paleopsychopathology를 이겨나가는 실험을 현대적으로 재현해 보았다. 저자의 의도를 살리기 위해 뜻이 모호할 때, 영어를 기입하였다. 이런 과정을 함께 나눌 수 있어 미묘했다.

이 책이 나오기까지 수고해 주신 분들에게 감사를 드린다. 하나의학사에서 소개를 하고 편집과 교정에도 끝까지 수고를 해주셔서 감사를 드린다. 번역 작업을 하면서 진화론적으로 보람을 느끼게 만들어 준 두 딸 승현과 수빈에게도 마르지 않는 샘물처럼 고마움을 전한다. 진화론을 끊임없이 보충해 주시는 주명진 원장님에게도 감사를 드린다. 그리고 무엇보다도 문화적으로 축적된 협력으로 이 세상 문명을 만들어 온 호모 사피엔스 그리고 드넓은 마음으로 바라보는 자연과 우주에 감사를 드린다. 번역에 문제가 있으면 역자의 책임이다. 조금이나마 좀 더 나은 세상을 만들어 가는 데 이바지가 되길 바란다.

2021년 4월

이성근 · 오미경

서문

진화신경심리학Evolutionary neuropsychology은 뇌 구조와 특별한 기능에 대해 궁극적인 그리고 진화적인 기원에 초점을 맞춘 과학 전문 분야다. 이 책은 지적으로 호기심이 많은 사람들을 위해 고안되었지만, 특히 학문의 어떠한 단계에서든 인간행동의 다양한 측면에 초점을 두고 있는 심리학자들을 위해 만들었다. 이 책은 진화, 신경과학, 인지신경과학, 심리학, 인류학, 고고학 등의 분야에서 나온 경험적 발견을 수용하고 활용하는 새로운 다학제 과학에서 발간한 종류로는 처음이다. 진화신경심리학의 기반은 기능적으로 특화된 뇌 영역이 수십억 년 진화의 과정에 걸친 다양한 환경적 도전에 대응하여 자연적으로 선택된 적응이라는 가정이다. 이러한 적응, 뇌 영역 그리고 회로는 이제 *굴절적응*exaptation이라고 부르는 새로운 기능을 제공할 수 있으며, 특히 더 높은 인지기능에 관여한다. 찰스 다윈이 1862년에 지적했듯이, "비록 어떤 장기가 어떤 특별한 목적을 위해 형성되지는 않았을지라도 만약 지금 이 목적을 위해 사용되고 있다면, 우리는 목적에 맞게 특별히 적응되었다고 말하는 것이 정당하다 … 따라서 자연 전반에 걸쳐 각 생물체의 거의 모든 장기가 변형된 상태로 아마도 다양한 목적을 위해 제공해 왔었고, 옛적부터 뚜렷하게 특정한 형태의 살아있는 기계에서 활동해 왔었다"(p. 348). 그러므로 다윈은 장기의 굴절적응이 다른 목적을 위해 올 수 있다는 것을 처음으로 인식했다. 굴절적응의 전형적인 예는 깃털이다. 깃털은 원래 체온 조절을 위해 선택되었다. 수백만 년 후 유전적 돌연변이가 발생했고, 몇몇 생물들은 깃털을 비행하며 좀 더 빠르게 이동하기 위해 공동선택을 했다. 이러한 굴절적응은 이 생명체들에게, 더 느리고 날지 못하는 생명체들보다 생식적인 적합도fitness의 이점을 주었다. 이 책은 진화신경심리학의 근본적 위치를 이용하여, 유전적으로 또는 후성유전적으로 유래된 뉴런과 신경회로의 기능이 현대 인간의 뇌를 독특하게 특징짓는 새롭고 높은 인지기능을 제공하기 위해 용도 변경되거나 재사용되었다는 증거를 제시한다.

이 책은 생명과 뇌의 기원에 대한 개요로 시작하여 분자의 응집에서부터 최초의 단세포 유기체, 현대의 *호모 사피엔스*에 이르기까지 삶의 연대표에 대한 간략한 역사를 제시한다. 그것은 학습과 기억 체계의 기원에 관해 흥미로운 제2장으로 계속되며, 궁극적 기원인 본질적인 체계들을 추적한다. 화학 친화도와 비친화도 그 자체는 아원자 입자의 성질과 활동에 기초한다. 그 후 이 책은 이러한 신경적 적응과 굴절적응을 언어, 추리, 의사 결정 그리고 마음이론 즉, 타인의 태도, 의도 그리고 감정에 대한 적절한 이해와 같은 보다 높은 인지기능에 뇌의 주요 엽들인 전두엽, 두정엽, 측두엽과 후두엽 그리고 다른 영역인 소뇌, 해마를 통해 추구한다. 끝에서 두 번째 제9장은 약 200만 년 전 새로운 종으로 수목에서 완전한 지상 생명체로 이행하면서 시작된 인간과 뇌의 마지막 대약진을 다루고 있다. 이 극적으로 새로운 종은 *호모 에렉투스*로 유인원 같은 생활 방식에서 좀 더 인간다운 생활 방식으로의 전환을 시작했다. 마지막 제10장에서는 고정신병리학paleopsychopatholgy에 근거하여 주의력결핍 과잉행동장애, 외상 후 스트레스장애, 성격장애 그리고 조현병 등 흔하게 장애를 보이며 부적응한 정신질환들이 조상 환경에서는 적응적 가치를 가졌을지 몰라도 현재 환경에서는 적응력이 떨어진다는 관점에서 논한다.

약어 목록

A	adenine	아데닌
AASM	American Academy of Sleep Medicine	미국 수면 의학 아카데미
ACC	anterior cingulate cortex	앞띠피질
ADD	attention deficit disorder (archaic)	주의력결핍장애(예전 사용)
ADHD	attention-deficit hyperactivity disorder	주의력결핍 과잉행동장애
AG	angular gyrus	각이랑
AIC	anterior insular cortex	앞섬피질
APCs	action perception circuits	활동지각회로
ASD	autism spectrum disorder	자폐 스펙트럼 장애
aSMG	anterior supramarginal gyrus	앞모서리위이랑
BA	Brodmann's area	브로드만 영역
C	cytosine	사이토신
CCAS	cerebellar cognitive affective syndrome	소뇌인지정서증후군
CIA	Central Intelligence Agency	중앙정보국
CR	conditioned response	조건반응
CS	conditioned stimulus	조건자극
DLPFC	dorsolateral prefrontal cortex	등가쪽 전전두피질
DMN	default mode network	디폴트모드 네트워크
DNA	deoxyribonucleic acid	디옥시리보핵산
DSM	*Diagnostic and Statistical Manual of Mental Disorders*	정신질환의 진단 및 통계 편람

DSM-5	*Diagnostic and Statistical Manual of Mental Disorders (5th ed.)*	정신질환의 진단 및 통계 편람(제5판)
E. coli	Escherichia coli	대장균
EEA	environment of evolutionary adaptiveness	진화적 적응환경
EEG	electroencephalogram	뇌파
EQ	encephalization quotient	뇌화지수
ESS	evolutionary stable strategies	진화적 안정전략
FBI	Federal Bureau of Investigation	연방수사국
FFA	fusiform face area	방추형안면영역
fMRI	functional magnetic resonance imaging	기능자기공명영상법
G	guanine	구아닌
hIPS	horizontal intraparietal sulcus	수평 두정엽속고랑
H.M.	patient H.M.	환자 H.M.
IPL	inferior parietal lobule	아래두정소엽
IPS	intraparietal sulcus	두정엽속고랑
IQ	intelligence quotient	지능 지수
K-selection	Kapazitätsgrenze (capacity limit)-selection	K-선택(능력 제한)-선택
MBD	minimal brain dysfunction (archaic)	미세뇌기능장애(예전 사용)
MCPH1	microcephalin gene	소두증 유전자
MDR	massive redeployment hypothesis	대규모 재배치 가설
MPI	male parental investment	남성부모투자
MS	multiple sclerosis	다발성 경화증

NOTCH	a group of genes	유전자 집단
NOTCH 2NL	three specific genes in the NOTCH group	유전자 집단의 세 가지 특별한 유전자
N1	stage 1 sleep	1단계 수면
N2	stage 2 sleep	2단계 수면
N3	stage 3 and 4 sleep	3단계와 4단계 수면
O	object (in a sentence)	목적어(문장 내)
OFC	orbitofrontal cortex	안와전두피질
OFPFC	orbitofrontal prefrontal cortex	안와전두 전전두피질
OSV	object subject verb (word order)	목적어 주어 동사(단어 순서)
OVS	object verb subject (word order)	목적어 동사 주어(단어 순서)
PAS	precategorical acoustic storage	전범주 음향 저장
PET	positron emission tomography	양전자 단층촬영
PFC	prefrontal cortex	전전두피질
POT	parietal occipital temporal (junction)	두정후두측두(접합부)
PTSD	posttraumatic stress disorder	외상 후 스트레스 장애
R	REM sleep	REM수면
REM	rapid eye movemen	빠른 눈 운동
RNA	ribonucleic acid	리보핵산
RSC	retrosplenial cortex	뒤뇌량팽대피질
r-selection	rate-selection	비율-선택
rSMG	right supramarginal gyrus	오른쪽 모서리위이랑
S	subject (in a sentence)	주어(문장 내)
SMG	supramarginal gyrus	모서리위이랑
SMGp	supramarginal gyrus posterior	모서리위이랑 뒷부분
SVO	subject object verb (word order)	주어 목적어 동사(단어 순서)
SPL	superior parietal lobule	위두정소엽

SOV	subject verb object (word order)	주어 동사 목적어(단어 순서)
SWS	slow-wave sleep	서파수면
T	thymine	티민
ToM	theory of mind	마음이론
TOP	temporal parietal occipital (junction)	측두두정후두(접합부)
TPJ	temporal parietal junction	측두두정 접합부
U	uracil	우라실
UAL	unlimited associative learning	무제한 연합학습
UCR	unconditioned response	무조건 반응
UCS	unconditioned stimulus	무조건 반사
V	verb (in a sentence)	동사(문장 내)
VENs	von Economo neurons	폰 이코노모 뉴런
VMPFC	ventromedial prefrontal cortex	배안쪽 전전두피질
VWFA	visual word form area	시각단어형태영역
W	wakefulness	각성

제1장

생명과 뇌 진화의 간략한 역사

적응 그리고 굴절적응

*진화신경심리학*Evolutionary neuropsychology은 인간 두뇌의 구조와 기능의 진화를 연구하는 학문이다. 그것은 진화, 신경인지과학, 심리학, 인류학 그리고 많은 다른 분야들에 걸쳐 있는 흥미진진한 다학문적 과학이다. 중요한 점은 현재 인간의 뇌 영역과 그 기능이 오래전 조상의 요구에 적응했다고 가정을 하는 것이다. 그때는 지금과 다른 목적과 기능을 수행하는 다양한 조건과 환경에 놓여 있었다. 1862년, 찰스 다윈은 잘 알려지지 않은 책 중 하나인『곤충에 의한 영국과 외국 난초의 다양성에 관한 연구On the Various Contrivances by Which British and Foreign Orchids Are Fertilized by Insects』에서 아래와 같이 언급했다.

> 비록 어떤 장기가 처음부터 특별한 목적을 위해 형성된 것은 아니라 할지라도 만약 현재에 이 목적을 위해 사용되고 있다면, 이 장기는 그것에 맞게 적응되었다고 말할 수 있다. 같은 원리로 어떤 남자가 어떤 특별한 목적을 위해 기계를 만들지만 낡은 바퀴, 스프링, 도르래 등을 사용하여 단지 약간만

변형을 했다면, 기계 전체와 그 모든 부품은 특수한 목적을 위해 특별히 제작된 것이라고 말할 수 있을 것이다. 따라서 자연 전체적으로 각각의 생명은 거의 모든 부분에서 아마도 약간 수정된 상태로 다양한 목적을 위해 제공해 왔고 많이 오래된, 뚜렷한 특정한 형태들로 작용을 하였다(p. 348).

진화와 자연선택 입문서

이 책의 초기에서는 종종 오해를 받는 진화의 용어 중 일부를 정의하는 것이 중요하다. 영국인 찰스 다윈Charles Darwin과 알프레드 러셀 윌리스Alfred Russel Wallace가 독립적으로 제안한 것과 같이, 자연선택 이론은 연속적인 세대에 걸쳐 한 종의 구조나 행동의 변화는 그 특성이나 행동이 생식 성공이나 적합도(한 세대 후에 개인이 남긴 자손의 숫자로 정의됨)에 도움이 되기 때문에, 환경의 자연선택에 기인한다고 기술하고 있다. 따라서 '가장 강한 자의 생존'은 자연선택의 본질에 대한 잘못된 인식이며, '적자생존'도 다윈과 윌리스에 따라 정의하지 않는 한 마찬가지다. 살아남는 것은 가장 강한 자가 아니라, 특정한 환경에서 다른 사람보다 번식에 성공한 자들이다. 그들은 그들의 유전적 구성을 다음 세대에 물려주기 위해 '생존'한 자들이다. 따라서 자연선택은 무작위적인 과정이 아니라 무작위적인 유전자 변이를 바탕으로 한다. 이러한 무작위적인 돌연변이는 진화의 필수적인 부분이며, 긍정적인 결과나 부정적인 결과를 초래할 수 있다. 그리고 그들은 또한 입증할 수 있는 효과가 없을 수도 있다. 긍정적인 결과를 가진 돌연변이는 유기체의 생식 성공을 증가시킨다. 부정적인 것들은 종종 자발적인 낙태를 초래하는데, 이것은 분명히 태아가 유전자 풀gene pool에서 제거된다는 것을 의미한다. 긍정적이거나 부정적인 영향이 없는 돌연변이는 중립적인 돌연변이neutral mutations인데 감사하게도 흔하게 있다. 구조나 행동의 변화인 표현형phenotypes을 초래할 수도 있고 아닐 수도 있다. 환경 조건이 급격하게 또는 빠르게 변화할 때 표현형의 변화가 일종의 안전망을 제공하기 때문에, 진화 시간에 걸쳐 매우 유용했던 것은 유전 돌연변이의 무작위성이다. 만약 한 종의 모든 유기체가 같은 표현형을 미친다면, 환경 조건이 갑자기 바뀌었을 때, 그 유기체들은 멸종될 위험에 처할 것이다. 독자가 곧 일반 바나나와 함께 보게 될 것처럼 진화의 과정은 유전자 복제와 마찬가지로 무작위성과 비무작위성의 요소를 모두 가지고 있다. 여기서 자연선택은 환경적 도전에서 살아남아 다른 유전자형의 표현형보다 더 성공적으로 번식하는 유전자형에서 비롯된 표현형을 선호한다. 그러므로 자연선택은 가장 강하거나 '최고'를 선택하지 않으며, 장기적이거나 최종적인 목표가 없으며, 사실 마지막 장에서 독자들은 점진적이고 이전의 선택들에 의해 제약되기 때문에, 최상의 생물학적 유기체나 완벽한 생물학적 유기체조차 생산하지 못한다는 것을 알게 될 것이다. 자연선택은 그들의 현재 환경에 적응했고 그러한 환경이 바뀌면 뒤처진다. 예를 들어, 조상 환경이 활동적이고 충동적이며 행동이 빠른 사람들을 선호할 때, 그러한 행동들이 선호되었다. 그러나 사냥 대신 농업같이 느린 활동을 선호하거나 주로 비활동적인 현재의 학교처럼 어느 정도 안정적인 활동을 선호하도록 환경이 바뀌었을 때는 활동성이 높은 개인을 선호하던 유전자는 선호에서 벗어났다. 예를 들어 주의력결핍 과잉행동장애attention-deficit hyperactivity disorder(ADHD)를 가진 아이들은 해롭거나 병리학적인 행동을 가졌다고 보았다. 요약하면, 진화는 결과로 보일 수 있다. 그것은 DNA 복제에서의 무작위적 돌연변이와 그에 따른 유전자 형상의 표현 형식의 차등 생식 성공과 그러한 유전적 특징의 흐름이 세대를 가로지른 결과물이다(자연선택의 다른 오해들에 대해서는 Al-Shawaf, Zreik, & Buss, 2018를 보라).

다윈과 월리스가 자연선택 이론을 개발한 지 약 120년 후, 고생물학자 스티븐 제이 굴드와 엘리자벳 브르바Stephen Jay Gould and Elisabeth Vrba(1982)는 초기 적응기능에서 공동선택되어 지금 진화적 적합성을 높여주는 특징들을 언급하기 위해 굴절 적응exaptation이란 용어를 만들었다. 그들은 또한 다윈이 원래 제안했던 대로 적응adaptation이라는 단어를 현재의 목적을 위해, 자연선택에 의해 창조된 특징으로 제한할 것을 제안했다. 원래의 적응과 나중의 굴절적응의 전형적인 예는 깃털이다. 깃털이 원래 체온 조절을 목적으로 선택되었다는 수렴증거가 있다. 수백만 년의 유전자 돌연변이 후에, 가벼운 생물들은 깃털에 의해 더 큰 이동성, 비행성 또는 둘 모두로 생식적인 적합도를 향상시켰기 때문이다. 이러한 굴절적응은 이 생명체들에게 더디고 날지 못하는 생물들보다 생식적인 적합도의 이점을 주었다. 그리고 또한, 뇌의 다른 영역과 심지어 뇌세포 자체도 시간이 지남에 따라 다른 목적을 위해 선택되어 온 것으로 보인다. 이 책의 고전적인 예는 두정엽 영역이다(제5장 참고). 원래 적응 중 하나는 다른 생물체 및 환경 조건(사냥감, 위험 등)을 향한 움직임 또는 멀어지는 움직임을 돕기 위한 감각 정보의 통합이었을 것이다. 현재, 두정엽 영역이 의식의 측면에 깊이 관여하고 있다는 증거가 늘어나고 있는데 여기에는 우리가 누구라고 생각하는지, 다른 사람들에 대해 어떻게 생각하는지에 대한 감각도 포함되며, 따라서 그 굴절적응은 여전히 움직임으로 보이지만 은유적인 의미로는 우리가 누구이고, 무엇을 하고 있으며, 어디로 가고 있는가라는 것이다.

확실히, 인간 두뇌의 원래 적응이나 심지어 그 본래의 기능을 묘사하려고 시도하는 것은 위험하다. 그러나 나는 오히려 뇌의 가장 중요한 원래 목적 중 하나가 움직임이었을지도 모른다는 생각에 만족하게 된다. 이런 점에서 뇌 구조와 기능에 대해 컴퓨터를 사용한 뇌 모델과 컴퓨터 모델은 항상 다소 불만족스러웠다. 컴퓨터의 주된 목적이나 창조의 이유는 움직임과는 전혀 관계가 없다. 아마도 우리가 6억 년 전으로 빗해파리와 해면동물과 같은 최초의 다세포 생물 형태로 거슬러 올라가면, 빗해파리는 움직임을 위한 섬유를 가지고 있었고, 어린 해면동물은 착생이 될 때까지 떠돌았기 때문에, 컴퓨터 유추는 관련이 있을 것이다. 하지만 나는 동의하지 않는다. 오래전에, 어떤 세포들은 환경 조건(감각세포)과 보조 운동(운동세포)을 분류하는 능력에 의해 선택되었고, 어떤 세포들은 섭취와 생식과 같은 최적의 기능을 위해 그 두 활동을 조정하는데 특화된 것으로 보인다. 후자의 세포들은 현대 두뇌의 첫 번째 본질이 되었다.

뇌세포

이 책의 초반에, 약 860억~1,000억 개로 추정되는 뉴런과 신경교 세포(뉴런과 거의 같은 수)의 두 가지 뇌세포 유형을 논하는 것이 의미가 있다고 생각한다. *뉴런*은 전기화학적으로 서로 통신하며, 세포체로부터 발화 신호를 받아 그 길이를 따라 전기화학 신호를 보내는 *축삭*으로 구성되어 있다. 다른 뉴런의 축과 연결된 수*상돌기*(가지처럼 생긴 구조물)는 15,000개 이상의 다른 뉴런의 축삭과 접촉하는 것으로부터 이 전기화학 메시지를 받는다. 이러한 전기화학신호를 *신경전달물질*이라고 하는데, 이 중 도파민, 노르에피네프린, 세로토닌 등 여러 종류가 있다. 축삭의 끝은 이러한 신경전달물질 시냅스 입자(buttons 또는 boutons)를 의미하며, 이는 점화 신호를 받으면 수상돌기와 축삭 사이의 틈새로 내용물을 배출한다. 이 간격을 *시냅스* 또는 *시냅스 간극*이라고 한다. 20세기 초, 스페인 노벨상 수상자인 산티아고 라몬 이 카잘Santiago Ramón y Cajal은 시냅스를 '*원형질 키스*protoplasmic kisses'라고 표현한 적이 있다(Colón-ramos, 2016). 이 인접한 수상돌기는 시냅스 후 수용체를 가지고 있는데, 시냅스 후 수용체는 특정 신경전달물질에서만 신호를 수신하고 그 정보를 세포체에 보낸다.

뇌세포의 나머지 50%는 *신경교세포*glial cells로 그리스어로 '*아교*glue'라는 단어에서 유래하였다. 원래는 산소를 공급하고 뉴런을 함께 붙들어주는 등 영양학적으로만 뉴런을 지탱하는 것으로 생각되었다. 그러나 최근의 연구들은 신경교세포가 원래 상상했던 것보다 훨씬 더 정교하다는 것을 보여주었다. 신경교세포는 뉴런을 에워싸고 그 자리에 그대로 두는 것처럼 보인다. 그들은 뉴런에 산소와 다른 영양분을 공급한다. 또한, 병원균으로부터 뉴런을 보호하고 죽은 뉴런을 제거하며, 불필요한 화학적 전달물질의 시냅스를 깨끗이 한다. 신경교세포는 뇌 발달 중 뉴런의 적절한 위치로 이동을 지시하고 축삭의 발달을 조절하는 것으로 보인다. 그들은 또한 수상돌기의 성장을 조절한다. 적어도 네 종류의 다른 신경교세포가 있으며, 한 종류인 *성상세포*astrocytes는 모든 신경교세포의 약 20~40%를 차지한다. 그것들은 성인 해마의 지속적인 재생에 중요하다. 성인 인간의 뇌에서 세포를 재생하는 두 영역 중 하나인 후각망울olfactory bulb은 또 다른 영역이다. 사실, 성상세포는 신경 줄기세포에 비유되어 왔다. 신경 줄기세포는 뇌의 모든 발달에 여전히 중요한 역할을 하면서 원래의 기능을 변화시키는 능력을 가지고 있다. 전체 뇌암의 약 15%가 교모세포종glioblastoma인데, 이는 성상세포를 수반하는 경우가 많으며, 아마도 줄기세포와 같은 성질이 있기 때문에 가장 치명적인 뇌암의 일종이다. 슬프게도, 진단 후 3~15개월 이내에 사망하는 환자 대다수가 치료 여부와 관계없이 사망한다.

신경 재사용 — 뇌의 중앙조직원리

심리학자 마이클 앤더슨Michael Anderson(2010, 2014)은 원래 적응 이외의 목적으로 뇌 조직을 재사용하는 것이 뇌 조직의 만연한 특징일 뿐만 아니라, 두뇌의 높은 인지기능의 진화를 위한 중심 조직 원리로 간주될 수 있다고 제안했다. 그는 이 아이디어를 *대규모 재배치 가설*massive redeployment hypothesis(MDR)이라고 명명했다. 그 핵심에서, 대규모 재배치 가설은 *"진화적 고려 사항은 종종 새로운 회로를 새로이 개발하는 것보다 새로운 작업에 기존 구성 요소를 재사용하는 것을 선호할 수 있다"*(p. 246)라고 가정한다. 실질적인 경험적 증거를 뒷받침하는 MDR의 가장 중요한 예측 중 하나는 전형적인 뇌 영역이 많은 다양한 인지기능을 지원할 수 있다는 개념이다. 앤더슨은 브로카 영역이 고전적으로 말 생산을 담당한다고 생각하지만, 행동의 순서, 운동 동작 모방 준비, 행동의 인식 등 그 밖의 다양한 인지적, 지각적 운동과제에서 매우 활발히 활동하고 있다며 예로 보여주었다. 그는 단일 피질 영역에 대한 1,469개의 기능성 자기공명영상functional magnetic resonance imaging(fMRI) 연구를 검토한 결과, 9가지 다른 인지 작업에 대한 활성화가 있음을 발견했다. 이러한 예측에서 필요한 관점은 단일 인지 작업이 대부분 여러 피질 영역에 의해 제어된다는 것이다.

많은 다른 신경 재사용 이론들이 있다. 예를 들어 인지 신경과학자 스테판 드헤인Stephane Dehaene(2005)은 *신경 재사용 가설*neuronal recycling hypothesis을 제안했다. 앤더슨의 대규모 재개발 가설과 비슷하지만, 뇌세포 재사용을 위한 긴 진화적 시각보다는 읽기, 수학 등 최근 진화한 인지기능에 더 신경을 쓴다. 독해와 수학 같은 인지기능은 특정 피질 회로를 개발하기에 충분한 진화 시간을 갖지 못했을 수도 있지만, 그들은 몇몇 전문화된 뉴런 군집을 가지고 있는 것처럼 보인다. 따라서 수학적 연산을 읽거나 행하는 법을 배우기 위해서는 이러한 기능들이 어느 정도 신경 재생성을 가진 기존의 뉴런 회로에 의존해야 하는데, 이것은 참신한 사상과 새로운 절차를 뒷받침할 수 있다. 예를 들어, 안쪽 측두엽, 두정엽, 각이랑 및 두정엽속고랑에서 피질 영역에 의존하기 위해 더 높은 수준의 수학적 연산이 나타난다(모두 제3장에서 논의됨). 두정엽속고랑은 즉시세기subitization(하나, 둘, 셋을 구별할 수 있게 됨)[1] 전용 뉴런을 가지고 있으며, 더 작은 집합과 더 큰 집합

사이의 크기 비교(25개 사물과 50개 사물의 차이를 구분함)를 실시한다. 이 두 가지 핵심 과정은 수 *인식*numerosity이라고 하는 기본 능력을 형성한다(예: Coolidge & Overmann, 2012). 분명히, 고등 수학적 연산은 또한 이러한 신경 회로, 수반되는 신경가소성 그리고 그들의 연산에서 다른 피질 영역을 관여시키는 능력에 크게 의존하고 있다.

생명의 간략한 역사

생명의 기원은 지구 자체가 시작된 지 얼마 되지 않은 시점으로 추적할 수 있다. 지구는 약 45억 6700만 년 전에 생겨나기 시작했고, 생물들은 약 39억 년 전에 나타나기 시작했는데, 화산 작용과 운석 폭격으로부터 지구 자체가 덜 불안정한 시기였다. 생물이 화학적으로, 생물학적으로 어떻게 시작되었는지는 아직도 조금은 신비하다. 과학자들이 아직 시험관에서 생명의 기원을 복제하지 않았다는 것이 반드시 초자연적인 기원을 의미하지는 않는다. 그것은 단순히 그들이 아직 생명의 기원에 대한 정확한 조건을 발견하지 못했다는 것을 의미할지도 모른다. 한 가지 일반적인 가설은 적절한 화학 물질의 집합과 초기 **'스파크**spark'를 제공하는 번개가 있었다는 것이다. 다른 과학자들은 번개가 훨씬 더 두드러지고 거의 일정한 에너지원인 태양에 비해 상대적으로 희귀한 에너지원이라고 주장한다. 이 과학자들은 그것이 생명을 시작한 적절한 화학 물질과 햇빛이었을 수도 있다고 제안한다. 그러나 이러한 화학 물질과 조건들이 아직 실험실에서 생명을 만들어내지 못했기 때문에 이 아이디어는 또한 부정적인 요소들을 가지고 있다. 그러

---

1) 인간이 사물의 개수를 세지 않고도 바로 인식할 수 있는 능력이다(역자 주).

나 세 번째 새로운 가설은 생명이 수십억 년 전에 운석이나 혜성에서 지구에 왔다는 것이며, 도발적이지만, 그것은 여전히 어디서 생명이 시작되었는지, 어디서 출발하였는지 그리고 어떻게 혜성에 의해 선택되었는지는 설명하지 않는다. 그럼에도 불구하고, 과학자들은 지구에서 일반적으로 생명체로 여겨질 수 있는 것이 약 30억~40억 년 전에 시작되었다고 동의한다.

아마도 생명체의 정의는 진화를 논의하기 전에 논의되어야 할 것이다. 살아있는 유기체의 공통적인 특징은 무엇인가? 첫째로, 생물은 에너지를 유지하고 에너지 반응의 폐기물을 배출하기 위해 화학 물질이나 물질을 섭취해야 한다. 이 과정을 *신진대사*metabolism라고 한다. 살아있는 유기체들이 그들만의 에너지를 생산할 수도 있지만, 그것은 여전히 에너지의 외부 원천과 그것을 변환하기 위한 수단이 필요할 것이다. 그러한 과정의 일반적인 예는 광합성인데, 여기서 세포는 햇빛을 화학적 형태로 변화시켜 세포의 활동에 에너지를 제공할 수 있다. 둘째로, 생물은 번식할 필요가 있거나 또는 한번 창조되면 불멸의 것이거나 반불멸semi-immortal의 것이 될 필요가 있다. 이 가설은 어떤 종류의 박테리아와 바이러스는 아마도 수십억 년 후에 측정되는 장수의 관점에서 상당히 원기 왕성해 보이는 것처럼 그렇게 터무니없는 것은 아니다.

세포벽은 생명에 있어서 최초의 진화적 진보였을지도 모른다. *원핵생물*prokaryotes이라고 불리는 이러한 벽체 세포 중 가장 초기의 것에는 핵이 없었고 RNA의 한 가닥을 가지고 있었다(예: 초기 박테리아). 박테리아에는 많은 변형이 있었고, 지금도 유황 온천처럼 극한 조건에서도 살 수 있다. 아마도 10억~15억 년 후에 이 원핵생물 중 일부는 핵을 형성하기 위해 RNA를 다른 막으로 둘러쌓았다. 그들은 *진핵생물*eukaryotes이라고 불린다. 원핵생물들은 모든 현대 식물과 동물 생명의 조상이라고 여겨질 수 있다. 핵이 활동을 지시하는 진핵생물은 몸과 뇌의 원형으로 간주될 수 있다는 주장이 더 있을 수 있다.

다세포 생물의 첫 집단인 빗해파리와 해면동물은 약 7억~6억 년 전에 출현했고, 그 당시 바다에는 아마도 산소가 더 적었을 것이다. 그 기간에, 대양은 아마도 부분적으로 원핵생물, 진핵생물, 다세포 생물들의 먹이와 배설 활동을 통해 산소가 증가하였다. 생명이 지속되기 위해서는, 그것은 먹이를 주고, 배설하며, 복제하거나 번식할 수 있어야 한다. 그 모든 활동들은 움직일 수 있는 능력에 의해 강화되었을지도 모른다. 움직임을 위해 설계된 세포를 개발한 유기체는 분명히 진화적으로 먹이를 주고 생식하는 데 유리했을 것이다. 그리하여 운동(운동세포), 음식물, 짝과 포식자 탐지(감각세포) 그리고 그 두 종류의 세포 사이의 활동을 조정할 수 있는 세포(초보적인 뇌세포)들의 분화를 위한 자연선택이 시작되었다. 비록 크게 논쟁이 있다 해도 자연선택이 각각의 행동 복잡성을 선호하지 않을 수 있다고 추측하지만, 환경 스트레스와 화산 폭발, 유성 폭격 등의 혼란 시기에서 다양화를 선호할 수 있다. **'적합도'**는 폭발, 지진, 홍수 등 파괴된 환경에서 생존할 수 있는 기존 형질의 기능일 수 있다. 현재 예로는 특히 치명적인 *바나나 곰팡이*Fusarium wilt가 있을 수 있다. 대부분의 시판 바나나는 *캐번디시*Cavendish라는 같은 종들이고, 이것들은 이 바이러스에 취약하기 때문에 시판된 바나나의 종류 중 일부에서 이 곰팡이에 면역을 가지는 *다양한*variety 종을 갖는 것은 훌륭한 생각이 될 것이다.

약 5억 8천만 년 전 또는 약 2천만 년 이내에, 최초의 동물이 나타났다. 빗해파리와 해면동물로부터 명확하게 구별되는 신경과 근육을 지닌 세포 형태로 축을 가지고, 아마도 입을 중심으로 몸 방사상 대칭인 그리고 움직이는 능력을 가졌다. 그들은 자포동물cnidarians[2]이었고, 초보적인 눈을 가졌다. 약 5억 5천만 년 전에 단순한 납작벌레flatworms가 나타났다. 그들은 좌우대칭동물bilaterians로 간주된

---

2) 히드라, 말미잘 같은 무척추동물(역자 주).

다. 중간으로 나뉘면 양측이 거의 동일하며, 양자가 운동을 돕는 것으로 생각된다. 화석과 살아있는 납작벌레에 관한 비교연구에서, 가장 초기의 동물 생명체는 후각과 시력에 대한 감각세포(그리고 아마도 다른 생명체 형태의 운동과 전기장에 대한 감지), 움직임을 안내하는 운동세포(앞으로 그리고 떨어지기) 그리고 감각 및 운동세포를 조정할 수 있는 특별한 세포가 있다. 첫 번째 뇌의 기초를 형성한 것은 후자인 조정 세포이다. 이 시점에서 초보적인 뇌는 이미 좌우대칭이었다. 두 개의 반구가 자연선택에 의해 선호되는 이유는 알려져 있지 않지만, 열 방출에 도움이 될 수 있고 신체의 왼쪽과 오른쪽을 제어하는 운동 뉴런이 분리되면 더 효율적이고 덜 파괴적일 수 있다고 추측된다. 궁극적으로 인간의 좌반구가 신체의 오른쪽을 조절하고 그 반대로 작용하는 경우는 약 5억 년 전, 바다 밑바닥에서의 모든 척추동물의 공통 조상의 회전 동작과 관련이 있다고 추측되었지만 여전히 미스터리다(예: De Lussanet & Osse, 2012, 2015).

약 4억 8천만 년 전에 납작벌레가 진화한 직후, 장어와 같은 조상이 연골 골격으로 나타났다. 그것들은 *척삭동물chordates*로 알려져 있으며, 이 동물의 두뇌는 전뇌(뇌의 윗부분), 중뇌(해마 등의 뇌의 중앙 부분) 그리고 후뇌 또는 그 이하로 상부 척수(호흡, 혈압, 심박 수 등과 같은 중요한 활동을 유지하는 데 중요한 구조)에 앉아 있으며, 현대 동물과 인간의 뇌를 강하게 예고했다. 코노돈트Conodonts(현재 멸종)는 이러한 원시적 척삭동물 중 하나의 예이다. 그것들은 큰 눈(적어도 빛에 민감한 세포가 있다는 의미에서)과 지느러미가 움직임을 돕는 장어와 같았다. 척삭notochord으로 알려진 호기심 많은 연골 구조가 길이를 따라 달려 있었다. 동물의 근육이 척삭에 부착되어 있으며, 유연한 움직임을 허용한 것으로 보인다. 이 고대 코노돈트의 살아있는 친족은 창고기lancelet인 *활유어amphioxus*이다. 창고기는 실제 뇌는 아니지만, 앞서 언급한 3개의 부분으로 된 뇌 구조를 가지고 있기 때문에 초기 뇌 발달에 대한 통찰력을 얻기 위해 오늘날에도 여전히 연구되고 있다.

약 4억 8천만 년 전에, 첫 번째 물고기는 뇌가 명확하게 묘사되어 나타났는데, 전뇌, 특히 윗부분(피질 또는 대뇌)은 물고기의 크기에 비해 특히 작았다. 현대의 상어조차도 매우 작은 피질을 가지고 있어서 조심스럽게 제거하면 상어가 며칠 동안 계속 수영하고 숨을 쉬게 할 수 있다. 따라서 물고기는 일반적으로 매우 반사적이지만 고전적 그리고 조작적 조건(강화 또는 처벌)을 통해 분명히 학습할 수 있음을 보여준다. 화석 기록에서 첫 번째 실러캔스coelacanth는 약 4억 1천만 년 전에 나타났다. 1938년 남아프리카 해안에서 표본이 발견되고 1952년 코모로 제도에서 표본이 발견될 때까지 멸종된 것으로 생각되었다. 다른 현생 어류, 상어, 가오리, 개구리 그리고 도롱뇽과 비교하였을 때, 후각은 더 작았지만 잘 발달된 시각 체계를 보여주었다. 대뇌(피질과 대뇌반구를 포함)는 더 작았으며, 중뇌는 평균 크기로 두 개의 엽bilobed이 있었지만 후뇌(척수 위 구조)와 소뇌는 더 컸다. 요약하면, 현존하는 실러캔스 뇌가 멸종된 실러캔스 뇌와 유사하다는 가정에 기초하여, 단순한 기초 뇌보다 4억 1천만 년 전부터 진화해왔다. 분명히, 몸에 대한 뇌 질량의 비율은 대부분의 현대 동물, 특히 포유류와 영장류보다 훨씬 작았지만, 대부분의 현대 물고기와는 비슷했다. 그들의 뇌는 현대 양서류의 뇌와 비슷하며, 후대의 양서류(궁극적으로 우리)와 조상 관계를 암시할 수 있다. 약 3억 9천만 년 전에, 최초의 네발 동물tetrapod 물고기가 나타났으며, 이 물고기는 지느러미를 사지로 사용하여 얕은 바닷물과 담수에서 움직였다. 일부 현대 폐어lungfish는 여전히, 가장 초기의 네발 물고기의 화석과 유사하다.

세포 분화와 뇌 진화의 본질

자포동물과 납작벌레의 경우, 감각세포와 적절하게 방향을 지시하는 운동세포로부터 감각 정보(내부 및 환경)를 처리하는 뇌와 유사한 세포 클러스터cluster가 갑자기 나타났다는 점에 주목하는 것은 다소 오해의 소지가 있다. 원핵생물에서 진핵생물로의 분화는 본질적으로 하나의 과정인 복제에 기인할 수 있으며, 10억 년 이상에 걸쳐 발생했다. 그것은 DNA 복제를 통해 스스로를 재현하는 삶의 활동이다. 놀랍도록 정확하지만 완벽한 과정은 아니어서 변형이 있다. 예를 들어, DNA 복제 오류는 10억 회 복제에서 한 번만 발생한다. 이러한 오류를 *돌연변이*[mutations]라고 한다. 대부분은 무해하지만 일부는 유해하고 치명적이며 또 일부는 유익하다. 만약 돌연변이가 유기체의 번식 가능성과 그 후손의 번식 가능성을 증가시키면, 그 개체들은 유전자 정보를 다른 것보다 더 높은 빈도로 유전자 풀에 전달한다. 후자의 과정은 다윈의 자연선택의 본질이며 *적합도*[fitness]라고 한다. 앞서 언급했듯이, 다윈의 난초 연구에서 대부분의 현대 유기체의 부분이 현재 기능과는 다른 이전 기능이 있다고 의심했다. 따라서 적응과 굴절적응을 통해 뇌가 진화하기 시작했고 이 긴 과정에서 뇌는 더욱 복잡해졌다.

물고기에게로 돌아가기

약 3억 7천5백만 년 전에, 현재 *틱타알릭*[Tiktaalik]으로 명명된 놀라운 물고기가 살았다. 그것은 바다 생활에서 지상 생활로의 전환의 시작을 반영하기 때문에 놀라웠다. 앞 지느러미에는 현대 동물의 어깨, 위팔, 팔꿈치 및 손목 관절이라고 예측할 수 있는 뼈가 있고, 초기 지상 동물의 뼈와 같은 물고기였다. 또한, 머리와 목이 평평했다. 물론 현대 물고기는 실제 목이 없다. 진정한 양서류 중 첫 번째는 지질학적으로 얼마 지나지 않아 약 3억 6천만 년 전에 출현하였으며, *아칸토스테가*[Acanthostega]와 같이 일부에는 아가미와 폐가 있었다. 파충류는 약 3억 년 전에 이 초기 양서류에서 진화하여 처음으로 분명하게 나타났다. 약 2억 5천만 년 전에 파충류는 공룡, 현대 파충류 및 조류를 포함하는 이궁류[Diapsids]와 현대 포유동물을 포함하는 단궁류Synapsida의 두 가지 주요 집단으로 나뉜다. 포유류에는 머리카락, 중이 뼈middle ear bones, 유선mammary glands(포유류란 이름이 될 수 있게 해준 분비선)이 있고, 새끼를 낳았으며(오리너구리와 같은 몇 가지 알을 낳는 예외가 있다), 가장 중요한 것은 물고기, 조류 또는 파충류보다 더 큰 피질을 가지고 있다. 포유류 피질은 훨씬 더 커져서 *신피질*neocortex이라는 이름을 얻었으며, 이는 포유류가 덜 반사적이고, 본능적이지 않으며, 보다 행동적으로 유연하다는 것을 나타내는 것으로 보인다.

약 6천5백만 년 전에, 포유동물의 한 분지로 그들 자신의 종인 영장류가 나타나기 시작했다. 원래 그들은 작고 야행성이며 곤충, 잎과 과일을 먹고 나무에 사는 생물이며 아마도 그 어떤 조상보다 사회 지향적이었다. 과일은 영양이 풍부해서 더 큰 뇌에 연료를 공급하는 데 필요했기 때문에, 이 초기의 작은 영장류는 의심할 여지 없이 새, 파충류 및 다른 동물들과 경쟁해야 했다. 그들이 수렵 채집 활동을 목소리로 조정함으로써 했다고 추측된다. 따라서 사회적 두뇌와 이에 필요한 장치가 선택되었다. 언어의 기초가 되는 소리의 생성과 이해를 위해서 감각과 두뇌가 필요하게 되었다. 진화 신경정신학자 프란시스코 아보이티와 동료들Francisco Aboitiz and his colleagues(Aboitiz, 2017; Aboitiz, Aboitiz, & Garcia, 2010)은 이 고도로 전문화된 청각/음성 신경 회로, 음운루프가 단기 언어기억을 확장하고 소리를 유지하고 처리할 수 있을 뿐만 아니라, 보다 복잡한 발화utterance[3]와 의사소통을 위한 토대를 마련했다고 기록했다. 또한, 음운루프는 소리를 장기기억으로 전달하는 기전이 되었으며, 초기 영장류에서의 기원을 추적한다고 제안했다.

약 4천만 년 전에 영장류는 두 개의 혈통으로 분류되었다. 진원류眞猿類, simians(원숭이, 유인원 그리고 우리)와 원원류原猿類, prosimians(여우원숭이, 로리스원숭이)이었

3) 말하기 기본 단위(역자 주).

다. 약 2천5백만~1천5백만 년 전, 분류학적으로 사람과family Hominidae가 나타났는데 여기에는 고릴라, 오랑우탄, 침팬지 및 보노보(피그미 침팬지)가 있는 거대 유인원(*호미니드*hominids라고도 함), *호모 사피엔스*Homo sapiens(첫 이름인 호모는 속, 둘째 이름인 사피엔스는 종을 뜻한다)의 모든 멸종 조상들 및 우리를 포함한다. *호미니드*hominid와 *호미닌*hominin이라는 용어가 문헌에서 약간의 혼동이 있기 때문에, 나는 *호미니드*를 모든 현존하거나 멸종된 거대 유인원으로 구성된 집단으로 언급할 것이며, *호미닌*은 모든 멸종되거나 현존하는 인간과 침팬지 계열에서 떨어져 나간 우리의 직계 그리고 먼 조상을 지칭한다. 또한, 침팬지와 *호모 사피엔스*의 분지가 약 6백만~1천3백만 년 전이라는 연대는 최근의 논쟁거리가 되었는데, 한 번 이상 발생했을 수 있다.

초기 호미닌

약 500만 년 전 또는 그 이전에 시작된 초기 호미닌 진화에 대한 화석 기록은 약간 선명하지 않게 보인다. 왜냐하면, 호미닌이 주로 화석을 만들거나 보존하는 데 도움이 되지 않는 습기 찬 정글 같은 조건에서 진화한 것처럼 보였기 때문이다. 1990년대에 매스컴을 떠들썩하게 한 호미닌은 *아르디피테쿠스 라미두스*Ardipithecus ramidus이다. *Ardi*는 **'땅'** 또는 **'바닥'**, *pithecus*는 **'유인원'** 그리고 *ramid*는 **'뿌리'**를 의미한다. 처음에 그것은 우리의 더 먼 조상 중 하나라고 생각되었지만, 지금은 *현대 호모 사피엔스*의 멸종된 사촌으로 생각한다. 약 4백40만 년 전에 약 300~350cc의 뇌 크기를 가지고 있었다. 현대 침팬지의 뇌 크기는 약 390cc이며 범위는 275~500cc이다. *아르디피테쿠스 라미두스*의 뇌는 일반적으로 초기 영장류처럼 몸 크기에 비해 작은 뇌를 가지고 시각 및 청각 체계에 의존한 것으로 보인다. 다른 아프리카 유인원들로부터의 초기 분지는 부분적으로 지상에서 두 다리로 걷는 직립보행으로의 전환을 포함했는데, 최초의 호미니드는 본질적으로 직립 유인원이었다. 유인원과 같은 성숙률에 대한 증거와 석기 또는 기타 '새로운' 문화적 행동에 대한 증거가 부족하여, 이러한 초기 *호모 사피엔스* 조상이 현재 아프리카 원숭이와 인지적으로 크게 다른 것으로 추정할 이유가 없다. 그러나 *아르디피테쿠스 라미두스*가 처음 등장한 후 약 백만 년 동안, 호미닌 진화에 더 극적인 변화가 있었다. 후자는 가장 초기에 알려진 조상인 *오스트랄로피테쿠스 아파렌시스*Australopithecus afarensis이다. 문자 그대로 동 아프리카의 아파르 트라이앵글Afar triangle에서 나온 남방 유인원으로 루시Lucy로도 잘 알려져 있다([그림 1.1] 참조). *아르디피테쿠스 라미두스*는 루시의 '사촌'일 수도 있고, 아마도 우리의 직접적인 조상일 수도 있다.

다이아몬드들과 하늘에 있는 루시 — 가장 의심받는 먼 조상

1974년 고생물학자인 도널드 요한슨과 동료들Donald Johanson and his colleagues은 아파르 트라이앵글이라는 에티오피아 외곽 지역에서 발굴하면서, 점심 직전에 화석 팔꿈치 관절, 허벅지 뼈, 두개골 뒷부분, 일부 척추뼈, 골반을 발견했다. 그는 모든 뼈가 암컷으로부터 왔으며 현재까지 발견된 다른 어떤 화석보다 훨씬 연대가 오래되었다는 것을 인식했다. 비틀스의 노래인 「다이아몬드들과 하늘에 있는 루시Lucy in the Sky with Diamonds」가 캠프에서 나오고 있었을 때, 요한슨은 '루시Lucy'라는 별명을 붙였다(Johanson, Johanson, Edgar & Blake, 1996). 그녀의 공식 이름은 *오스트랄로피테쿠스 아파렌시스*다. 그 이후로 많은 오스트랄로피테신이 발견되었으며, 약 390만 년~290만 년 전으로 거슬러 올라간다. 그들의 뇌 크기는 약 375~550cc(현대 우리의 뇌는 평균 약 1350cc)이다. 루시의 두개골은 인간과 같은 이빨을 갖는 것을 제외하고는 침팬지의 두개골과 비슷하다. 루시는 이마가 낮고

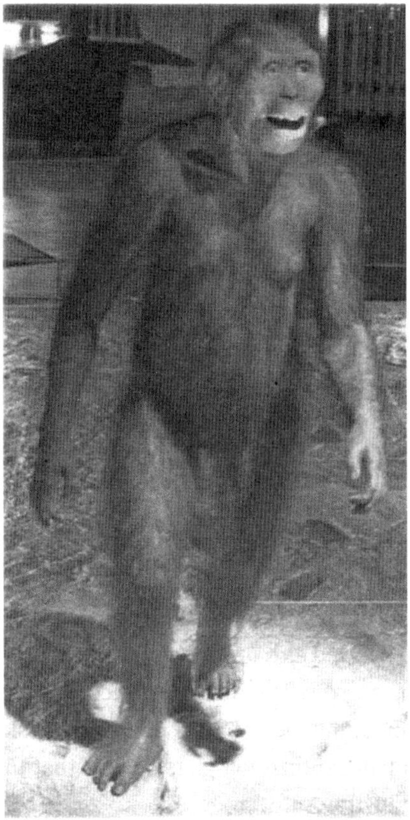

[그림 1.1] 루시(오스트랄로피테쿠스 아파렌시스)

(p. 182 컬러판 참조)

자료 출처: Wiki Commons

눈썹 융기 부위가 있는 유인원 같은 얼굴을 가졌다. *안와상융기*Supraorbital Torus라고 부르는데, 호미닌에서 심지어 네안데르탈인에서도 지속되었지만 명백한 기능이 거의 없거나 전혀 없으며, 단순한 유전자 부동genetic drift(우연한 변화)을 통해 발생할 수 있다. 수컷 오스트랄로피테신은 약 151cm(4ft 11in), 42kg(92lb)으로 암컷 105cm(3ft 5in), 29kg(64lb)보다 더 컸다. 이 암컷보다 큰 수컷 상태는 *성적 이형성*sexual dimorphism으로 알려져 있는데, 이는 수컷 오스트랄로피테신이 암컷에게 생식 접근을 위해 서로 싸웠을 수 있음을 의미한다. 오스트랄로피테신은 손가락과 발가락뼈가 구부러졌으며 팔과 다리는 현대 인류보다 비례적으로 길었다. 이 골격증거는 오스트랄로피테신이 직립보행이었음을 암시한다. 너클보행knuckle walking하며 손등이 땅에 닿는 걸음을 하는 현대 침팬지보다는 신진대사가 덜 효율적이었다. 그들은 아마도 안전을 위해 밤에 나무의 둥지에서 잠을 자고 나무에서 놀았고 암컷들은 아기를 둥지에서 키웠다. 치아 분석에 따르면 오스트랄로피테신은 식물 및 과일과 같은 부드러운 음식과 지하저장기관underground storage organs(USOs, 근류와 같은 것)과 같은 딱딱한 음식을 먹었고, 의심할 여지가 없는 죽은 고기scavenged meat로 보충했다. *의심할 여지가 없는* 이유는 뇌가 매우 비싼 신진대사 기관expensive metabolic tissue으로 신체 크기의 약 2%이지만, 총 칼로리의 약 20~25%를 요구하기 때문이다. 나무 안팎에서 삶을 살면서 아마 불을 사용하지도 않았고 관리하지도 않았을 것이다.

약 340만 년 전에 최초의 석기가 나타났다(McPherron et al., 2010). 그들은 에티오피아의 디키카Dikika 지역에서 발견되었다. 그것들은 아마도 사냥하지 않고 죽은 짐승들 뼈에서 고기를 긁어내기scavenged 위해 사용되는 날카로운 조각이었을 것이다. 격지flakes로 만들어졌다. *몸돌core*은 견과류를 깨뜨리고 골수를 얻기 위해 뼈를 부수는 망치 돌로 사용될 수 있었다. 이 격지와 몸돌을 모드 1 석기라고 한다([그림 1.2] 참조). 나중에 일부 오스트랄로피테신 골격이 석기와 같은 지역에서 발견되었으므로 고생물학자들은 돌을 깨는 자knappers가 오스트랄로피테신이라고 믿고 있다.

나는 당신의 기술자가 될 것이다 — 호모 하빌리스

약 250만 년 전, 호미닌은 인류학적 기록에서 오스트랄로피테신과 물리적으로

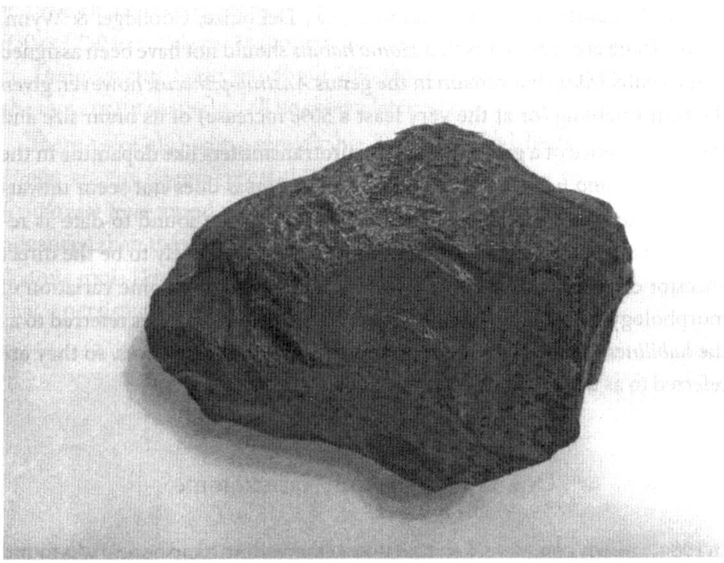

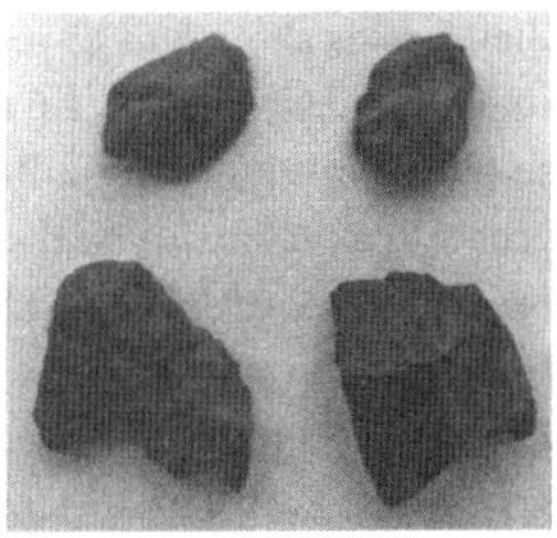

[그림 1.2] 모드 1 올도완 석기(위)와 격지(아래)

(p. 183 컬러판 참조)

자료 출처: Frederick L. Coolidge

비슷한 것으로 나타났는데, 키는 약 100~135cm(4ft), 약 32kg(70lb)이었다. 최초의 골격은 탄자니아의 올두바이 협곡에서 고생물학자인 루이스 리키와 메리 리키Louis and Mary Leakey에 의해 발견되었다(Leakey & Leakey, 1964). 이 장소는 모드 1 석기 및 도살 증거와 명백히 관련되어 있어 고기가 호미닌의 식이섭취 일부로 남아있음을 의미했다. 그러나 가장 큰 놀라움은 두개골이었다. 640cc(모든 표본 범위, 500~690cc)로 평균 오스트랄로피테신보다 50% 이상 컸다. 최근의 연구(Spoor et al., 2015)는 리키 표본의 뇌 크기가 729~824cc로 훨씬 더 크다고 추정했는데, 이는 뇌 크기가 오스트랄로피테신의 뇌 크기에 비해 거의 두 배가되었음을 의미한다. 당시(1964), 오스트랄로피테신과 관련된 석기가 발견되지 않았고 뇌의 크기가 급격히 증가했기 때문에 리키와 동료들은 이 표본을 *호모 속*[genus Homo]에 배치하기로 하고 종의 이름을 *하빌리스*[habilis]로 지정했다. 라틴어로 *손재주가 있는*[handy] 이라는 뜻이다. 그러나 루시와 비슷하게 몸집이 작고 사지가 길기 때문에, 여전히 나무에서 사는 것으로 의심된다. 다시 말하지만, 뇌 조직은 대사적으로 비싸기 때문에, *호모 하빌리스*는 식이섭취에서 고기의 비율을 증가시켜야 했다. 그리고 고기에는 중요한 아미노산 페닐알린이 포함되어 있는데, 티로신으로 전환되어 궁극적으로 중요한 화학 신경전달물질인 도파민으로 전환된다(예: DeLouize, Coolidge, & Wynn, 2016). 호모 하빌리스는 *호모 속*[genus Homo]에 속하지 말고, *오스트랄로피테쿠스 속*[genus Australopithecus]에 남아 있어야 한다는 주장이 있다. 그러나 뇌의 크기가 거의 두 배(또는 최소 50% 증가)에 가까운 점과 *호모 하빌리스*의 뇌에서 도파민과 같은 더 높은 수준의 신경전달물질 증가의 결과를 고려할 때, 호모 속[genus Homo]으로의 점프를 보증하지 못한다고 볼 수 없다. 또한, *호모 하빌리스*의 골격이 최근 약 160만 년 전까지 간다고 발견되었다. 다음에 논의할 *호모 에렉투스*의 직접적인 조상은 아닐 것 같다. *호모 하빌리스* 집단에는 형태학적인 약간의 변형이 있어, 때로는 *하빌린*[habilines]이라고도 한다. 이 변형은 또한 *오스트랄로피테쿠스*에도 해당하므로, *오스트랄로피테신*[australopithecines]이라고 한다.

키가 큰 청소년 한 명 — 나리오코토메

1984년에는 케냐의 투르카나 호수 근처에 있는 나리오코토메[Nariokotome] 지역 근처에서 손과 발의 뼈를 제외한 거의 완전한 골격이 발견되었다. 약 8세에서 13세(최근 추정치는 8세 또는 9세)에 죽었고, 약 160만 년 전에 살았던 소년으로 밝혀졌다. 그는 나리오코토메 또는 투르카나 소년Turkana Boy이라는 별명을 얻었으며, 인류학계는 이 발견으로 다시 한번 치열해졌다. 첫째, 그는 육체적으로 오스트랄로피테신이나 하빌린과 같지 않았다. 키가 150cm(5ft 3in)이고 체중이 약 68kg(150lb)이다. 그는 아마도 현대인(또는 현대인과의 오르스탈로피테신 사이 일부)보다 비슷한 나이에서 더 성숙해졌기 때문에 **'삶의 더 빠른 속도'**를 경험했을 수도 있다. 사춘기 시절에 현대인보다 키와 몸무게가 빨리 증가하였을 것이다. 최근에 그는 약 176~180cm(5ft 9in)의 성인 키를 달성하고, 무게는 약 80~83kg(176~183lb)일 것으로 추정되었다(Ruff & Burgess, 2015). 분명히, 이 키가 크고 무거운 호미닌은 나무에 살 수 없었고 인류학자들은 '직립 자'라는 뜻의 *호모 에렉투스*와 같은 유형으로 분류함으로써 이러한 변화를 인식했다. 다시 말하지만, 종에는 많은 변형이 있으므로 집단은 때때로 *호모 에렉투스 센슈 라토Homo erectus sensu lato*(광범위한 의미)라고도 불린다. 또한, *호모 에렉투스* 형태가 장거리 달리기를 위해 선택되었을 수도 있다고 제안되었다(Lieberman, Raichlen, Pontzer, Bramble, & Cutright-Smith, 2006). 나리오코토메의 뇌 크기 또한 880cc로 주목할 만했고, 성인의 용량은 약 910cc로 추정되며, 종의 평균은 약 930cc(750~1,250cc)이다. 현대 인간의 평균 뇌 크기는 약 1,350cc이므로, *호모 에렉투스*의 뇌는 현대 인간의 크기의 약 70%이지만 나중에 보일 것처럼 같은 뇌 모양은 아니다.

*호모 에렉투스*와 관련된 주목할 만한 고고학적 발견도 있었다. 대칭형, 양날, 잎 모양의 석기인 *주먹도끼*handaxes다. 이전의 모드 1 석기와 완전히 다르고, 모드 2 석기라고 이름 붙이고 기술적으로 진보된 것으로 나타났다([그림 1.3] 참조). 그들의 디자인은 명백히 화용론적이고 유용하여 향후 백만 년 동안 지속되었다.

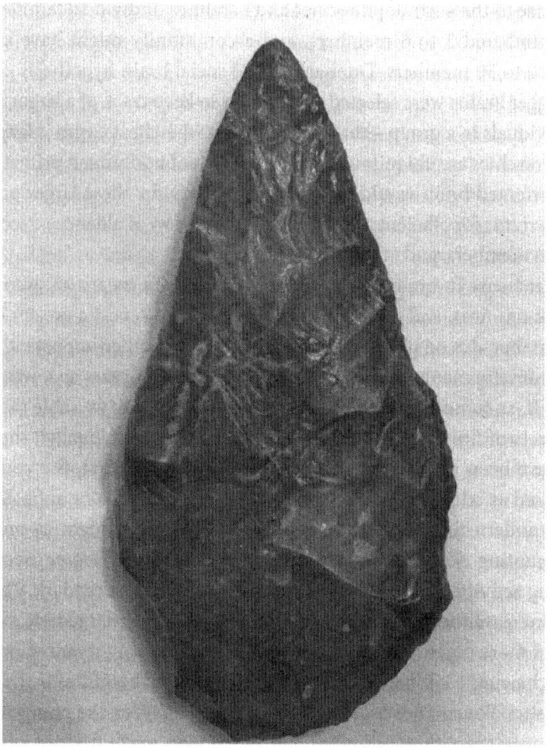

[그림 1.3] 모드 2 아슐리안 주먹도끼

(p. 184 컬러판 참조)

자료 출처: Frederick L. Coolidge

지상에서의 생활

오스트랄로피테신과 하빌린은 방어를 위해 주로 나무에서 대부분의 삶을 살았다. 그러나 단일 나무에서는 보금자리 수에 제한이 있을 수 있다. 숫자가 너무 많으면 그 반대 효과로 포식자를 유인할 수 있기 때문이다. 몸 크기 때문에 *호모 에렉투스*는 지상 생활로 완전히 전환해야 했으며, 그 전환으로 인해 새로운 도전 과제인 포식이 생겨났다고 생각된다. *호모 에렉투스*는 집단 숫자의 힘으로 부분적으로 생존했을 수 있다. 인류학자 로빈 던바[Robin Dunbar](1998)는 *호모 에렉투스* 부족과 그 후의 호미닌 부족이 150명에 근접한 것으로 보고 있지만, 현대 침팬지 집단 규모에서 오스트랄로피테신 및 하빌린까지 추론하면 개별 가족의 수는 3~6명이며 공동체는 평균 약 40~50명이다. 던바[Dunbar](2013)의 사회 뇌 가설은 집단에서 더 많은 수의 개인, 즉 속임수를 사용하는 사람, 게으른 사람을 추적하기 위해 더 큰 뇌가 선택되었다고 제안한다. 거의 모든 현존하는 비인간 영장류에도 사회적 계층이 편재되어 있기 때문에, 동맹의 효율적이고 성공적인 동맹 형성, 알파 구성원의 인식 및 기타 사회적 과제를 위해 *호모 에렉투스*의 더 큰 집단에서 사회 지향적 뇌가 필요했을 것이다.

*호모 에렉투스*의 뇌 크기 증가는 다시 고기에 대한 의존도가 더 높음을 의미하며, *에렉투스*의 치아 분석은 고기뿐만 아니라 식물 및 기타 식품에도 더 큰 의존성을 나타낸다. 약 150만 년 전 당시의 또 다른 중요한 기술 개발은 불 사용이었다. 일부 인류학자들이 생각하는 것처럼, *호모 에렉투스*가 불의 영향을 관리할 수 있었거나 의도적으로 만들 수 있었다면, 문화 발전이 연속적으로 진행되었을 수도 있다. 먼저, 포식자에 대한 추가 보호 수단으로 불을 사용할 수 있었다. 많은 현대의 사냥꾼들과 수집가들조차도 사냥할 때 밤에는 불을 보호 장치로 사용한다. 둘째, 불의 빛은 *호모 에렉투스*의 낮을 연장시켜 돌을 깨는 등의 활동을 어두워진 후에도 계속할 수 있게 해주었다. 셋째, 불은 음식의 영양가를 높이고, 단단하고 먹을 수 없는 음식을 식용 및 소화가 잘되게 하며, 필요한 씹는 양(및 씹는 시간)을 줄이며, 식물과 동물 음식에서 박테리아를 죽이고, 음식 맛을 더 좋게 만들 수 있었다. 넷째, 불을 사용하여 창끝을 단단하게 하고 돌의 특성을 바꾸어 깨기 쉽게 할 수 있었다. 다섯째, 심리학자 맷 로사노[Matt Rossano](2010)가 제안한 바와 같이 불 주위에 앉아 있으면 집단이 사회적으로 결속될 수 있다. 그리고 만약 *호모 에렉투스*가 어떤 종류의 조어[祖語, protolanguage]를 가졌다면, 이야기와 신화가 불

주위에 들려져서, 불-결합 경험을 향상시킬 수 있었을 것이다. 고생물학자인 장 루이스 아르수아가Jean Luis Arsuaga(2002)는 이야기와 신화가 *호모 사피엔스*를 그들의 멸종된 조상이나 사촌(예: 네안데르탈인)보다 더 성공하게 만든 미묘한 인지적 차이 중 하나라고 제안했다.

잡초종

집단의 개인 수가 늘어남에 따라 그들을 유지하는 데 필요한 영토의 크기도 커졌다. *호모 에렉투스*의 영토는 오스트랄로피테신 및 하빌린의 영토보다 10배나 확장되어, 아마도 약 260km^2(100mi^2) 이상으로 확장되었을 것으로 생각된다. 웰스와 스톡Wells and Stock(2007)은 *호모 에렉투스*가 완전히 신진대사 적으로 효율적인 직립보행의 전형(장거리 달리기를 위해 설계된 신체 포함)을 달성한 최초의 호미닌을 대표한다고 가정했으며, 이는 영토 확장을 도왔다. 흥미롭게도, *호모 에렉투스*에서 내이 뼈의 발달은 균형 및 조정의 개선을 나타내는 것으로 제안되었다. 또한, 완전히 효율적인 직립보행은 *에렉투스*가 새로운 영토를 탐험할 수 있게 해주었고 새로운 영토와 관련된 도전은 호미닌의 더 큰 두뇌의 인지 능력에 더 도전하는 행동 가소성 즉, 새로운 문제를 해결하는 능력을 선택하는 데 도움이 될 수 있었다. 또한, 적어도 180만 년 전 그리고 아마도 그보다 일찍 시작된 *호모 에렉투스* 유형의 화석이 러시아, 조지아 공화국의 드마니시에서 180만 년 전으로 거슬러 올라감에 따라 아프리카를 떠나기 시작한 것으로 알려졌고, 약 140만 년 전의 화석도 스페인 아타페르카에서도 발견되었다. 적어도 70만 년 전으로 거슬러 올라가는 *호모 에렉투스*의 화석 유적은 인도네시아에서 발견되었고, 더 놀라운 것은 에렉투스가 약 70,000년 전 또는 훨씬 더 최근까지 그 지역에서 계속 살았을 수도 있다는 것이다. *호모 플로레시엔시스Homo floresiensis*(인도네시아 플로레스섬에서 발견)의 발견에 따르면, 아주 작은 뇌(약 400~500cc)를 가진 **'호빗 같은** hobbit-like' 화석은 아프리카를 먼저 떠난 오스트랄로피테신이라는 것을 암시한다. 또한, 그들은 이미 아시아에 있는 *호모 에렉투스*의 혈통이었고, 몸이 작고 머리가 작기 때문에 제한된 섬 환경에 적응했다고 제안되었다. 카셀과 해리스Cachel and Harris(1995)는 호모 에렉투스가 잡초종에 비유되어 먼 환경에 침입하여 번성할 수 있다고 제안한 최초의 인물이었다. 웰스와 스톡Wells and Stock(2007)은 이 행동이 실제로 오스트랄로피테신으로 시작되었지만, *호모 에렉투스*와 함께 명백하게 절정에 도달했다고 제안했다. 더 나아가, 변동적이고 예측할 수 없는 환경에 적응할 수 있는 이 능력(환경이 갑자기 또는 극단적으로 변할 때 항상 좋은)은 궁극적으로 유전적 변이를 보호하고, 행동 가소성을 선호하고 환경 스트레스 하에서 방출을 선호한다. 나는 이후 장에서 *호모 에렉투스*의 행동 가소성에 대한 인지적 및 신경학적 토대를 다룰 것이다.

등급 변경

인류학자들은 관련 집단의 종들이 비슷한 행동과 다른 특징을 공유할 때, 분지학cladistics(동물과 식물의 분류)에서 **'등급**grade'을 언급하며, 집단이 독특하게 새로운 행동과 적응을 공유할 때 등급 이동이라고 일컫는다. 오스트랄로피테신 및 하빌린과 같은 초기 호미닌은 오랑우탄, 고릴라 및 침팬지의 조상과는 다른 등급 변화를 나타내는 것으로 생각한다. 웰스와 스톡(2007)에 의해 주장된 바와 같이, 오스트랄로피테신과의 등급 변화의 시작이 있었음에도 거의 모든 인류학자들은 *호모 에렉투스*가 유인원 같은 삶의 방식에서 더 인간적인 삶의 패턴으로의 등급 이동을 나타낸다는 데 동의했다.

다음 등급으로 교대?

1908년, 독일 하이델베르크 근처에서 *호모 에렉투스*와 현대 인류의 초기 조상 사이에 있는 화석이 발견되었다. 당시에는 다른 종으로 인식되어 *호모 하이델베르겐시스*[*Homo heidelbergensis*]라고 불렸다. 이들 개체는 *호모 에렉투스*보다 더 견고하고 작았으며, 수컷은 약 175cm(5ft 9in), 64kg(140lb), 암컷은 약 157cm(5ft 2in) 및 52kg(115lb)이다. 그들의 생리학은 열에 적응한 것처럼 보이는 *호모 에렉투스*와는 달리 냉기에 적응되었다는 것을 암시한다. *호모 하이델베르겐시스*가 아프리카에서 진화하여 북쪽으로 옮겼는지, 유럽 또는 아시아의 *에렉투스*에서 진화했는지, 냉기에 적응하고 아프리카로 옮겼는지는 잘 확립되어 있지 않다. 그러나 *호모 하이델베르겐시스*는 현대 *호모 사피엔스*와 네안데르탈인 그리고 아마도 데니소바인과 다른 사람들의 공통 조상이라고 생각된다. 그럼에도 불구하고, 약 1백만 년 전(수십만 년 더 된, 또는 덜 된) 새로운 종은 뇌의 크기가 급격히 증가하여 나타났으며, 그 범위는 현대 인간의 뇌 크기와 약 1,100~1,400cc까지 겹친다. 나중에 자세히 설명하겠지만, 그들의 뇌는 현대 인간의 뇌 크기와 겹치지만 현대 뇌의 형태와 겹치지 않았다는 것이 중요하다. 일부 연구자들이 약 120만 년 전에 출현한 초기 종인 *호모 안테세소르*[*Homo antecessor*]를 제안한 것처럼 *호모 하이델베르겐시스*가 최초로 추위에 적응한 호미닌이 맞는지 아닌지에 대한 논란이 있다. 그러나 *안테세소르*에 대한 더 많은 화석 증거가 발견되고 유전자 분석이 수행될 때까지, *안테세소르*가 단순히 *에렉투스*에서 *하이델베르겐시스*로 초기에 전이했다고 가정하는 것이 더 보수적일 수 있다.

우리의 사촌, 네안데르탈인, 데니소바인 그리고 다른 호미닌

유럽 버전의 *호모 하이델베르겐시스*는 하나 이상의 다른 계보인 네안데르탈인 Neandertals을 생기게 하였다. 고유의 독일 철자인 *Neandertal*이라고도 할 수 있지만, 독일어에서는 항상 *Neander-tall*로 발음된다. 아프리카 버전의 *호모 하이델베르겐시스*가 우리의 시대인 *호모 사피엔스*를 생기게 하였을 것이다. 네안데르탈인과 현대인은 DNA 유사성이 매우 높지만(약 99.5%), 네안데르탈인의 멸종과 진화적 생존으로 이어질 수 있는 것은 우리 DNA와의 매우 작은 차이 때문이다. 두 집단은 약 50만 년 동안 별도의 진화 이력을 가지고 있었다. 멘데즈, 포즈니크, 카스텔라노 그리고 부스타만테Mendez, Poznik, Castellano, and Bustamante(2016)는 약 588,000년 전에 혈통이 분리된 것으로 밝혀냈다. DNA 분석은 또한 일부 유전자 흐름이 네안데르탈인과 일부 현대인 사이에서 발생했음을 나타낸다. 현대 유라시아 인들은 약 80,000~50,000년 전에 네안데르탈인과 교배하여 DNA의 0.5~4%를 가지고 있는 것으로 밝혀졌지만, 사하라 사막 이남의 아프리카인들은 일반적으로 네안데르탈인의 DNA를 가지고 있지 않다(Green et al., 2010). 멘데즈와 동료들은 네안데르탈인과 *호모 사피엔스* 사이에 특정 단백질 부호화 유전적 차이를 발견했는데, 이들 모두는 모든 잡종들hybrid의 생존력에 잠재적인 피해를 줄 수 있었다. 또한, 수컷 잡종은 불임이라는 제안이 밝혀졌는데 이는 임신 중에 수컷 잡종 태아에 대한 모체 면역 반응으로 유발될 수 있는 항원 때문이었다. 쥬릭, 에슈바허 그리고 쿱Juric, Aeschbacher, and Coop(2016)은 또 다른 요인을 제안했는데, 이는 궁극적으로 두 집단 간의 생식 격리를 증가시켰으며, *호모 사피엔스*가 네안데르탈인으로부터 물려받은 유해한 유전자 중 일부를 포함했을 수 있다. 그들은 대부분의 대립 유전자(대체 형태의 유전자)가 네안데르탈인에서 본질적으로 중립적이지만, 더 큰 규모의 *호모 사피엔스* 집단에 대해서는 반대로 선택되었다고 제안했다. 대립 유전자가 개별적으로 작은 영향을 미쳤지만, 이 대립 유전자는 초기 세대의 *호모 사피엔스*–네안데르탈 잡종에 더 큰 위협을 가했을 수 있다. 결국, 마지막 네안데르탈인은 약 30,000년 전에 사망했다.

*호모 에렉투스*와 같은 초기 호미닌은 빙하기 동안 유럽을 포기했지만, 네안데르탈인과 그 직계 조상들은 잠깐의 극심한 추위를 제외하고는 버티며 적응했다. 해부학적으로 파생된(고유한) 특징 중 많은 부분이 이 지역에서의 적응을 반영한다. 처음부터 개별적으로 보면 대부분의 네안데르탈인 특성이 현대와 고대의 *호모 사피엔스*의 변동 범위 내에 있음을 주목하는 것이 중요하다. 그것은 우리가 그것들을 구별할 수 있게 하는 특징들의 조합이다.

네안데르탈인은 누구였나?

네안데르탈인의 첫 번째 부분적인 골격은 벨기에에서 1829년에 발견되었지만, 그 당시에는 확인되지 않았다. 독일 의사 요한 풀로트Johann Fuhlrott는 독일 네안데르탈 계곡에서 채석장 노동자가 발견한 일부 뼈는 인간이지만 인간과는 다른 것으로 인식했으며, 풀로트와 해부학 교수인 헤르만 샤프하우젠Hermann Schaaffhausen(1865)은 1865년에 풀로트의 발견을 발표했다. 뼈는 새로운 종의 인간인 *호모 네안데르탈렌시스*로 분류되었다. 현대인의 표준에 따르면 네안데르탈인은 상대적으로 작았으며, 아마도 조상 *호모 하이델베르겐시스*보다 약간 더 작았다. 네안데르탈인은 체격이 다부졌고 강인했다. 평균 남성의 키는 약 165cm(5ft 6in)이고 체중은 78kg(171lb)이다. 여성 네안데르탈인은 약 156cm(5ft 1in)이고 무게는 약 66kg(146lb)이다. 그들은 둥근 통 모양의 가슴을 지니고 있었다. 뼈에 붙은 근육들은 근력이 강하다는 것을 나타낸다. 아래팔과 다리는 위팔에 비해 상대적으로 짧았으며 아래팔이 약간 구부러졌을 수 있다. 남성과 여성의 네안데르탈인은 현대 보디빌더와 비슷한 고전적인 체격이며, 이러한 모습은 성장 초기에 나타났다. 그들은 또한 힘든 삶을 영위하는 것처럼 보였으며 이러한 물리적 특성은 유전자 구성의 일부였다.

네안데르탈인 두개골과 뇌

네안데르탈인의 두개골은 조상의 특성, 추위의 적응 및 단순한 유전적 표류에 기인하여 파생된 특징들(크고 돌출된 눈 마루와 같은)의 조합이었다. 그들의 조상 특성에는 *호모 사피엔스*보다 더 크고 길고 상대적으로 평평한 두개골이 포함되었으며, 큰 얼굴, 치아, 코(호흡 중 열 교환을 위함), 안와eye sockets 및 확장된 정면 부비동(대부분 특징은 추운 날씨 적응을 반영)이 있었다. *호모 하이델베르겐시스*와의 유사성에 있어 극적인 예외로 보이는 한 가지 특징은 뇌 크기였다.

네안데르탈인의 뇌는 현대 *호모 사피엔스* 보다 약 9~13% 더 컸다. 두개골 용량의 추정치는 약 1,250~1,740cc까지이며 평균 용량은 1,430~1,550cc까지 다양하다(표본의 크기와 남성 대 여성의 비율에 따라 다름). 그러나 뇌 진화에서 결정적으로 중요한 개념은 어느 시점에서 더 큰 뇌가 더 큰 지능이나 인지적 유연성 또는 더 큰 적응성과 관련되는 것을 중단한다는 것이다. 네안데르탈인 뇌는 *호모 에렉투스* 뇌보다 훨씬 크지만, 단순히 확장된 버전의 *에렉투스* 뇌가 아니었다. 네안데르탈인의 뇌는 *에렉투스*나 현대 인간의 뇌와는 다른 모양을 가지고 있었다. 나는 제3장의 뇌 구조, 네트워크 및 기능을 검토한 후, 고생물학자인 에밀리아노 브루너, 마르쿠스 바스티르, 필립 건즈, 사이먼 네우바우어 등Emiliano Bruner, Markus Bastir, Phillip Gunz, Simon Neubauer and others의 발견을 기반으로 네안데르탈인과 *호모 사피엔스*의 뇌 모양 차이와 잠재적인 기능적 중요성을 요약하겠다.

출생 후 나타나는 이 두 가지 인간 유형 사이에는 또 다른 중요한 차이점이 있다. *호모 사피엔스*만의 독특한 뇌를 동그랗게 만드는 단계가 있다. 그것은 생후 첫해에 발생했으며(Gunz et al., 2012), *호모 사피엔스*에서 **'더 둥글고**rounder**'** 더 작은 뇌를 낳았는데 이는 주로 두정엽 확장으로 인한 것으로 보인다(예: Bruner, 2010; Bruner & Iriki, 2016). 네안데르탈인의 수명이 *호모 사피엔스*에 비해 약간 짧았다는 증거가 있다. 아마도 더 위험한 생활양식, 영양 부족, 질병, 외부인 혐오증, 심지어 식인 풍습에 대한 애호 때문일 수도 있다(예: Agustí & Rubio-Campillo, 2016). 후자의 추측에 대한 증거는 나중에 다룰 것이다.

데니소바인과 무명 호미닌

시베리아 남부의 데니소바 동굴Denisova Cave에서 고고학자들은 단편적인 해골 유적을 발견했다. 처음에는 손가락뼈 한 조각의 DNA만 분석했으며, 약 41,000년 전에 사망한, 이전에는 알려지지 않은 호미닌에서 유래한 것으로 밝혀졌다. DNA 분석에 따르면 이 호미닌 혈통은 이후 데니소바인을 쫓아 동남아시아, 시베리아, 심지어 서유럽에 살았던 네안데르탈인과 공통 조상을 가졌다. 데니소바인과 네안데르탈인 계보는 약 390,000년 전에 서로 다른 것으로 나타났다. 데니소바인은 또한 멜라네시아와 호주의 일부 현대인의 조상과 함께 살았으며, 해당 지역의 현재 거주자 DNA의 약 3~5%가 데니소바인에서 유래했다. 다른 DNA 연구에 따르면 데니소바인은 서유럽의 네안데르탈인과도 자주 교배한 것으로 나타났으며, 최근 게놈 분석에 따르면 네안데르탈인 어머니와 데니소바인 아버지는 약 5만 년 전에 성공적으로 교배한 것으로 나타났다(Slon et al., 2018). 놀랍게도 과학자들은 미확인 고대 호미닌의 독특한 DNA를 발견했다. 그 발견에 관한 한 가지 흥미로운 점은 인류학자들이 아직 그 호미닌의 뼈를 찾지 못했으며, 그 존재에 대한 유일한 증거는 DNA 분석에서 비롯된 것이다(Sawyer et al., 2015). 그러나 사전에 이 호미닌은 그곳의 계보에서 현대인, 네안데르탈인 그리고 데니소바인으로 분리된 것으로 보인다. 그것은 *호모 하이델베르겐시스*와 공통 조상을 가졌거나 *하이델베르겐시스* 계통의 분지(또는 *호모 에렉투스*의 다른 계통)일 수 있다. 하지만, 지금까지 그렇게 희박한 증거를 가지고 많은 발견이 앞에 놓여 있고 많은 놀라운 미스터리가 남아있다는 것은 명백하다.

왜 우리만 남았을까?

인류학의 주요 미스터리 중 하나는 왜 *호모 사피엔스*가 살아남았고, 네안데르탈인과 다른 호미닌들은 멸종한 것이냐이다. 데니소비안과 다른 호미닌에 대한 인류학적 증거가 거의 없기 때문에, 추측은 대부분 네안데르탈인 멸종을 중심으로 했으며 놀랍게도 논쟁의 여지가 있다. 해부학적으로 현대적인 *호모 사피엔스*는 적어도 100,000년 전에 유럽을 향해 아프리카를 떠났다. 그들은 레반트(대부분 이스라엘, 터키, 요르단, 레바논, 시리아 등)에 도착했고, 이미 수만 년 동안 그곳에 살았던 네안데르탈인을 만났을 때 아마도 후퇴한 것으로 보인다. 약 45,000년 전, *호모 사피엔스*는 레반트를 휩쓸고 유럽으로 갔다. 그것들은 해부학적으로(두개골과 뇌와 신체) 현대적인 것으로 보이며, 정교한 동굴 예술, 창의적인 조각, 개인 장식품의 사용 그리고 의례를 갖춘 매장을 포함하여 오리나시안Aurignacian으로 알려진 복잡한 문화를 가지고 있었다. 네안데르탈인은 유럽과 아시아에 들어온 지 15,000년 만에 멸종했다. 두 인간 유형 사이에 직접적인 폭력의 증거는 거의 없다. 현재 네안데르탈인의 멸종에 대한 두 가지 일반적이고 반대되는 추론방식이 있다. 하나는 두 가지 인간 유형이 문화적으로 동일하므로 인지적으로 동일하다는 것이다. 외현적으로 언급되지는 않았지만, 이 측면은 일반적으로 **"하나님의 은총만을 위해 가십시오"**라는 명제를 지지한다. 다시 말하면, 그것은 운명의 단순한 왜곡이었다. 그리고 역사 자체가 재현된다면, *호모 사피엔스*는 네안데르탈인 대신 절반쯤 멸종하게 될 것이다. 인종 차별주의와 빅토리아주의적 가치관으로 비난받는 다른 입장(예: Villa & Roebroeks, 2014; Zilhão, 2014)은 뇌의 모양 차이로 인해 인지에 있어 작지만 유의한 차이가 있다는 점이다. *호모 사피엔스*는 동일한 환경에서 더 많은 자원을 추출하고 생존할 뿐만 아니라 번성할 수 있었다(예: Coolidge & Wynn, 2016, 2018; Wynn & Coolidge, 2007b, 2010, 2012, 2016; 이러한 주장의 요약을 위해서 Wynn, Overmann, & Coolidge, 2016을 보라). 네안데르탈인 집단이 *호모 사피엔스*보다 적은 수의 구성원을 가지고 있다는 확실한 증거가 있기 때문에, 출생과 사망률의 작은 차이로 인해 경쟁에 직면했을 때 다른 네안데르탈인 집단과 *호모 사피엔스*에서보다 사망이 급증했을 것이다. 이 뇌 형태 차이의 진화는 이 책에서 중요하기 때문에 나중에 다시 다룰 것이다.

요약

1. *적응*은 자연선택을 통해 생존과 번식을 돕는 신체적 또는 행동적 특징이다.
2. *굴절적응*은 초기 적응기능과 그에 따라 강화된 적합도에서 비롯된 신체적 또는 행동적 특징이다.
3. 원래의 적응 이외의 목적으로 뇌 뉴런을 재사용하는 것은 뇌의 중심 구성 원리로 간주될 수 있다.
4. *호미닌*이라는 용어는 약 6백만 년 동안 오스트랄로피테신 및 하빌린을 포함하여, *호모 사피엔스*의 모든 현재 및 멸종 친족 및 조상을 말한다.
5. *호모 사피엔스*는 네안데르탈인, 데니소바인 그리고 다른 호미닌 대신 생존하고 번성했는데, 이는 뇌의 모양 차이 때문에 진화의 적합성을 높여주는 인지적 차이가 생기게 되었다.

제2장

학습과 기억 체계의 진화

적응으로서 획득한 것이든 굴절적응으로 재사용한 것이든, 이 책 전반에 걸쳐 논의된 행동적 표현형 또는 구조적 표현형은 학습과 기억의 과정이 없었다면 불가능했을 것이다. 따라서 처음에는 학습과 기억에 대한 몇 가지 기본 정의를 제시하겠다. 학습은 교육, 실습, 경험 또는 연구를 통해 습득한 응답, 지식 또는 기술로 정의될 수 있다. 언어학자 수호버호프와 파울러Sukhoverhov and Fowler(2015)는 기억이란 문자 그대로나 은유적으로 언급될 수 있다고 지적했다. 그들이 주장하는 것처럼, 기억에 대한 한 가지 정의가 '단기 또는 장기간 상태(구조)를 유지하는 물질의 속성'이라면(p. 49), 바위와 물은 기억을 가지고 있다. 분자 생물학자인 노르베르트 헤르트코른 그리고 동료들Norbert Hertkorn and his colleagues(2013)은 해양의 생지화학적biogeochemical 특징을 연구했으며, 이러한 특징들이 안정적이고 바다의 깊이와 위치에 따라 일관되게 다양하다는 것을 발견했다. 인지심리학자인 엔델 툴빙Endel Tulving(1995)은 기억을 다음과 같이 정의했다. **"생물학적 체계의 기억은 항상 학습(정보의 획득)을 수반하고 … 학습은 그러한 정보의 보존(기억)을 의미한다"**(p. 751).

학습과 기억은 과학, 특히 심리학과 인지과학뿐만 아니라 문학과 영화에서도 중요한 역할을 했다. 마크 트웨인Mark Twain의 유머러스한 관찰에서 **"명백한 양심은**

나쁜 기억의 확실한 신호이다", **"진실을 말할 때, 아무것도 기억하지 않아도 된다"**라고 말했다. 더 나아가 코미디언 스티븐 라이트Steven Wright은 **"나는 지금 기억상실증과 데자뷔를 동시에 겪고 있는 중이다. 내가 지금 생각하기에 이전에 이것을 잊어버린 것 같다"**라고 말했다. 과거의 기억이 없는 개인이 누구인가를 진지하게 질문하는 인상 깊은 영화 중 하나는 영화의 주인공이 해마에 찔려서 자신의 흔적을 잃어버린 「메멘토Memento」이다. 친구와 적이 누구인지 알아내기 위한 몸부림 속에서, 그는 폴라로이드 사진을 찍고 그 뒤에 메모해서 누구를 믿어야 하는지 믿지 말아야 할지를 기억할 수 있다. 영화에서 신경생리학적으로 의문의 여지가 있지만, 심각한 기억상실로 인한 끔찍한 결과는 심오하다. 게다가 치매(추리와 기억의 상실)가 될 정도로 오래 사는 사람들은 종종 자신을 돌볼 수 없을 뿐만 아니라 기억력 상실은 돌보는 사람에게 큰 심리적 영향을 줄 수 있는데, 특히 치매에 걸린 아버지나 어머니가 성인 자녀에게 "누구세요?"라고 묻는다면 더욱 그렇다.

그러나 이 장에서는 기억상실에 중점을 두지 않고 학습과 기억의 전형적인 범주에 중점을 둘 것이며, 진화의 기원과 분자에 대한 논의가 있을 것이다. 가장 일반적인 학습 이분법 중 하나인 연합학습과 비연합학습으로 시작하겠다. 어떤 **'사물**thing'에 대한 *기억*memory이 있다면, 그 **'사물'**에 대한 초기 학습이 있었을 것이다. 유전자 기억에 의해 후속 세대에 전달될 수 있기 때문에 **'초기**initial'라고 말한다. 비록 이분법은 다소 자의적이긴 하지만 **단기기억**과 **장기기억** 사이에 구별된다. 단기기억은 초 또는 분과 같은 짧은 시간 동안 학습된 자료를 회상하는 반면, 장기기억은 몇 시간, 며칠 또는 몇 년 동안 기억에 대한 자료를 회상한다. 또 다른 눈에 띄는 이분법이 있다. 외현기억Explicit memory과 암묵기억Implicit memory이다. *외현기억*은 사실, 단어, 의미 및 사건에 대한 회상이다. *암묵기억*은 자전거 타기, 저글링을 하거나 돌멩이를 주먹도끼로 깨는 것과 같은 기술이나 절차를 회상하는 것이다. 학습과 기억 이분법 사이의 관계가 모호하고 거의 다루어지지 않는다는 점을 지적하는 것도 중요하지만, 여기에서는 하나를 자세히 설명하려고 한다. 1974년 실험심리학자인 앨런 배들리Alan Baddeley와 그의 박사 후 과정 학생postdoctoral student 그레이엄 히치Graham Hitch가 함께 제안한 학습 및 기억, *작업기억working memory*에 관한 다중요소 이론multicomponent theory에 관한 토론으로 이 장을 마치겠다.

비연합학습 및 연합학습

연합학습associative learning 및 비연합학습non-associative learning에 대한 대부분의 발표는 연합학습을 우선으로 한다(알파벳 순서에 따라, 전통적인 이유 등으로). 비연합학습이 연합학습보다 10억 년 이상 선행되었을 수 있기 때문에 표준 순서를 의도적으로 바꾸었다. 그러나 먼저 정의하자면 *비연합학습Non-associative learning*은 자극의 반복에 기초하여 자극과 반응 사이의 관계 강도를 변경하는 것을 포함한다. 비연합학습의 두 가지 형태는 습관화habituation와 민감화sensitization이다. *습관화*는 자극의 반복적인 제시로 반응의 강도 또는 확률이 감소된다. 본질적으로, 습관화는 관련 없는 자극에 반응하지 않는 것을 배우는 것을 의미한다. 거의 모든 종의 동물과 일부 식물에서 발생하는 것으로 관찰되었으므로 학습의 가장 간단한 형태일 것이다(식물에 대해서는 Gagliano, Abramson, & Depcaynski, 2018을 보시오). 민감화의 전통적인 정의에서 자극의 반복된 제시로 반응의 강도가 증가된다. 그러나 나는 이 정의가 너무 좁은 것으로 본다. 민감화에는 반복적 자극에 대한 꾸준하거나 신뢰할 만한 반응이 포함되어야 한다고 주장한다. 따라서 *민감화*란 유기체가 관련 자극에 반응하는 법을 배우는 것을 의미한다.

그것은 세상의 시작이고 우리는 모른다

밴드 R.E.M.에 사과드린다. 비록 그들이 그렇게 중요한 수면 단계에 그들의 이름을 빌려준 것은 친절하지만 말이다.[4] 스페인 분자 생물학자 빅토르 드 로렌조 Victor de Lorenzo(2014)는 분자 생물학의 중심 교리인 "**DNA가 RNA를 단백질로 만든다**DNA makes RNA makes protein"(p. 226)는 *이기적 신진대사*selfish metabolism의 중요성을 무시한다고 주장했다. 이기적 신진대사는 DNA가 포함된 유기체의 주요 진화 동력이며, 그것이 가장 중요한 유기체에서 DNA의 복제와 확장이 아니라 유기체의 화학적 환경의 탐구와 착취라고 제안했다. *그 후에* 유기체가 신진대사 과정을 강화시켜 유전자 풀에 DNA를 복제하고 도입하는 데 도움이 되지만, 역설이 발생한다. DNA에 대한 분자 생물학의 초점은 적어도 진화론적 관점에서 결함이 있는 것으로 보인다. RNA와 DNA가 따로 진화하지 않았기 때문에 DNA는 두 가닥의 RNA의 변형 된 형태로 간주될 수 있다. 진화 시대에 RNA가 DNA보다 먼저 왔을 것이다. 이러한 생각은 *RNA 세계 가설*RNA world hypothesis로 알려져 있으며, 즉 원핵생물(핵이 없는 세포)에서는 RNA만 유전 정보와 촉매화된 화학 반응을 모두 저장했다. 흥미롭게도 화석 증거에 따르면 원핵생물은 약 39억 년 전에 나타났으며 지구는 약 50억 년 전에 형성되었다. 또한, RNA는 진핵생물(핵이 있는 세포)에서 지속되었기 때문에 RNA가 생명 기원의 **'화석'**에 비유될 수 있다는 생각은 흥미롭다. 또한, 39억 년 전에 원핵생물의 모습이 상대적으로 지구가 형성된 후 최근이어서 더 놀랍다. 이 믿을 수 없을 만큼 복잡한 원핵생물은 세포벽, 세포질을 둘러싸고 있는 막, RNA, 화학 수용체(유익하고 유해한 화학 물질을 탐지하

---

4) R.E.M.은 rapid eye movement의 약어로 수면 중 빠른 눈 운동 단계 그리고 미국 밴드 이름으로 사용하고 있다. 저자는 비연합학습을 연합학습보다 먼저 다루면서 R.E.M.을 뒤에 다루는 점을 사과드리는 것이다(역자 주).

기 위함) 및 기계적 수용체(방해를 탐지하기 위함)를 둘러싸는 막과 세포막을 이미 진화시켰다. 세포와 물질의 진화가 상대적으로 짧은 기간에는 어떻게 이루어졌는가? 도발적인 생각으로는 원핵생물이 지구상에서 진화하지 않았다는 것이다. 물론, 이 복잡한 생활 형태가 어떻게 발달하고, 어떻게 운석이나 혜성에 들어왔는가에 대한 질문은 여전히 남아있다. 그들이 어디에서 진화했던지, 진화를 위한 초기 상태는 무엇이었을까? 그럼에도 불구하고, 이 분자들과 초기 생명체 형태가 나중에 더 복잡한 생명체 형태에 비해 의심의 여지 없이 수명이 짧았다면, 아마도 50억 년이 지구에서 진화하기에 충분했을 것이다.

원핵생물은 비연합학습과 단기기억력을 보여 준다

원핵생물 연구를 위한 현대적 모델은 박테리아 *대장균*[E. coli]으로, 인간을 포함한 온혈동물에서 가장 건강한 미생물 중 하나이다. 원핵세포는(그리고 대장균은) 세포막에 둘러싸여 있고 세포질, RNA 및 벽이 없는 세포 기관(화학 클러스터)을 가지고 있다. 수천 종의 원핵생물이 확인되었으며 더 많은 종이 의심된다. 대장균 연구를 기반으로, 그들의 자극 인식 및 정보처리는 원핵생물의 RNA 내에 포함된 이전에 확립된 학습 및 기억에 의존한다. 이러한 학습 및 기억 체계는 먹이 출처를 식별하고 부작용을 식별하며 독소를 피하고 보호하며, 과거의 장애물을 피하고 막을 수 있도록 도와준다. *대장균*의 화학 수용체는 포도당과 단백질 합성을 돕는 아스파르테이트와 같은 아미노산에 특히 민감하다. 그들의 비연합학습은 다음과 같이 작동할 수 있다. 유리한 화학 물질에 끌리면(민감화) 세포의 편모가 조정되어 세포를 화학 물질로 이동시킨다. 화학 물질이 반발하거나 화학 물질이 관련이 없거나 화학 물질 농도가 떨어지면 편모가 조정되지 않고 세포가 화학 물질에서 떨어진다. 나는 이것을 습관화의 예라고 생각한다. 명백하게, 화학 수용체는 약

3초의 기간에 걸쳐 농도 기울기concentration gradient를 지속적으로 검출하고, 세포는 기울기 변화를 '**기억하고**remembers', 이에 따라 편모와 반응한다. *대장균*은 어떠한 실제 공간을 인지하는 시각적 능력은 없지만, 그들이 가지고 있는 단기기억은 그것의 화학적 환경, 즉 관련 없는 화학 자극에 습관화로 적응하고 관련 있는 화학 자극에 민감하게 적응하기에 충분하다. 또한, 습관화와 민감화 사이의 항상성 균형 역치가 자연적으로 선택되었다고 가정할 수 있는데, 과다반응성hypersensitivity(관련성 및 관련성 없는 자극으로 압도됨)과 과소반응성hyposensitivity(관련성 및 관련성 없는 자극을 모두 무시함) 사이의 개체들 사이에서 변화하는 것으로 가정할 수 있다(습관화와 민감화에 대한 항상성 모델에 대한 좀 더 자세한 내용은 Eisenstein & Eisenstein, 2006; Eisenstein Eisenstein, & Sarma, 2016을 보시오).

RNA는 DNA보다 앞서야 한다 — RNA 세계 가설

RNA 세계 가설은 모든 현재의 생명 형태가 RNA의 자유 부동free-floating 단일 가닥으로 시작한다는 것을 나타낸다. 적어도 이중 가닥 DNA와 비교할 때, 단일 가닥의 RNA는 상대적으로 불안정하지만, RNA는 자가 대사되고 복제를 할 수 있다. RNA는 또한 아데닌(A), 우라실(U), 시토신(C) 및 구아닌(G)과 같은 4개의 뉴클레오티드nucleotides를 함유한다. DNA에서 우라실은 티민(T)으로 대체된다. 또한, A는 U만 결합하고 C는 G만 결합한다. DNA에서는 A와 T만 결합한다. 신진대사, 복제 및 기타 기능에 대한 모든 방향은 CGATGCTACG 등과 같은 이 네 뉴클레오티드의 복잡하고 길지만 단순한 서열로 부호화된다.

제1장에 제시된 간략한 삶의 역사에서 무시된 것은 생명의 화학 전구체에 대한 보다 자세한 논의이다. 물론, 이것은 RNA를 구성하는 마지막 4개의 뉴클레오티드가 어떻게 그리고 왜 처음에 형성되었는지에 대한 새로운 의문을 제시한

다. 뉴클레오티드 생성 전 물질의 형성에 어떤 과학적 원칙이 있었으며, 왜 이러한 기본 생명 블록이 서로 친화도를 가지고 있었을까? RNA 세계 가설조차도 일부 염기성 뉴클레오티드를 형성하는 데 필요한 화학 물질로 구성된 전 RNA[pre-RNA] 환경이 있었음을 무시하는 경향이 있다. 또한, 이들 화학적 친화도 및 비친화도는 기본 원자 결합 원리에 기초해야 한다. 따라서 RNA의 첫 가닥을 생성하는 뉴클레오티드를 형성한 최초의 자가-조립 분자는 기본 화학 및 아원자 물리 원리에 의해 이미 제약을 받았다. 기본 요소 및 화학 물질에서 이러한 생명의 기초에 대한 연구는 *자연발생설*[abiogenesis]이라고 하며, 그 자체는 완전히 이해되지 않는다. 그러나 이 장의 시작 부분에서 기억에 대한 정의는 시간이 지남에 따라 상태나 구조를 유지하는 것이 중요한 속성이라는 점을 기억해야 할 것이다. 확실히 이 광범위한 정의는 RNA와 그 뉴클레오티드에 적용되므로, 우리는 기억의 기초를 궁극적으로 아원자[subatomic] 입자 물리학의 특성에 상주하는 것으로 볼 수 있다.

주요 가정
— 생명의 기본 분자는 다윈의 자연선택과 비연합학습의 영향을 받았다

드 로렌조[de Lorenzo]는 DNA에 초점을 맞추었지만, 그의 이기적 대사 가설은 아마도 RNA, 뉴클레오티드 및 이들의 화학 전구체에 해당될 수 있다. 또한, 사전 RNA 세계에는 화학적 지형을 확장하지 않았거나 성공적으로 지형을 확장한 다른 뉴클레오티드만큼 복제에 성공하지 못했기 때문에, 영속에 실패한 뉴클레오티드를 포함한 다른 복잡한 분자가 있을 가능성이 있다. 분자 생물학자는 정기적으로 RNA 또는 DNA 내에 부호화된 정보 및 지시사항을 유전자 기억, 즉 세대에 걸쳐 전달되는 기억으로 지칭한다. 이 부호화된 정보는 세포에 에너지를 제공하고 유기체의 유도 행동을 궁극적으로 성공적인 복제로 유도하는 단백질의 합성을 지시한다. 이와 관련하여, 부호화된 정보는 아마도 자연선택에 따라 개발된 기억의 형태이다. 이 기억 형태는 해양에 용해된 유기물질에 대한 헤르트콘과 동료Hertkorn and his colleagues(2013)의 기억 정의를 확실히 충족하며, RNA와 그 전구체도 보유한다. 또한, 부모의 경험과 조건은 자손에게 전달될 수는 있지만 전통적인 DNA 전송 패턴을 벗어난다. 후자의 현상은 *후성유전학*epigenetics이라는 분야에 포함된다(리뷰는 Hedinger, 2016를 보라). 그러나 유전적 기억과 관련된 다양한 진화론적 문제나 유전자에 부호화된 정보의 획득으로 이어지는 원칙과 조건을 다루는 심리학자는 거의 없다.

RNA와 그리스 여신 아테나

제우스의 이마에서 나온 아테나Athena와 같이 이 4개의 뉴클레오티드만으로 RNA가 완전히 자라나고 나올 가능성은 거의 없다. 나는 사전 뉴클레오티드를 형성한 최초의 자가 조립 분자와 최종 4개의 뉴클레오티드가 다윈의 자연선택에 영향을 받았다고 가정한다. 또한, 자신의 신진대사를 위해 화학적 환경을 탐구하고 이용하는 최초의 분자 형태의 능력이 적어도 두 가지 능력에 의해(화학적으로 그리고 원자 적으로) 인도되었다고 제안한다. (1) 그들의 신진대사에 이익이 되지 않는 자극을 무시하기(습관화) 그리고 (2) 그들의 대사적 관심을 주는 자극에 접근하기(민감화)이다.

더 나아가, 일부 뉴클레오티드와 다른 뉴클레오티드 형태의 화학 전구체는 최종 RNA 뉴클레오티드뿐만 아니라 화학적 환경을 탐색하고 이용할 수 없었기 때문에, 미세 RNA에 이르는 '**최종 4**final four'를 만들지 않았다고 생각한다. 이와 관련하여 복합 체계 과학자인 스튜어트 카우프만Stuart Kauffman(2000)은 다음과 같이 제안했다.

> 자율적 행위자agents는 영원히 새로운 분자, 형태, 행동, 조직에서 영원히 새롭게 나아갈 것이다. 나는 이 새로운 추진을 **'인접 가능한adjacent possible'**이라는 수학적 개념으로 공식화할 것이다. 우주에서 지속적으로 탐구하였으나 … 한 번도 단백질 서열에서, 한 번도 박테리아 종에서, 또는 한 번도 법적인 체계에서 만들어진 적이 없었다 … 이후 그 같은 자기 건설 체계로 기대된 열역학 제4법칙[5]이 다음에 일어날 수 있는 차원으로 사건 유형의 수를 최대화하는 경향으로 존재할 것이다(p. 32).

따라서 진화론적 관점에서, 분자 생물학의 중심 교리(DNA는 RNA를 부호화하고, RNA는 단백질을 부호화한다)는 아래 사항들은 간과한 것으로 보인다. (1) RNA가 DNA보다 우선한다, (2) 뉴클레오티드의 분자 전구체는 화학 및 원자 친화도와 비친화도에 기초한 것으로 보인다, (3) 최종 4final four로 구성하기 이전과 구성하는 동안, 다른 뉴클레오티드가 있었음이 틀림없다, (4) 새로운 화학적 지형을 탐구하고 이용하는 능력(즉, 이기적 신진대사)은 성공적인 진화에 필수적인 원동력이었다. 그리고 (5) 이러한 화학적 지형의 탐구는 자연선택을 받았고 두 가지 유형의 비연합학습인 습관화 및 민감화에 의해 수행되었으며, 이 두 가지 유형의 학습은 화학-원자 원형에 의해 영향을 받았다. 요약하면, 관련 없는 자극을 무시하고(습관화), 관련 자극에 민감해지는 것(민감화)이 새로운 화학적 환경의 분자 탐색에서 중요할 수 있다. 따라서 나는 비연합학습과 그 화학 및 아원자 학습 원형이 모든 후속 학습과 기억의 기초이며, 모든 경우에 생명 형성의 기초라는 가설을 세웠다.

---

5) 압력 차이당 열흐름량과 온도 차이당 밀도흐름량이 동일하다는 정리(역자 주).

연합학습

*연합학습*Associative learning은 유기체의 일부에서, 전형적으로 일부 자극과 행동 반응 사이의 관계(즉, 기억) 확립이다. 연합학습은 고전적 및 조작적 조건화로 구성된다. 가장 초기(심리학에서) 연합학습의 가장 영향력 있는 모델은 러시아 생리학자 이반 파블로프Ivan Pavlov(1849~1936)에 기인한 고전적인 조건화 패러다임이다. 파블로프는 개와 음식(무조건자극the unconditioned stimuli 또는 UCS)을 짝지어, 개가 종과 같은 소리(조건자극the conditioned stimuli 또는 CS)로 타액을 분비하도록 훈련 시켰다(조건 반응the conditioned response 또는 CR). 고전적인 조건화 패러다임 '*자연*natural' 또는 '*반사성 짝짓기*reflexive pairings'에서 개의 경우, 타액의 무조건 반응the unconditioned response(UCR)이 도출된다. 개는 이런 연합학습을 배워야만 하는 것이 아니라고 주목하는 것이 중요하다. 그래서 반사라고 *불린다*. 광활한 행동주의 패러다임에서 유기체의 전체 행동을 행동 레퍼토리라고 하며, 행동 주의자들은 유기체의 *행동 레퍼토리*behavioral repertoire가 이전 중립의 쌍을 기반으로 확장한다고 믿는다. 행동학자들은 유기체의 행동 레퍼토리가 이전의 중립적이거나 새로운 자극(즉, 신뢰할 수 있거나 분별할 수 있는 반응을 이끌어내지 못하는 자극)을 다양한 종류의 UCS와 짝을 이룬 것에 기초하여 확장된다고 믿는다. 1904년 파블로프는 노벨 생리학/의학상을 수상했다. 파블로프가 실제로 종을 조건자극으로 사용했는지에 대한 논쟁이 있지만, 부저, 메트로놈, 시각 자극 및 유사한 종을 사용한 것으로 알려져 있다. 또 다른 형태의 연합학습은 조작적 조건화이다. 유기체의 행동은 주파수에 따라 증가하거나 감소하여 후속 자극과 쌍을 이룬다. 강화 자극은 미래에 반응의 확률을 증가시킨다. 처벌은 응답 확률을 감소시킨다. 조작적 조건화는 아마도 20세기 후반에 스키너B.F. Skinner의 영향으로 인해 절정에 도달했을 것이다. 그의 가장 영향력 있는 두 권의 책이 있다. 『월든 투Walden Two』(1948)에서 행동론적 원칙을 바

탕으로 유토피아 사회를 발표했으며, 『자유와 존엄을 넘어서Beyond Freedom and Dignity』(1971)에서는 이 아이디어를 더욱 발전시켰다. 스키너의 신경 기전, 뇌 기능 및 내부 정신사고의 중요성에 대한 거부는 궁극적으로 행동주의 패러다임의 영향을 제한했지만, 그의 후속 지지자 중 많은 사람들이 뇌 기전과 내부 사고를 다루는 조절 기술을 다루고 유용하게 했다(예를 들어, 인지행동 요법). 하지만, 그는 자신의 이론에 대한 그러한 침입에 대해 완강히 반대했고, 공개적으로 그가 생각할 수 있는 최악의 이름을 지어서 그런 사람들을 다음과 같이 불렀다. *창조론자들!*

내가 물어본 적도 없고 학생도 나에게 물어본 적도 없는 것!

행동 패러다임 방에서 거의 완전히 무시된 불편한 진실big elephant 중 하나는 무조건 자극-무조건 반응(UCSUCR) 관계가 처음에 어떻게 확립되는지이다. 행동주의자들은 일반적으로 내부 상태, 뇌 기전 및 네트워크, 유전적 영향 및 개인 간의 유전적 차이를 경시하거나 무시했기 때문에, 무조건자극-무조건 반응(UCS-UCR) 짝pairings이 어떻게 또는 왜 처음에 이루어졌는지 설명할 수 *없었다*. 모든 현행 지식인 위키피디아의 황금률에 따르면, 반사는 자극에 대한 비자발적 움직임이다. 반사에 대한 추가적인 설명은 그것들이 타고 나거나 획득되었다는 것이다. 긴 이야기는 짧았다. UCS-UCR 짝을 *배웠다*. 그리고 그것은 다음과 같이 작동할 수 있다. 음식과 관련된 다양한 자극을 상상해보라. 일차적으로 모양(시각적)과 냄새(후각적)를 상상해보라. 심지어 생명 이전prelife의 형태조차도 신진대사를 강화시켜 재생산 가능성을 증가시킨 화합물을 찾아서 화학적 환경을 탐구하고 있었다. DNA 복제의 오류는 돌연변이(예를 들어, 잘못된 효소 반응으로 인해 DNA 뉴클레오티드 변화가 발생함)이며, 이는 종종 표현형(구조적 또는 행동적) 변형을 유발한다. 표현형은 개인의 유전자가 환경과 상호작용한 결과이다. 음식 자극에 반응하는 경우, 행동 반응 시간의 표현형이 될 것이다. 이제 유기체 DNA 고유의 변이에 기반한 다양한 반응 시간을 상상해보라. 그들의 신진대사를 강화시키는 음식이나 화학 물질을 유도하는 자극에 더 빨리 반응하는 사람들은 그들 자신을 지탱하고 그 유전적 소인을 후손 자손에게 전달할 가능성이 더 크다. 세대가 지남에 따라 더 빠른 반응 시간의 유전자형에 대한 자연선택은 모집단에서 증가하고, DNA(즉, 유전자 기억)에 고정된다. 후자의 과정을 *볼드윈 효과*Baldwin effect 즉, 적합도를 높이는 적응 학습이라고도 한다.

볼드윈 효과

1896년 심리학자 마크 볼드윈J. Mark Baldwin(1861~1934)은 진화의 **'새로운 요소'**를 제안했다. 새로운 환경에 부딪히거나 현존하는 환경이 변화할 때 더 빨리 적응하는 법을 배울 수 있는 유기체는 느린 유기체보다 자연선택에 의해 선호된다는 개념이었다. 여러 세대에 걸쳐 성공적인 자손은 계속되고 지속된 행동은 궁극적으로 그 종의 진화를 바꾸거나 형성할 것이다. 볼드윈의 새로운 요인은 유기체의 환경과 유전자 부호 사이의 이러한 상호작용이었고, 그것은 볼드윈 효과로 알려지게 되었다. 현재 진화론에서는 이론적으로 실행 가능한 기전으로 받아들여지고 있다. 현재의 맥락에서 모든 반사가 왜 학습되는지 그리고 모든 반사 요소가 처음에 학습되었듯이, 왜 **'선천적 및 습득된 반사'** 이분법이 궁극적으로 명료한지에 대해 설명하는 데 도움이 된다.

반사의 또 다른 예는 런던 동물원을 방문할 때 찰스 다윈(1872)의 관찰 결과이다. 그는 독사가 유리를 쳤을 때 놀라서 뒷걸음질 치지 않을 생각으로 유리로 된 독사의 우리에 얼굴을 들이댔다고 말했다. 그러나 그의 전적인 결심에도 불구하고, 그는 자신이 **"놀라울 정도의 빠른 속도로 1야드(약0.9미터) 또는 2야드 뒤로 점프하는 것을 발견했다"**(p. 38). 또한 **"내 의지와 이성은 경험해 보지 못한 위험의 상상에 무력했다"**(p. 38)라고 썼다. 다윈은 그의 반응이 옛날의 반사작용이라고 정확하게 추측했다. 반사작용의 신경회로가 이제 잘 알려져 있다. 뱀의 시각적 이미지는 편도에 도달하여 운동 뉴런에 직접 신호를 보내 반동 반사를 유도하며, 이 과정은 처음에 대뇌 피질을 우회한다. 물론, 이 동작은 한 번의 시도로 조상에게 직접적으로 부호화되지 않았다. 그러나 그것은 뱀을 빨리 피하는 대부분의 조상 유기체에 유익했을 것이다. 다른 유기체보다 더 빠르게 떨리는 것을 피할 수 있었던 조상 유기체는 궁극적으로 생식 이점을 가지고 있었다. 동료들보다 약간 반동하는 경향이 있는 유전자도 자손에게 전달되었다. 우리는 다윈과 같이, 아마도 수백만 년에 걸쳐 많은 세대와 반사작용(또는 유전자 기억)을 관찰할 수 있으며, 이러한 획득을 이해하기 위해서는 자연선택 과정만이 필요하다. 이런 맥락에서 DNA 돌연변이가 제공한 것은 반응 속도의 변화였다. 결국, 자연선택이 제공하는 것은 빠른, 즉 볼드윈 효과를 선호하는 유전자 부호화에 대한 편향이었다. 자 보라! 오랜 시간에 걸쳐 결과적으로 UCS-UCR 짝이며, 이는 종종 고전적인 조건화 패러다임의 설명에서 무시되었다.

연합학습의 진화

제1장에서 언급한 바와 같이, 진핵생물(핵이 있는 세포)은 약 34억~20억 년 전에 나타났으며(탄생 시기는 논란의 여지가 있음), 더 복잡한 구조와 신진대사는 더 복잡한 유전자 기계가 필요했을 것이다. 따라서 이중 가닥의 보다 안정한 DNA 분자가 나타났으며, 이는 RNA의 부호화에 대한 이들 지시사항을 지니고, 차례로 단백질을 부호화하였다. 이 단백질들은 그 후, 이들 세포가 생존하고 번식할 수 있도록 대사 및 다른 정보를 부호화했다. 약 10억 년 전, 진핵생물은 다세포 형태로 조립되기 시작했다. 왜 자연선택이 약 6억 년 전부터 화석 기록에 있는 빗해파리와 해면동물과 같은 다세포 집단을 선호하기 시작했는가? 그 대답은 먹이 획득 및 먹이 소비에 있어서 개별 세포보다 더 효율적인 구조를 낳았다는 데 있겠지

만, 대답하기 어려운 질문이다. 이 구조는 아마도 번식을 돕고 다양한 부분(상단, 하단, 측면, 중간)이 특수화되기 시작하여 동물계의 시작을 예고할 수 있었다. 단세포 진핵생물은 원생동물protozoans로 분류된다. 빗해파리와 해면동물(다세포 진핵생물)은 후생동물metazoans[6](즉, 동물 생명체)의 기본 집단 계통군clade으로 간주된다.

동물 생명의 캄브리아기 폭발 사건

다세포 진핵생물의 도착 후 비교적 짧은 진화 시간 내에, 주요한 사건은 동물의 수, 다양성 및 복잡성에서 발생했다. *캄브리아기 폭발*Cambrian explosion은 약 5억 4천5백만~5억 2천만 년 전에 시작되었다. 이 놀라운 화석 배열은 계통발생학 역사에서 갑자기 나타난다. 처음 발견된 가장 훌륭한 표본 중 일부는 영국 웨일스Wales에서 발견이 되었다. 웨일스의 라틴어 이름은 *캄브리아*Cambria이므로, 폭발의 이름으로 사용하였다. 생물학적, 기후학적, 지각학적 지질 화학 등을 포함하여 동물 생명체의 갑작스러운 확장으로 인해 여러 가지 요인이 합류했을 수 있다. 의심되는 중요한 요인 중 하나는 약 6억 3천5백만 년 전에 산소가 증가하는 것으로, 아마도 부분적으로 부패한 원핵생물과 진핵생물이 풍부했었기 때문이다. 캄브리아기 동안, 납작벌레는 양측이 대칭인 *좌우대칭동물*bilaterians로 초보 신경계, '뇌', 감광성 세포('눈'), 입과 항문(같은 기관으로 구성) 그리고 주위 환경에서 헤엄칠 수 있는 능력이 나타난다. 따라서 빗해파리와 해면동물이 출현한 시점부터, 진핵세포는 이미 (1) 감각세포, (2) 운동세포 및 (3) 운동 동작을 적절하게 안내하기 위해 감각 정보를 해석하는 세포, 즉 뇌 또는 뉴런(뇌의 세포)으로 특화되어있다. 뇌세포는 감각세포의 정보 해석에 기초하여 효과적인 운동을 위해 일차적으로 진화했다고 주장할 수 있다. 움직이면서 이러한 유기체들은 적절한 먹이에 접근하여

---

6) 후생동물이란 단세포로 된 원생동물을 제외한 다세포로 된 동물을 총칭하는 용어이다(역자 주).

감지할 수 있다. 그리고 독소와 장애물을 피하여 도망가기도 하고 잡아먹히지 않도록 피하기도하며 또한 생식하기 위해 (또는, 하지 않기 위해) 접근 (또는, 회피)한다. 이 후자의 능력은 더 성공적인(선택적) 생식 수단을 가져 왔다. 이러한 뇌세포는 유기체의 목표물을 향하도록 발달되었고 의심의 여지 없이 운동을 더 잘하도록 안내해 준다. 흥미롭게도, 현대적 집행 기능인 목표 지향적 행동, 의사 결정, 계획, 조직, 전략화, 억제 등도 뇌의 앞부분(전두엽)에 있다. 아테나가 단지 우연의 일치는 아니었음에도 불구하고 제우스의 *이마*에서 튀어나왔음을 주목하는 것은 흥미롭다. 소크라테스, 플라톤, 히포크라테스를 포함한 많은 고대 그리스인들은 뇌를 사고의 '**좌석**seat'으로 인식했다. 그러나 아테나가 지혜, 합리성, 지능의 여신으로 여겨진다는 것은 우연의 일치이다.

현재 과학자들은 캄브리아기 단순 납작벌레의 대표자로 플라나리아planaria 및 활류어amphioxus와 같은 납작벌레를 연구한다. 플라나리아와 활류어는 고전적 조건화와 조작적 조건화 모두에 관한 연합학습을 보여주므로, 캄브리아기 후생동물이 이와 동일한 연합학습 기전을 수행할 수 있었을 가능성이 크다. 또한, 무제한 연합학습이 캄브리아기 후생동물 폭발적 증가의 주요 원인 중 하나일 것으로 의심된다(예: Bronfman, Ginsburg, & Jablonka, 2016; Ginsburg & Jablonka, 2010). 생명체가 허용하는 것보다 더 많은 것을 배울 수 있기 때문에, '**무제한**'이라고 한다.

캄브리아기에서의 연합학습이 특유의 전쟁을 일으켰는가?

연합학습이 더 복잡한 유기체를 선택하는 데 도움이 된다면, 자연선택은 학습능력이 향상된 유기체를 선호했으며(이전에 볼드윈 효과로 언급했듯이) 보다 정교한 중추신경계, 적응력 향상 및 생식 성공률이 높았다. 캄브리아기 폭발에서, 특히 좌우대칭동물의 움직임 때문에, 대단히 새로운 자연선택 시나리오를 야기시켰다는 점이었다. 새로운 포식자 집단과 새로운 먹이 집단이 있었다. 먹으려 하고 먹히지 않으려고 하는 것은 감각의 더 큰 차별적 힘, 추가적인 감각인 후각, 시각, 촉각haptic(전기감각을 포함), 청각, 미각 및 보다 정교한 운동 부속물을 위해 선택된 것으로 보인다. 또한, 형태학적 변이가 자연적으로 선택되어 포식이 양호해졌지만 포식에 대한 방어력도 향상되었다. 예를 들어 더 단단한 신체 부위, 가시, 독소, 이빨, 비늘, 뿔, 뾰족 부위, 위장, 비행, 굴착 그리고 주행성 또는 야행성 생활은 포식에 더 나은 방어로 이어졌다. 방어의 다양성은 나무, 물(바다, 호수, 강, 뜨거운 심해 분출구 등), 사막, 산, 평원 및 사바나에 사는 것과 같이 적합한 생태적 지위environmental niche[7]를 찾아서 유기체가 더 효과적인 생존자와 복제자가 될 수 있음을 의미한다. 모든 유기체가 동일한 지위를 선택하는 것은 아니지만, 일반적인 유기체 개체군의 일부가 적절한 생태적 지위를 찾는 데 도움이 될 것이다.

연합학습과 비연합학습의 관계 — 비연합학습에서 연합학습으로 굴절적응

제1장에서 언급한 바와 같이, 다윈의 용어로 *적응*은 더 큰 적합도를 제공하여 자연적으로 선택된 형질(형태 또는 행동)의 발달로 유기체가 생존하고 번식할 가능성이 더 커진다. 고전적인 예를 따르면, 깃털은 원래 체온을 유지하기(열 조절) 위해 환경에 적응되었다. 앞서 언급했듯이 신체적 또는 행동적 특성을 유기체의 *표현형phenotype* 그리고 그 유전자 구성은 *유전자형*genotype이라고 한다. *굴절적응*은 기존 구조 또는 기능의 표현형 기능이 새로운 기능을 사용하여 원래의 적응적 가치에서 변경된 것을 말한다. 따라서 깃털은 온도 조절에 대한 적응 가치 외에도 비행을 위해 *굴절적응*되었다. 이 시점에서, 나는 오캄의 면도칼Occam's razor을 작동시

---

7) niche는 지위 외에도 틈새, 적소 등으로 번역된다(역자 주).

킬 것이다(현상을 설명하는데 필요한 것 이상을 추측하지 않는다). 나는 습관화 및 민감화의 기초가 되는 분자(화학적 및 원자적) 기전(이것은 지구의 기원 이후 또는 그 이전의 원형에서 작동했을 수도 있음)이 학습되었다고 본다. 그리고 문제해결을 위한 기억을 통해 순간적으로 또는 보존하면서 *굴절적응*이 되었다고 가정한다. 비연합학습에서는 반복되는 자극과 반응 사이에 관계가 설정된다(비연합이라고 이름 붙이는 것은 다소 잘못된 말이다). 두 가지 형태의 연합학습인 고전적 및 조작적 조건화의 경우에도 마찬가지이다. 핵심적으로, 비연합학습 및 연합학습은 자극과 반응 사이에 안정적이고 기억할 수 있는 관계를 확립하고 있다. 신경 수준에서 개별 뉴런의 단백질 구성 또는 신경 네트워크(뉴런이 '**연결된**wired' 방법)의 변화는 감각뉴런과 운동 뉴런 간의 소통을 향상시켜, 유기체가 환경과 보다 지능적인 상호작용을 가능하게 한다. 그러므로 유기체는 기억할 수 있는 능력을 가지고 있어, 과거 경험을 활용하여 미래의 사건과 보상을 예측할 수 있고 자극과 자극의 등급을 구별할 수 있는 능력을 가지고 있다. 더 나아가 과학자들은 연합학습을 모든 동물 인식의 기초와 심지어 의식의 시작까지도 고려한다.

예비 결론

1. 현대 인간 기억 체계는 비연합학습 및 연합학습 원리를 기반으로 한다.
2. 비연합학습 원리(습관화 및 민감화)는, 보다 기본적인 화학 및 아원자 입자 친화도 및 비친화도에 기초한다.
3. 생명의 기원은 뉴클레오티드 이전의 세계로 추적될 수 있다. 이기적 신진대사(새로운 화학적 환경을 이용하는 능력)와 생식이 가장 중요했다.
4. 뉴클레오티드 이전의 세계는 비연합학습 원리에 기초하여 조작하며, 좀 더 복잡한 뉴클레오티드를 형성하도록 안내한다. 자연선택(유기체가 이로

운 화학적 환경을 탐색하여 신진대사를 강화하고 생식 성공을 향상시키는 능력)을 통해, 단 4개의 뉴클레오티드 만이 원핵생물에서 RNA의 기초를 형성하기 위해 살아남았으며, 나중에 이중 가닥 DNA 진핵생물을 형성하도록 변형되었다.

5. 약 5억 4천5백만 년 전에 시작된 후생동물의 캄브리아기 폭발은 사실상 무제한의 연합학습(고전적 및 조작적 조건)의 발달에서 비롯되었다.
6. 연합학습은 비연합학습 원리의 확장, 즉 자극과 반응 사이의 연합 확립을 기반으로 발전되었다.

배들리의 작업기억 모델

거의 모든 기억 분류를 포괄하는 하나의 주요 기억 모델은 *작업기억*working memory이다. 그러나 작업기억의 개념에 대한 인지 문헌에는 약간의 혼란이 있다. 작업기억의 일반적인 정의는 간섭interference에도 불구하고, 마음에 적극적으로 담을 수 있는 것이다. 이 논의는 작업기억에 대한 두 번째 더 구체적인 정의에 초점을 맞출 것이지만, 범위는 훨씬 넓으며 실험 심리학자 앨런 배들리Alan Baddeley와 박사 후 연구원인 그레이엄 히치Graham Hitch에 의해 공들인 기억 모델이다(Baddeley & Hitch, 1974; 또한 Baddeley, 2001, 2012를 보라). 배들리의 모델은 지난 50년 동안 인지 문헌에서 가장 많은 관심과 경험적 지원을 받아왔다. 그의 모델 수정에 대해서는 [그림 2.1]을 참조하라(배들리는 원래 박스를 사용했다).

20세기 중반, 심리학자들은 단기와 장기의 두 가지 기억이 존재한다는 일반적인 합의에 도달했다. 그 시절에 단기기억은 최근 2분minutes과 같이 최근에 획득된 자료가 회상된다고 했다. 이 연구는 거의 독점적으로 단어나 숫자를 위한 음

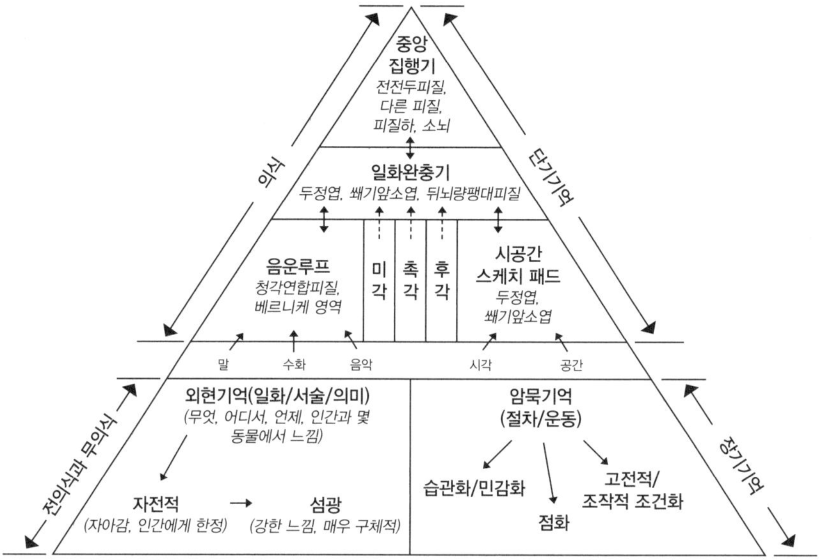

[그림 2.1] 배들리 작업기억 모델

자료 출처: James M. Hicks

향, 제한된 용량의 구어 저장소에 대한 연구에 전념하였다. 장기기억은 학습된 정보였지만 회상은 몇 시간, 며칠 또는 그 이상 지연되었다. 이 연구는 또한 대부분 음향 구어 자료에 전념했다. 1970년대 초에 배들리와 같은 심리학자들은 기억의 이 두 가지 구성 요소와 구어 정보에 지배적인 초점을 둔 것의 한계를 인식했다.

배들리와 히치의 초기 작업은 그 후 단기기억의 표준 작동뿐만 아니라 기억이 어떻게 그리고 어디에서 확립되고 어떻게 장기기억과 관련되는지를 설명하는, 보다 포괄적인 인지이론을 개발하는 것이었다. 앞서 언급했듯이, 이 포괄적인 작업기억 모델(Baddeley & Hitch, 1974)은 뇌 및 기억 연구 분야에 큰 영향을 미쳤다. 그들의 초기 모델에는 주의하는 전체 양식 통제기panmodal controller 또는 중앙집행기central executive가 있었고, 음운루프 및 시공간 스케치 패드라는 두 개의 하위 체계가 포함되었다. 배들리(2000)는 다른 두 하위 체계의 정보를 통합하고 임시로 저장하는 새로운 구성 요소인 일화완충기를 추가하여 중앙집행기의 기능을 확장했다. 음운루프에는 두 가지 요소, 즉 말 및 기타 소리의 단기 음운저장소phonological store와 음성vocal 또는 목소리를 거의 내지 않으며subvocally, 정보를 유지하고 연습하는 조음調音루프articulatory loop가 포함된다. 배들리는, 중요한 목적 중 하나는 언어 습득과 이해라고 생각했다. 시각공간적 저장소는 시각적('무엇' 정보, 사물 같은 것)과 공간적('어디' 정보, 공간적 위치 같은 것) 요소의 유지와 통합 그리고 시연을 통해 이를 새로 고치는 수단을 포함하도록 가설을 세웠다.

중앙집행기와 장기기억

배들리(2012)는 현재 *중앙집행기central executive*를 주의 집중, 능동적 억제, 의사 결정, 계획, 순서, 시간 꼬리표 및 두 하위 체계의 정보 업데이트, 유지 관리 및 통합을 포함한 다양한 기능의 체계로 보고 있다. 일부 뇌 기능 모델은 전두피질의 다양한 기능 중 하나의 하위 구성 요소로, 뇌의 다른 모든 엽, 많은 피질 구조 및 소뇌를 포함하는 네트워크의 일부로 작업기억을 제시한다. 또한, 배들리의 중앙집행기 구성 요소를 임상 신경심리학 문헌에서 전통적으로 정의된 *집행 기능* 측면과 친밀하게(만약, 동의하지 않는다면) 연결하는 경험적 연구의 새로운 증거들이 많이 있다(현대 작업기억 모델 및 경험적 증거 검토를 위해 Baddeley, 2012; Osaka, Logie, & D'Esposito, 2007을 보라). 이 임상 문헌은 주로 뇌의 작동 방식을 이해하기 위해 다양한 형태의 뇌 손상 및 뇌 기능장애를 가진 환자를 연구한다. 따라서 전두피질이 두부 손상, 뇌졸중 또는 다른 수단에 의해 손상되는 경우, 그러한 환자는 주의력 문제, 탈억제, 우유부단함, 의사 결정 어려움, 잘못된 계획 그리고 일이 어떻게 돌아가는지 제대로 알 수 없다는 관점에서 집행 기능에 접근한다.

현재 논의에서 중요한 것은 중앙 집행 또는 집행 기능에 대한 대부분의 개념에서 작업기억은 위에 언급된 다른 기능들과 주의를 집중시키는 역할을 할 뿐만 아니라, 언어 이해와 생산을 포함하여 장기기억 체계의 주요 연락자 역할을 한다는 것이다. 또한, 이 논의의 시작 부분에 제시된 일반적인 정의는 여전히 배들리의 다중요소 작업기억 모델multicomponent working memory model, 즉 간섭에도 불구하고 자신이 생각할 수 있는 정보의 양에 적절하다. 배들리의 모델에 대한 실증적 연구에서 이 정보량을 *작업기억용량working memory capacity*이라고 한다. 또한, 연구에 따르면 작업기억용량은 읽기 및 듣기 능력, 언어 이해력, 어휘, 추론, 쓰기, 컴퓨터 언어 학습 및 기타 여러 가지를 포함한 다양한 상위 인지 척도와 어느 정도 또는 강하게 관련이 있는 것으로 나타났다(예: Engle & Kane, 2003). 중요하게도, 작업기억용량은 결정화된 지능(학습된 정보) 및 유동적 지능(새로운 문제해결, Kane, Hambrick, & Conway, 2005) 모두와 밀접한 상관관계가 있다. 경험적 연구에 의해 입증된 바와 같이, 집행 기능, 음운저장 용량 또는 시공간 스케치 패드 용량이나 구성 요소의 복합체를 측정할 때도 또한, 매우 높은 유전율과 다유전자성(즉, 여러 유전자가 포함)이 있다(Wynn & Coolidge, 2010을 보라. 리뷰를 위해서라면 또한 Friedman et al., 2008을 보라). 이후 장에서 작업기억의 유전율의 중요성으로 돌아가겠다. 장기기억의 또 다른 분류를 조사하기 전에 배들리의 다른 세 가지 작업기억 구성 요소를 검토하는 것이 중요하다.

음운루프와 진화

음운루프phonological loop는 언어 사용에 밀접하게 관련되어 있다. 배들리는 음운루프에 몇 초 안에 사라지는 간단한 소리 기반 저장장치sound-based storage와 조음調音 프로세서articulatory processor라는 두 가지 구성 요소가 있다고 가정했다. 후자는 음성 또는 음성을 거의 내지 않는 리허설에 의해 음운저장소에 자료를 유지한다. 음성 정보는 음운저장에 자동적이고 의무적으로 접근할 수 있으므로, 배들리는 음운저장이 주로 언어 요구와 획득을 위해 진화했다고 가정했다. 배들리와 로지Baddeley and Logie(1999)는 **"음운루프는 말을 이해하는 과정에서 중대한 병목 현상을 형성하는 것으로, 합리적으로 고려될 수 있다"**(p. 41)**라고 했다.**

음운저장소에 보유된 소리는 조음 프로세서에 의해 음성을 내면서 반복되거나 음성을 내지 않으면서 반복이 될 수 있다. 이 반복은 리허설이 충분하고, 사람이 충분히 동기를 부여하며 소리가 충분한 감정적 현저성emotional salience을 지닐 경우, 이러한 소리를 장기기억 저장장치로 전달한다. 암기하려는 강한 동기부여나 감정적인 의미가 높아지면(예를 들어, 다른 사람의 이름이 특이한 경우), 소리가 장기기억으로 완전히 옮겨질 가능성이 크다. 초기 의미가 없는 경우에도 소리를 장기기억으로 내려뜨릴 수 있다. 예를 들어, **"원 듀, 에어러 듀, 뮤루**won-due, era-due, muru"를 음성을 내면서 또는 음성을 내지 않으면서 반복하면, 결국 아무런 의미도 붙지 않고 장기기억으로 옮길 것이다(그들은 인도 남부 드라비디아어인 칸나다어로 1, 2, 3번 숫자에 대한 발음이다). 배들리, 개터콜 그리고 파파그노Baddeley, Gathercole, and Papagno(1998)는 음운루프가 아동의 모국어 획득과 성인의 제2언어 학습에서 중요한 역할을 한다고 언급했다. 음성을 내거나 내지 않는 조음의 과정은 시각 자극(배들리의 시공간 스케치 패드)을 암기하는 데 중요한 역할을 하는 것으로 보인다. 예를 들면 **"아, 작은 파란색 의자!"**를 생각하거나 말을 한다. 또한, 음운루프의 기능은 소리를 반복적으로 낼 수 없게 된 뇌 손상 환자가 여전히 그것을 암기할 수 있는가를 설명하는 데 도움을 준다. 그러나 음운루프를 통해 소리나 말을 할 수 없는 환자는 새로운 자료를 암기할 수 없다(Caplan & Waters, 1995).

포유류와 영장류 두뇌가 현대 인간의 뇌에 미치는 영향에 관한 연구

제1장에서 언급되었고 제3장에서 언급될 예정인 바와 같이, 현대 인간의 뇌는 진화과정 전반에 걸쳐 사실상 모든 동물형태에 의해 강하게 형성되어 왔지만, 특히 약 2억 년 전 포유류 뇌의 변화와 약 6천5백만 년 전에 시작된 영장류 뇌의 변화에 의해 영향을 받았다. 아보이티즈와 동료들Aboitiz and his colleagues은 음운저장의 운반 능력이 진화적으로 향상된 것은 음성이 매개하는 사회 활동 때문에 영장류에서 비롯된 것이라고 강조했다(Aboitiz, 2017; Aboitiz, Aboitiz, & Garcia, 2010; Aboitiz, Garcia, Bosman, & Brunetti, 2006). 더 나아가 그들은 음운을 찾는forage[8] 능력만큼 동일하게 증가하면서 언어가 주로 진화했다고 하며 **"소리를 처리하고, 정교한 의미를 전달하며, 결국 구문 과정에 참여하게 되었다"**라고 가정했다(Aboitiz et al., 2006, p. 41). 그들은 이렇게 확장된 기억 체계가 여러 가지 아이템을 조합하여 조작할 수 있는 더 복잡한 기억을 가능하게 했다고 믿는다. 그러나 그들은 이러한 조작이 상당한 작업기억 자원을 요구(중앙집행기의 기능에 대한 요구)한다고 생각했다. 흥미롭게, 소리의 조합성combinatoriality[9]은 사실상 인간에게 유일한데 드물게 예외가 있다. 흰코원숭이putty-nosed monkey는 새끼를 가르칠 때 서로 다른 두 가지 종류의 회피 행동을 이끌어내는, 적어도 두 가지 별개의 음성 포식자 알람 호출을 가지고 있다. 그러나 이 두 소리가 결합하면 집단행동이 도출되는데, 이는 **"먹이를 찾으러 다른 장소로 이동하자"**라는 명령의 의미가 있는 것으로 보인다(Schlenker, Chemla, Arnold, & Zuberbühler, 2016; Scott-Philips & Blythe, 2013). 결합적 의사소통의 한 가지 중요한 전제 조건은 유기체의 사회 인

8) forage는 먹이를 찾는다는 뜻으로 저자는 언어의 진화과정에서 이 단어를 사용하였다(역자 주).

9) 동물의 여러 종에서 목소리의 조합성이 있다는 반박도 있다(역자 주).

식 능력뿐만 아니라 청각적으로 지시된 의사소통인 것 같다. 청각은 의도적으로 다른 사람을 향한 소리들의 겉모습과 표현 그리고 이러한 소리가 의도를 나타낸다는 다른 사람들의 인식에 근거하고 있다.

시공간 스케치 패드와 진화

*시공간 스케치 패드*visuospatial sketchpad는 시각 및 공간 정보의 유지 보수 및 조작을 위한 임시 저장소이다. 그것은 공간적 방향과 시공간적 문제를 해결하는 데 중요한 역할을 한다. 뇌 손상 환자와 건강한 성인을 대상으로 한 연구에 따르면 시각 및 공간 과정이 별도의 기억 체계를 구성하는 것으로 나타났다. 그렇지만 시공간적 스케치 패드는 두 체계 간의 인터페이스를 형성한다고 가정하며(Shah & Miyake, 2005), 시각 정보가 통합되는 가장 일반적인 기본 감각은 청각적인 것처럼 보인다. 그러나 시공간 스케치 패드에 대한 경험적 연구의 수는 음운루프에 대한 연구보다 뒤처져 있다. 현존하는 납작벌레는 초보적인 감광성 '눈eyes'을 가지므로 배들리의 시공간 스케치 패드에서 시각적 측면이 음운론적 구성 요소 이전에 잘 진화한 것으로 추정할 수 있다. 박테리아와 같은 원핵생물을 기반으로 하면, 공간 성분이 시각적 성분과 함께 동시에 진화했는지는 논쟁의 여지가 있지만 그 공간 성분은 이후에 진화했을 수 있다.

일화완충기

배들리(2001)는 중앙집행기의 주의력을 강조하면서 중앙집행기에는 자신의 저장 용량을 가지고 있지 못하다는 사실을 인식하게 되었다. 그래서 그는 *일화완충기*episodic buffer를 중앙집행기의 임시 저장 구성 요소로 제안했다. 그는 일화완충기에 음운론적 루프와 시공간적 스케치 패드는 물론, 다중모드부호화multimodal code를 통한 장기기억의 흔적을 결합하고 통합할 수 있는 능력을 부여했다. 중앙집행기는 여러 정보 출처에 동시에 참여함으로써 문제를 해결할 수 있는 환경의 모델을 만들 수 있고, 심지어 계획이 실패하면 다른 것을 선택하거나 생성할 수 있도록 미래의 행동과 대안 전략을 계획할 수 있다. 일화완충기의 진화적 가치는 곧 논의될 것이다.

장기기억의 이분법 — 외현기억 대 암묵기억

사람들을 분류하는 사람들과 그렇지 않은 사람들이라는 두 종류의 사람들만이 있다고 한다(Benchley, 1920). 인지심리학자는 첫 번째 범주에 속하거나 그 범주에 의해 억압을 받는다. 따라서 앞에서 언급했듯이 장기기억은 외현(서술 또는 의미)기억과 암묵(절차)기억으로 나뉜다. *외현기억*explicit memory 범주는 명백하고 명료하게 언급되거나, 사실, 단어, 의미 및 사건과의 관련이 함축되어 있다.

외현기억의 일반적인 하위 범주는 *일화기억*episodic memory이다. 이것은 그 장면이 어디서 언제 일어났는지, 그 장면에서 어떤 것들이 있었는지 그리고 그것에 대한 어떤 감정적 느낌, 즉 감정가emotional valence에 대한 정보를 담고 있는 사건에 대한 시각적이고 일관성 있고 이야기 같은 회상에 대한 기억이다. 대부분의 인지과학자는 어치scrub jay[10]같은 조류들과 여우(예: Allen and Fortin, 2013)와 같은 동물에게 일화기억을 부여하므로 인간에게만 고유한 것은 아니다. 일화기억의 한 하위 범주인 *자서전적 기억*autobiographical memory은 새나 여우가 기억 속에 자아를 담고

---

10) 까마귀과에 딸린 새로, 먹이를 은닉하고 먹이 종류, 장소 그리고 시간도 기억한다(역자 주).

있을 가능성이 거의 없기 때문에, 기억에 자아가 포함되어 있는 인간에게만 제한된다(동물의 자아에 대한 철학적 논의를 위해 제10장 끝을 보라). 자서전적 기억의 추가적인 하위 유형은 *섬광기억*flashbulb memory이며, 이는 일반적으로 매우 강한 감정가와 관련이 있다. 그들은 종종 외상이 심한 사건으로 구성되지만, 행복한 사건으로 구성될 수도 있다. 각 세대(코호트)에는 종종 공통 섬광기억이 있을 것이다. 예를 들어, 미국 베이비 붐 세대(1946년~1964년 사이에 태어남)는 케네디 대통령이 암살당했다는 소식(1963년 11월 22일)을 들었을 때 서로 어디에 있었는지를 묻는다. X세대(1965년~1981년 사이에 태어남)의 경우, 2001년 9월 11일의 사건일 수 있다. 물론 이 섬광기억(이름 자체가 시기를 나타낸다)은 미국 사람들에게만 국한되지 않는다. 내가 2016년 인도 기술연구소 간디나가르Indian Institute of Technology Gandhinagar에서 대학원생들을 가르칠 때, 그들의 공통적인 섬광기억은 2002년 인도 서부 아흐메다바드시에서 발생한 집단 폭동이었는데, 이곳에서 많은 주민들이 죽거나 다쳤다고 한다.

암묵적 장기기억

*암묵기억*Implicit memory은 연습이나 반복을 통해 획득한 절차, 기술 또는 지식을 위한 기억이다. 일반적으로 절차기억이라고도 한다. 이러한 유형의 기억은 종종 자전거를 타는 법 배우기, 석기를 만드는 법 배우기(돌 떼기) 또는 피아노 연주 배우기와 같은 운동 동작이다. 서술기억과는 달리, 절차기억 또는 운동 기억은 사람이 능숙해지는데 수백 또는 수천 번의 시련 또는 수년이 걸릴 수 있다. '*원듀*won-due'라는 단어를 외우도록 요청한 경우 한두 번 반복해서 할 수 있다. 이것은 '*one*'을 칸나다Kannada[11]언어로 발음하는 경우의 철자이다. 한 달 안에 기억하길 원한다면 20번 정도 반복해야 한다. 단어를 한 달 안에 기억하게 하는 또 다른 가능성은 단

어와 상황의 감정가를 높이는 것일 수 있다. 나중에 맞히면 1,000달러를 주겠다고 하면 그렇게 할 수 있다.

그러나 절차기억은 매우 다르게 학습된다. 나는 조지아의 언덕에서 18세의 기타 연주자가 조 왈시Joe Walsh의 노래 「**록키 마운틴 웨이**Rocky Mountain Way」를 완벽하게 연주하는 것을 본 적이 있다. 그는 왈시의 기타 프렛이 손가락을 움직일 때 들리는 소리를 포함하여 음표를 위한 음표, 소리를 위한 소리를 연주했다. 작은 행사장에서 나는 그를 축하하기 위해 올라갔다. 그는 거의 감사하지 않았다. 그는 그 노래를 마스터하려고 트레일러(이동식 주택)에 앉아 있는 것을 제외하고는 거의 6개월 동안 아무것도 하지 않았다고 말하면서 거의 적대적이었다. 흥미롭게도 행동주의자들은 그의 반응에 *강화 후 일시정지post-reinforcement pause*라며 꼬리표를 붙인다. 보상을 마스터하는 데 필요한 많은 시도(이 경우 기타 기술을 마스터하기 위해)에 소비된 에너지는 주관적으로 보상(또는 기술)의 가치보다 더 많은 것으로 간주된다. 또한, 외현기억의 본질과는 대조적으로, 작업의 감정가를 높이더라도 수천 번의 반복 없이는 그 노래를 연주하는 법을 배울 수 없었다. 최종 생각은 다음과 같다. 서술기억과 절차기억의 구별은 두 가지 형태가 상대적으로 독립적인 신경 경로를 사용하며 신경 기반을 갖는다. 선택적 유형의 뇌 손상은 한 유형의 기억에 영향을 줄 수 있지만 다른 유형에는 영향을 미치지 않는다. 영구적인 장기기억이 되려면 서술기억에는 해마의 기능이 필요하다(제8장에 자세히 설명되어 있다). 영구적인 절차기억은 해마가 필요하지 않다.

---

11) 인도 남서부지방(역자 주).

외현적 장기기억 — 일화기억과 자서전적 기억의 재방문

사람의 과거에 대한 기억은 오랫동안 심리학자에 의해 검사되고 연구되었다. 윌리엄 제임스William James(1890)는 그의 고전 저서『심리학 원리Principles of Psychology』에서 1905년 교육 심리학자 에드워드 손다이크Edward Thorndike와 마찬가지로 이러한 **'회상recollections'**에 대해 자세히 논의했다. 엔델 툴빙Endel Tulving(2002)은 **일화기억**에 관한 작업이 1960년대에 시작되었으며 아는 것(사실이나 세부사항 또는 의미와 같은 것)과 기억하는 것(자신의 과거 기억과 같은 것) 사이의 구별을 확립했다. 전자는 의미기억semantic memory이라고 일컬어지게 되었지만, 서술기억이나 외현기억의 하위 범주로도 구별되는 경우가 많다. 일화기억은 서술기억이나 외현기억의 하위 범주이기도 하지만 그것을 뚜렷하게 다르게 만드는 특징을 가지고 있다. 예를 들어, 과거의 경험에 대한 기억은 대개 시각적이며 충분히 의미 있거나 감정적으로 자극된다면(외상적 이거나 즐거운 어린 시절의 경험을 회상하는 것과 같이) 아주 오랫동안 지속될 수 있다. 이러한 기억들은 대개 짧은 경험으로 기억되고(1분 미만에 상당함) 주관적으로 다시 경험하게 되는데, 대개는 정서적 또는 감정적 애착을 가지고 있다. 긍정적이거나 부정적이거나 중립적일 수 있으나 중립적인 반응은 그 경험이 잊혀지기에 더 취약하다는 것을 의미한다.

인지과학자 로저 셰퍼드Roger Shepard(1997)는 회상의 중요한 진화적 장점 중 하나는 **'생각 실험thought experiments'**이라고 지적했다. 그는 일부 문제를 해결하기 위한 모든 실제 실험에는 상응하는 생각 실험이 선행되어야 한다고 언급했다. 그러나 그는 새로운 해결을 위해 자신의 마음속에 재결합된 **'무수한'** 이전의 실제 경험을 이용하도록 계획했다. 이 내재화된 지식의 장점은 **"시도와 그로 인해 생겨날 수 있는 치명적인 오류를 피할 수 있다는 것이다"**(p. 24). 비록 셰퍼드가 일화기억을 구체적으로 언급하지는 않았지만, 그가 그것의 주요한 진화적 이점 중 하나를 높이 평가했다는 것은 분명하다. 툴빙[Tulving](1972)은 인간에게 **자기인지**[autonoesis]라는 용어를 제안했으며, 시간의 주관적 특성을 인식하는 특별한 종류의 의식을 형성하는 능력을 말한다. 인간이 정신적으로 앞뒤로 여행할 수 있게 하는 것은 바로 이러한 의식의 형태이다. 즉, 사건을 기억하고 조작하고 대안적인 미래 사건을 시뮬레이션한다. 정신적 시간 여행은 일화적인 과정을 통해 사람이 시간의 주관성을 인식하도록 도와준다. 툴빙(2002)은 아래와 같이 언급한다.

> 이 인식을 통해 자기인지 생물은 이러한 능력이 없는 생물들은 할 수 없는 방식으로 자신과 자손의 미래에 대해 생각하고, 걱정하고, 계획을 세울 수 있다. *호모 사피엔스*는 시간이 지남에 따라 계속 존재한다는 인식을 최대한 활용하여 자연계를 다른 종의 구성원은 물론 우리의 먼 조상들이 상상할 수 없는 문화와 문명으로 탈바꿈시켰다(p. 20).

흥미롭게도 배들리(2001)는 자신이 제안한 작업기억의 일화완충기를 툴빙의 일화기억 개념과 밀접하게 연관되어 있다고 보고 있다. 한편 일화완충기를 주로 임시적이고 통합적인 저장 완충기로 간주한다. 그리고 툴빙의 일화기억을 주로 장기 저장과 관련된 시스템으로 본다. 툴빙은 또한 많은 동물들이 에피소드의 **'무엇, 어디서, 언제'**를 기억할 수 있다는 것을 인정하면서, 최근의 일화기억의 진화에 중점을 두었다. 내 생각에는, 툴빙이 **'자신'**이라는 개념을 어치[scrub jay]가 하는 것에 대해 크게 의심하면서, 일화기억에서 적절히 강조하기 때문에 인간 일화기억과 동물 일화기억(예: Allen & Fortin, 2013)의 구별은 유효한 것이다. 툴빙이 지적했듯이, 어떤 동물들은 거울 속에서 자신을 인식하는 동물들에 의해 증명되었듯이, 그들 자신의 **'존재'**에 대한 일시적인 개념을 가지고 있지만, 그 존재는 덧없는 현재에 국한되어 있고 안정된 자아감각으로 이월될 것 같지 않다. 또한, 동물들은 미세한 것을 통해 앞뒤로 이동하는 능력을 주관적으로 인식할 수 없을 가능성이 크다.

일화기억의 진화적 중요성에 관한 연구

인간의 기억이 완벽함과 거리가 멀다는 것은 명백하다. 인지 심리학자인 다니엘 쉑터Daniel Schacter(2012)와 동료들(예: Schacter & Addis, 2007; Schacter, Guerin, & St. Jacques, 2011)은 기억의 불완전성으로 잊어버리기, 부정확한 기억, 편견, 잘못된 기억, 작화증(사실과 허구를 흠잡을 데 없이 혼용하는 등) 같은 경우에 결함 또는 결함이 있는 체계의 증거가 아니라 **"관련된 새로운 정보를 유연하게 통합하는 역동적 기억 체계"**의 증거로 보았다(Schacter, 2012, p. 2). 일화기억의 원래 기능은 일화 자체의 회상을 위한 것이 *아니며*, 일화가 발생한 그대로 *정확하게* 회상하기 위한 것도 *아니라고* 주장한다. 관련 일화를 회상, 재구성 및 재조립한 다음 그러한 다양한 시나리오에서 대안적인 미래 시나리오와 결과를 시뮬레이션하는 데 사용할 수 있기 때문에, 일화기억은 진화적으로 적응할 수 있다는 가설을 세운다. 셰퍼드Shepard(1997)는 앞서 언급했듯이, 시뮬레이션 즉, 생각 실험은 실제 시행보다, 때때로 치명적인 오류보다 훨씬 안전하였다.

배들리(2012)는 또한 특히 일화기억과 관련하여 더 큰 작업기억용량이 미래의 행동으로 성공할 가능성이 있는 정신적 모델의 공식화를 허용할 것이라고 제안했다. 흥미롭게도 배들리(2012)는 심지어 아이스하키를 하는 코끼리를 상상할 수 있는 능력(실제로 이것을 읽은 후에는 상상하기 어렵다)은 코끼리가 골키퍼나 바디체킹으로 수비하는 선수를 하는 것이 더 나을 것이라고 제안했다! 작업기억용량이 클수록 여러 과거 경험을 반영하고 비교할 수 있다고 가정하는 것이 합리적이다. 이를 통해 개인은 배들리가 지적한 것처럼 가장 높은 성공 가능성을 선택하는 대신 미래의 행동을 적극적으로 선택하거나 다른 행동을 창조할 수 있다. 과거의 성공과 실패를 바탕으로 대안을 선택하는 것은 이전 경험의 이점이 없는 사람과 비교할 때 여전히 더 나을 것이지만(유연한 예측 과정의 예), 여러 시뮬레이션 시나리오를 적극적으로 비교하고 결합할 수 있는 개인들은 새로운 행동으로 의심할 여지 없이 강한 이점을 가질 것이다. 새로운 문제를 해결하는 후자의 능력은 유동지능의 본질이며, 따라서 작업기억용량과 유동지능 사이의 강한 연관성을 보여주는 연구는 놀라운 것이 아니다.

오스트랄로피테신, 하빌린 그리고 호모 에렉투스로 돌아가기

현대의 동물들에게 기본적인 일화기억이 있다면, 약 300만 년 전의 루시와 다른 오스트랄로피테신 그리고 약 250만 년 전의 하빌린(*호모 하빌리스*Homo habilis 등)도 일화기억을 가지고 있었을 것이다. 그러나 오스트랄로피테신과 하빌린은 약간의 직립보행을 하면서도 여전히 나무에서 보행하며 유인원과 같은 수목 생활을 유지했다. 따라서 나는 일화기억이 무의식적으로 적용되었고 매우 일시적이며, 자아감이 거의 없거나 전혀 없는 것으로 생각한다. 다시 말해, 그들의 일화기억은 아마도 현대 인간의 자서전적 기억에서 보이는 강한 자아감과 유사하지 않았을 것이다. 그들은 아마도 편히 앉아 있지도 못하였고, 특히 자신의 만족스러운 일화기억을 의식적으로 회상하지도 못하였다. 더욱이 자기인지적autonoetic 인식을 하고 있지 않은 것 같다. 나는 그들이 이 일화들을 회상할 때 시간이 주관적이고 상대적이며 시간을 앞뒤로 이동할 수 있고, 미래의 시나리오를 상상할 수 있다는 것을 이해한다는 것을 생각할 수 없다. 나는 그들이 셰퍼드의 사고 실험을 할 수 없었다고 생각한다. 나는 그들이 몇 가지 과제를 완수하는 다양한 방법으로 생생한 실험을 실행할 수는 있겠지만, 실제 경험에 앞서 이 실험을 마음속에서 실행할 수 있다고는 보지 않는다.

제1장에서 언급한 바와 같이, *호모 에렉투스*는 약 2백만 년 전에 나타났으며, 그 모습은 호미닌 진화의 주요 등급 변화를 나타낸다. *호모 에렉투스*는 나무를 떠나 완전히 지상 생활 방식을 채택했다. 그들은 완전히 직립보행을 했으며 더 이상 그들의 행동이나 크기 면에서 유인원과 비슷하지 않았다. 그들은 아직 완전히 인간이 아니었지만, 그들의 두뇌는 현대인 뇌 크기에 거의 근접했다. 그들은 현대인과 비슷한 키이거나 더 크기도 했지만 활동적인 생활 방식으로 인해 더 홀쭉할 수 있다. 그들의 석기는 이전과 매우 달랐으며, 연장으로 날카로운 격지와 두드리는 돌뿐만 아니라 백만 년 이상 지속될 대칭, 양날의 주먹도끼도 있었다. 나의 동료인 고고학자 토마스 윈Thomas Wynn과 나는 *호모 에렉투스*의 특징인 인지적 도약에 대해 광범위하게 글을 썼지만(Coolidge & Wynn, 2005, 2018; Wynn & Coolidge, 2007a, b, 2010) 여기서는 자세히 언급하지 않겠다.

대부분의 인류학자와 일부 언어학자들은 *호모 에렉투스*가 어떤 형태의 언어를 가지고 있었음을 인정한다. 현대 버빗원숭이vervet monkey[12]가 다른 포식자에 대해 다른 소리를 내고(Price et al., 2010), 다른 반응을 일으키며, *이러한 소리를 새끼들에게 가르치는 경우, 호모 에렉투스*는 현존하는 유인원과 원숭이보다 어휘가 더 많을 수 있다. 특히 더 큰 두뇌와 의심할 여지 없는 훨씬 큰 집단을 가지고 있다. 따라서 나는 **호모 에렉투스**가 현재 과제와 관련되어 이전의 일시적인 기억들을 의식적으로 기억할 수 있었다는 가설을 세울 것이다. 그들의 영토 범위가 오스트랄로피테신보다 10배 이상으로 확대됨에 따라, 탐사에 따른 장면의 회상이 매우 유용하고 적응적이라고 생각할 수 있다. 또한, 그들이 추측도 하겠지만, 이 일화를 집단 구성원들과 함께 회상하고 설명할 수 있었다고 본다. 그러나 나

12) 아프리카에 서식하는 구세계원숭이(역자 주).

는 그들이 회상할 때 아무런 자아감이 없이는 이 일화들을 회상하리라 생각조차 할 수 없다. 나는 *호모 에렉투스*가 자신의 일화기억에서 자서전적 표상[representation]을 한 최초의 호미니드가 된 것 같다고 생각한다. 시간은 상대적이며 기억과 함께 여행의 길이 될지도 모른다는 자기인지적 감각을 가졌을까? 아마 아닐 것이다. 그들이 실제로 일을 하기 전에 미래의 시나리오와 대안적인 방법들을 의식적으로 조립하고 구성했을 수 있었을까? 그럴 수도 있고 아닐 수도 있다. 그러나 나는 그들이 의식적으로 행동하거나 새로운 문제를 해결하기로 했을 때, 혹은 길을 떠날 때 어떤 안정된 자아감을 가지고 일화기억 위에 그림을 그리고 있었을 것으로 생각한다. 이 회상 및 재구성에는 광범위한 뇌 네트워크가 필요했고 뇌의 다양한 영역이 관련되어 있으며, 제3장에서 자세히 설명한다.

요약

1. 현대의 인간 기억 체계는 비연합학습(습관화 및 민감화)과 연합학습(고전 및 조작적 조건화) 원리를 기반으로 한다.
2. 점점 더 복잡한 분자의 형성을 안내하는 비연합학습이 먼저 진화했다. 습관화 및 민감화의 기본 원리는 기본 화학 및 아원자 입자 친화도 및 비친화도에 기초한다.
3. 전생[pre-life] 및 전핵 세계[pre-nucleotidic world]에서 이기적 신진대사와 번식이 가장 중요했다. 자연선택을 통해, 원핵생물에서 RNA의 기초를 형성하기 위해 단지 4개의 뉴클레오티드 만이 생존하였고, 나중에 이중 가닥 DNA 진핵생물을 형성하도록 변형되었다.
4. 캄브리아기 폭발은 약 5억 4천5백만 년 전에 시작된 동물의 왕국을 크게

확장시켰다. 그것은 사실상 무제한 연합학습의 개발에서 비롯되었다. 연합학습은 비연합학습 원리의 확장, 즉 자극과 반응 사이의 연합 확립을 기반으로 개발되었다.

5. 배들리의 다중요소 작업기억 모델은 인지의 진화에 대한 이해를 돕는다.

제3장

뇌에 대한 소개

생명, 뇌 그리고 의식

생명의 정의는 무엇인가? 제2장에서 분자를 응고시키는 것은 이기적 신진대사와 진화를 위한 복제 수단을 필요로 한다고 지적했다. 생명이 없으면 계속 존재하고 진화할 수 없다는 점에서 이 두 특성은 모두 본질적이고 절대적인 것으로 간주될 수 있다. 이와 관련하여, 생명의 일반적인 정의를 위한 시작 단계의 토대가 설립되었다. 헝가리의 이론적 생물학자이자 화학자인 티보르 간티Tibor Gánti(1975)는 *케모톤chemoton*이라고 부르는 생명의 최소 요구 사항에 대한 추상적 모델을 제안했다. 그는 생물계는 **'특별한 조직방식'**(p. 15)에서 유기 분자 화합물의 단순한 혼합과는 다르다고 지적했다. 그는 케모톤이란 생물계가 세포의 형성(즉, 원핵생물)으로 시작한다고 가정했다. 세포는 화학적 자가조직 **'슈퍼체계**supersystems'[13])로 세 가지 하위 체계인 세포질, 유전자 물질 및 세포막으로 구성되었다고 말했다. 세포와 하위 체계에 대한 최소 생물계의 요구 사항은 (1) 안정되게 내재적인 통일성

13) 매우 통합적인 생명 체계(역자 주).

(세포막에 의해 도움을 받음), (2) 자기 신진대사(필요에 따라 근원 화합물의 합성이 가능), (3) 정보, 기억 및 지도 체계(정보를 획득하고, 유전자 부호에 저장하고 이를 부과하는 능력에 의해 도움을 받음), (4) 성장, 복제 및 죽음, (5) 유전 체계(유전자 물질)가 진화하며 돌연변이 및 후속 표현형 다각화가 가능하다.

제2장에서 언급한 바와 같이, 뇌의 원형은 진핵생물의 핵으로 시작되었으며, 뇌는 세포 환경에 대한 감각을 해석하고 이러한 감각에 따라 적절한 움직임을 수행하는 주요 기관이 되었다. 그러나 약 6억 년 전에 모든 동물의 기초를 형성한 빗해파리나 해면동물과 같은 초기 진핵생물에 어느 누구도 *의식*consciousness이 있다고 생각하지는 않을 것이다. 의식의 허용 가능한 정의는 무엇인가?

간티Gánti가 유기분자에서 생명체로의 전이에 대한 요구 사항을 가정한 것처럼 브론프만, 긴즈버그 그리고 자블론카Bronfman, Ginsburg and Jablonka(2016)는 생명에서 의식으로의 전이표지transition marker를 제안했다. 최소한의 의식은 *기본 의식* 또는 *일차 의식*이라고도 하는데 그들의 정의는 **'간단한 주관적 경험 … 편안함이나 두려움의 느낌 또는 … 색상'**(p. 9)이었다. 캄브리아기 생명의 폭발 동안 유기체가 고전적 및 조작적 조건으로 연합하여 배우는 능력이었다(Ginsburg & Jablonka, 2010, 2015). 그들의 습관화와 민감화인 비연합학습은 유기체의 삶에서 자극과 반응 사이에 적은 수의 실제적 연합이 본질적으로 제한되어 있다는 점에 주목하였다(앞서 언급했듯이, 자극과 반응 사이에 신뢰할 수 있는 반응이 확립될 때 왜 *비연합성*non associative이라는 용어를 쓸까?). 그에 반해 연합학습은 본질적으로 *무제한*이라고 제안하며 *무제한 연합학습*unlimited associative learning이라는 용어를 만들었다. 감각 양식 내에서 그리고 그 사이에서 회상되는 것은 유기체의 수명뿐만 아니라 주어진 집단의 개체 수를 훨씬 능가한다. 또한, 유기체의 생물학적 특성으로 인해 연합학습이 어느 정도 제한되어 있지만, **"학습 가능한 연합이 많고 학습기반 가소성은 완전히 소진되지 않는다"**(Ginsburg & Jablonka, 2015; p. 59). 무한한 연합학습은 브론프만, 긴즈버그 그리고 자블론카의 의식적 두뇌로 전환하는 표지였으며 흥미롭게도 의식은 생물을 형성하는 데 도움이 되는 기본 학습 적응의 굴절적 응으로 간주될 수 있다.

뇌가 생명 기능을 통제한다는 인식

호미닌은 뇌가 생명의 기능을 통제한다는 사실을 언제 처음으로 깨달았을까? 1920년대 인류학자 레이몬드 다트Raymond Dart(1949; C. K. Brain, 1972)는 개코원숭이baboon[14] 두개골뿐만 아니라 일부 오스트랄로피테신의 두개골이 의심할 여지없이 다른 오스트랄로피테신의 뼈 무기에 의해 뭉개졌음을 알게 되었다. 이 발견과 주장은 아마도 3백만 년 전의 오스트랄로피테신이 뇌가 생명의 기능을 통제한다는 것을 인식했음을 나타내는 지표로 작용할 수 있다. 대단히 아이러니하게도, 뇌-행동 관계에 대한 조사에 대한 가장 초기의 서면 증거는 약 3,700년 전 또는 그 이전의 이집트 상형 문자에서 나온 것이다. 이집트 의사들은 미신이었지만 신의 호의와 악의의 영향 그리고 악령의 영향이 질병을 낳았다고 믿었고, 에드윈 스미스Edwin Smith 외과 파피루스와 같은 일부 문헌에는 뇌에 대한 세부사항과 뇌 손상의 결과로 나타나는 행동 변화가 포함되어 있다(Breasted, 1991). 거기에 *뇌*brain에 대한 단어가 처음으로 글로 사용되었고, 피질의 이랑이 금속 슬래그slag[15]의 주름에 비유되었고, 수막(뇌를 덮는 막)이 기술되었으며, 뇌 손상의 행동 결과가 다친 머리 부분과 사지에 미치는 영향을 참고하여 제시하였다. 큰 머리 부상을 입은 환자의 사례연구도 기술되었는데, 주치의의 말을 이해하는 것처럼 보이

---

14) 아프리카와 서아시아에 서식하는 구세계원숭이(역자 주).
15) 광석으로부터 빼내고 남은 찌꺼기(역자 주).

며 질문에 울면서 눈물을 닦았지만, 말을 못 하고 소리를 내지 못하였다. 후자는 브로카 실어증의 사례인 것으로 보이며(이 장의 뒷부분에서 자세히 설명함) 이해력은 유지되지만, 언어 생성은 손상된 것이다.

심장과 영혼과 뇌실

적어도 4,000년 전에 이집트인들은 사후 세계로 가기 위해, 시신을 준비하는 정교한 방법을 사용했다. 그 당시의 믿음으로는 심장은 영혼뿐만 아니라 지성의 거주지라는 것이었다. 따라서 사망과 동시에 폐, 간, 위 및 내장만이 특별한 처치를 받고 4개의 별도의 캐노픽 단지canopic jar에 배치되는 반면, 뇌는 일반적으로 중요하지 않은 것으로 간주되어 두개골에서 인정사정없이 꺼내어 버려졌다. 심장은 사후 세계에서 매우 중요하게 여겨졌기 때문에 몸에서 제거되지 않았다. 핑거Finger(1994)는 또한 지성이 가슴에 있는지 또는 두뇌에 있는지에 대해 16세기 동안 논쟁이 지속되었다는 점을 주목하였다. 이것은 세익스피어의『베니스 상인』에 있는 포르티아가 **"말해 다오. 환상적 사랑이 자라는 곳을. 가슴속인가? 아니면 머릿속인가?"**라고 물어본 것과 같다. 핑거가 언급한 바와 같이 **"사람들은 '가슴이 아프다**broken heart**', '가슴속 깊이**heartfelt**' 감사를 드린다, 또는 '가슴속**heart**'으로 기억한다"**(p. 15)라고 말한 것처럼, 이런 심장에 치우친 생각이 적어도 일부는 여전히 지속된다는 점에 주목하는 것도 흥미롭다.

로마의 의사 갈렌Galen(130~200CE)은 비록 대부분 동물이었지만 수백 번의 부검을 실행했다. 심장과 마음의 연결에 대한 그의 견해는 플라톤과 아리스토텔레스의 합성이었다. 플라톤은 심장, 뇌와 내장이 상호작용하여 지성을 형성한다고 생각하였고, 아리스토텔레스는 견고하게 심장 중심이어서 심장이 지성적 추론, 지각과 감각 그리고 어떤 관계 처리의 장소라고 보았다. 갈렌의 견해는 상상력,

사고력, 기억력이 모두 뇌에 존재한다는 것이었다. 그러나 그는 뇌실액(뇌척수액을 포함하는 뇌의 공간)이 **'동물 정신'**을 가졌다는 그리스의 초기 개념을 강화시켰으며 뇌 손상은 뇌실에 직접적인 영향을 미치지 않는 한 증상이 발생하지 않을 것이라고 강조했다.

르네상스

르네상스(1300년대 중반~1500년대 후반까지 이탈리아에서 시작된)는 레오나르도 다빈치와 미켈란젤로와 같은 유명한 예술가들과 박식가들을 만들어냈다. 둘 다 수백 구의 동물과 인체를 해부한 것으로 알려져 있으며, 르네상스 시대에는 뇌실과 동반된 동물의 정신이 인간의 지성에 중요한 역할을 한다는 기존의 관념에 도전하는 추측이 일어나기 시작했다. 흥미롭게도 미국 산부인과 전문의 프랭크 메슈베르거Frank Meshberger(1990)는 시스티나 성당의 천장에 그려진 미켈란젤로의 「아담 창조Creation of Adam」가 인간의 뇌를 해부학적으로 정확하게 묘사한 그림이었다고 주목한 최초의 인물 중 한 명이었다. 비록 로샤 카드Rorschach card[16]의 일부처럼 보고 싶은 것만 볼 수도 있지만, 흥미로운 우연의 일치가 많이 있다. [그림 3.1]을 보라.

먼저, 신은 전두엽에 묘사되어 있으며 제4장에서 논의될 것처럼, 신경학자 패트리샤 골드만 라크치와 동료 렁Patricia Goldman-Rakic and her colleague Leung(2002)은 뇌의 받아들일 만한 **'중심**center**'** 또는 은유적으로 호문쿨루스homunculus[17]라고 불렀다. 신경심리학자인 무리엘 레작Muriel Lezak(1982)은 전두엽을 **'사회적으로 유용하**

16) 심리검사에 사용되는 잉크 반점 카드(역자 주).

17) 라틴어로 작은 사람이란 뜻이다(역자 주).

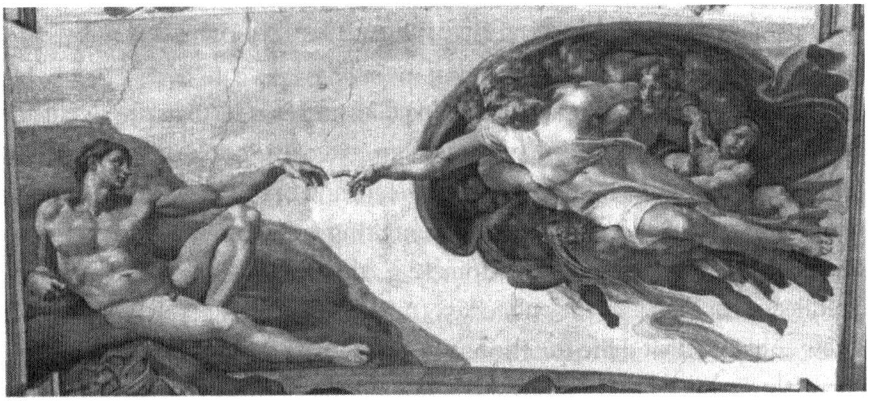

[그림 3.1] 미켈란젤로, 아담의 창조

(p. 185 컬러판 참조)

자료 출처: Wikimedia Commons

고 개인적으로 향상된 창조적인 능력의 *중심*heart'(이탤릭체는 저자가 표시했음. p. 281)이라고 했으며, 신경과학자 엘크호논 골드버그Elkhonon Goldberg(2001, 2009)는 '개인의 본질, 인격 핵심'이라고 했다(2001; p. 1). 추가적으로 메슈베르거는 아담이 그림에서 이미 살아있다며 아담이 하나님에 의해 생명을 받지 않았다는 흥미로운 의견을 제시했다. 그러나 아담은 그의 지성을 부여받고 있는 중이며, 하나님은 오른쪽 팔을 전두피질(나중에 더 자세히 논의할 영역이다)을 통해 확장함으로써 그렇게 했다고 썼다. 둘째로, 또 다른 흥미로운 우연의 일치로 그리고 그 시대의 뇌에 대한 의학 지식을 넘어서는 점은 하나님의 왼팔이 이브의 어깨 위에 있다는 것이다. 우연의 일치는 이브의 머리가 두정엽(제5장에서 보다 자세하게 논의된다)에 집중되어 있는데 여기는 인간의 자아감이 있는 곳으로 유명하다(예: Coolidge, 2014; Lou et al., 2004).

1664년 영국의 의사이자 옥스퍼드대학교의 토마스 윌리스Thomas Willis교수는 뇌와 신경계에 대한 생각이 다음 2세기 동안 크게 영향을 미쳤던 『대뇌 해부학Cerebri

Anatome』(*cerebral anatomy*의 라틴어 표기)이라는 책을 출판했다. 윌리스는 인간 뇌의 복잡한 대뇌 표면의 주름이 동물의 지능과 비교하여 인간의 뛰어난 지능에 책임이 있으며, 소뇌는 포유류에서도 불수의적 행동을 통제한다고 확고히 주장했다. 그러나 윌리스는 자신의 시대에 대한 정치적, 종교적 통념을 감안할 때 오랫동안 영혼에 대한 탐색을 유지했으며, 이 탐색은 그의 해부학적 연구를 널리 퍼뜨렸고 이끌어냈다. 그럼에도 불구하고 그의 신중한 뇌와 신경계의 묘사는 기능적 특성을 찾는 다른 사람들에게 영향을 미쳤다. 더 자세한 내용은 이집트, 그리스, 로마, 인도, 중국 등의 신경 과학 문화를 추적하는 핑거Finger(1994)의 종합 뇌 이론의 역사를 참조하라.

보다 현대적인 두뇌 기능 이론

1810년 독일의 신경 해부학자인 프란츠 갈Franz Gall과 의사이자 보조인 요한 스프르츠하임Johann Spurzheim은 인간의 신경계와 뇌의 해부학과 생리학에 관한 광범위한 책을 출판했다. 그들은 뇌의 상층 피질에서 사고, 감정, 태도, 예측 등의 기능을 그리고 중간 및 하층의 하위 피질에서 호흡과 심박 수와 같은 통제된 생명 기능을 구별하였다. 그들은 또한 두 부분 사이에 상호작용이 있었지만, 어느 정도의 독립성이 있다고 올바르게 추측했다. 갈과 스프르츠하임은 뇌 국소화 전문가로 간주되는데, 뇌의 특정 영역이 특정 기능을 수행한다는 것이다. 그러나 갈은 두개골 표면의 돌출과 오목한 부분이 지능, 희망, 재치, 인과성, 시간 감각, 도덕성, 개성, 파괴 등을 과도하게 개발하였거나 저개발 되었던 기능을 반영한다고 잘못 추론했다. 스프르츠하임은 갈의 이론을 *골상학*phrenology이라고 불렀으며, 두 사람은 공개 강의와 시연을 통해 유럽과 미국 전역에 알렸다. 두 사람은 헤어졌지만, 스프르츠하임은 혼자서 계속적으로 그들의 **'과학'**을 적극적으로 홍보했다. 많은 과학자들이 두개골 돌출부의 판독을 정확히 해석해내는 것에 겁을 먹었지만, 의도하지 않은 한 가지 결과는 과학자들이 뇌의 *어느* 부분에 특정 기능을 부여하는 것을 꺼렸고, 이것은 거의 1세기 동안 지속되었다. 제1장에서 주목하였듯이 지금은, 특정 뉴런 집단은 전용 기능(예를 들어, 양과 수를 구별하는 두정엽의 일부에서 지형적으로 조직된 뉴런)을 가질 수 있지만, 어떤 특정 기능은 항상 뇌의 하나 이상의 영역을 포함하여, 뇌의 어떤 한 영역은 일반적으로 하나 이상의 기능에 관여한다.

현대 신경과학과 임상 신경심리학의 출현

러시아의 신경심리학자인 알렉산더 루리아Alexander Luria(1902~1977)는 다른 의학적 및 심리적 노력과는 별개로 과학적 학문으로서 임상 신경심리학clinical neuropsychology을 창립한 것으로 알려져 있다. *신경심리학*neuropsychology은 뇌-행동 관계에 대한 연구이다. 형용사로써 *임상*clinical은 뇌에 손상을 입은 환자와 동물 모델을 일차적으로 사용하여 뇌의 다양한 영역과 기능에 대해 조사한 경우다. 22세의 나이에 의학 학위를 받은 루리아Luria는 러시아 심리학자와 협력하기 시작했다. 28세인 레프 비고츠키Lev Vygotsky, 또 다른 러시아 심리학자인 21세 알렉세이 레온티예프Aleksei Leontiev와 함께 뇌 손상 환자를 대상으로 행동 기능상태가 보존되었는지 또는 상실했는지를 평가하는 실험을 수행하며, 강력한 지적 트로이카를 구성했다. 이 환자들 중 다수는 제1차 세계대전 러시아 군인이었다. 후에 루리아는 제2차 세계대전으로 피해를 입은 병사들을 평가하고 재활 방법을 조사하기 시작했다. 일생을 저술과 연구로 많은 활동을 하였다. 그의 절묘한 솜씨는 1962년에 처음 출판된 『인간의 상위 피질 기능Higher Cortical Functions in Man』(1966년에 영어로 출판)이었다. 그는 평생, 많은 공헌을 하였다. 어린이 신경심리학에 대한 관심으로 기반을 만드는 데 도움을 주었으며 뇌 손상에 있어서 어린이는 성인에 비해 영향과 결과가 다르다는 것을 주목했다. 행동(현대 행동 유전학)에 대한 유전학과 문화의 기여를 평가하기 위해 일란성과 이란성 쌍둥이를 연구했다. 여러 종류의 실어증(말 및 언어 장애)을 연구하고 묘사했다. 뇌 기능장애를 평가한 환자들에 대해 다양한 신경 정신학적 검사를 수행했다. 그러나 그가 뇌 손상 환자에 대해 단일의 포괄적인 검사 배터리를 얻기 어렵기 때문에 개별적인 행동 차이를 강조한 점을 주목하는 것은 중요하다. 또한, 전두엽 손상 환자에 관심을 보였으며 전두엽과 전두피질은 모든 인간행동의 가장 복잡한 활동, 즉 현재 행동에 관여하지만, 미래의 행동을 시뮬레이션하며 상상하고 통합하는 능력에 책임이 있다고 언급했다. 전두엽을 다른 모든 대뇌 영역보다 *'상위구조superstructure'*로 보았고 모든 행동의 일반적인 규제에 대해 중요한 책임을 지고 있다고 보았다. 마침내 루리아(1966)는 **"매우 높은 정신 기능은 … 대뇌 피질의 많은 부분의 결합된 작용에 대한 많은(신경학적) 연결들과 그 성능에 의존하며, 각 연결은 기능 전체에서 고유의 특별한 역할을 한다"**(p. 79)며 통찰력 있게 주목하였다. 나중에 앤더슨Anderson(2010, 2014)은 단일 뇌 영역이 다수의 기능에 관여할 수 있으며 모든 복잡한 인간행동이 여러 뇌 영역과 네트워크에서 기여한다는 점을 정확하게 지적했다.

뇌의 개체발생론

인간 뇌의 기초는 난자가 수정된 지 약 3주 안에 볼 수 있다. 뇌의 발달에는 세포 증식, 세포 분화, 세포 이동 및 유전자 유도 세포 사멸apoptosis이라는 4가지 이상의 '빌딩building'원칙이 있다. 수정란zygote(두 세포 단계에서의 수정란)이 반복적으로 나뉘어 복제됨에 따라 중심이 두꺼워지면 배아 원반embryonic disk이 형성되고, 3주 차에 배아 원반의 길이를 따라 신경 고랑groove이 생겨 척수와 뇌의 장소를 제공한다. *패터닝 센터*patterning centers라고 부르는 세포 증식 구역에서 유전자는 특정 형태와 특정 기능(세포 분화)의 발달을 알리고, 세포는 특정 부위로 이동하고 환경 신호와 협력하여 시냅스를 형성하도록 지시한다. 3주 후에 신경 고랑이 닫히기 시작하고, 한쪽 끝이 신경 튜브에 구멍을 형성하여 나중에 뇌의 뇌실(공간)을 형성하게 된다. 결국, 뇌실은 뇌를 완충시키고 부력을 제공하며 뇌세포에 대한 항상성 기능을 제공하며, 대사 노폐물을 제거하는 뇌척수액의 꾸준한 생산에 의해 씻겨질 것이다. 7주째가 되면 뇌세포는 증식, 분화, 이주하여 대뇌, 간뇌, 중뇌, 피질하 구조(피질 아래) 그리고 상하 척수로 명확하게 인식된다. 뇌의 영역은 또한, 유전적으로 다른 영역과 연결되게 되어 있으며, 일부 영역은 다른 영역보다 더 신경학적으로 밀접하게 서로 연결되어 있다. 예를 들어, 뇌의 앞부분 전두엽은 뇌의 위쪽 중간 부분 두정엽과 뇌의 아래쪽 뒷부분 측두엽에 밀접하게 연결되어 있다. 그리고 뇌량은 좌반구와 우반구 사이에 정보를 전송하기 위해 형성된다.

세포 증식은 20주까지 거의 완료되었지만, 세포 이동은 약 29주까지 계속된다. 세포 분화 및 성숙(축삭, 수상돌기 및 아교 세포의 성장)은 출생 후에도 계속된다. 대부분의 뇌세포 사멸이 노년기에 발생한다고 생각하는 경향이 있지만, 실제로 75세가 되면 정상적인 뇌의 무게는 18세의 약 55%이다(물론 개별 변화 포함). 뇌 신경세포와 시냅스는 약 1세 이후에 매우 급격한 감소를 시작하여 약 10세까지 계속된다! 이 세포 사멸 과정은 *시냅스 가지치기*synaptic pruning를 통해 뉴런의 약 50%와 확립된 시냅스의 약 3분의 2를 제거한다. 따라서 뇌는 건물보다 조각처럼 만들어지지만, 처음에는 뇌가 뉴런층에 층으로 쌓여있는 것으로 보이며, 불필요한 조각은 비교적 짧은 기간 동안 점진적으로 제거된다. 왜 특정 뇌세포와 시냅스가 제거를 위해 프로그래밍 되는지는 아직 확실하지 않다. 그러나 살아남은 뉴런과 시냅스가 사용된 반면에, 필요하지 않은 것은 제거되고 **'사용하거나 잃는'** 경우 일 수 있다. 따라서 진화과정은 최대의 행동 유연성을 위해 과다한 뉴런과 시냅스를 제공하지만, 불필요한 것들을 신속하게 제거하여 의심할 여지 없이 대사 요구를 최소화한다.

대뇌반구

인간의 뇌에서 가장 명확한 시각적 지형지물은 두 개의 대뇌반구인데, 이것을 함께 *피질*cortex이라고 하며, 엄밀히 말하면 뇌의 상위 6개 층만 피질로 간주된다. 피질은 오렌지 껍질의 두께(2~4mm, 또는 약 1/8 in)이다. 왼쪽 반구는 인간과 다른 유인원 종(침팬지, 보노보, 고릴라, 오랑우탄)에서 오른쪽보다 약간 크다. 인간의 경우 각 반구의 잠재력이 다르다. 왼쪽 반구는 유전적으로 언어를 처리하도록 지정되어있고 오른쪽 반구는 언어 및 일부 특정 비언어적 및 시각공간기능에 대해 보완적 기능을 수행한다. 두 반구는 거의 모든 인지 및 정서 기능에서 *고도로 상호작용*highly interactive한다. 두 반구는 또한 사춘기 이전에 더 큰 신경가소성(뉴런이 원래 기능 이외의 다른 작업을 처리할 수 있도록 수정)을 갖는 것으로 보인다. 그러나 사춘기 이후의 인간에서 왼쪽 반구 절제술left hemispherectomy을 실행하는 경우 해당 언어능력이 제한되어있어, 그 사람은 본질적으로 말을 할 수 없게 된다. 여기서 *절제술*-ectomy은 '**제거**removal'를 의미한다. 사춘기 전에 우반구는 모든 언어적 기능을 하는 것은 아니지만 많이 학습할 수 있다. 그러나 사춘기 이후에는 이런 가소성이 없어진다.

두 반구는 세로 방향 균열(뇌의 앞쪽 부분에서 뇌의 뒤쪽 부분까지 이어지는 융기부 사이의 깊은 틈)로 분리되어 있다. 두 반구는 뇌의 가장 큰 접합부인 *뇌량*corpus callosum(의사소통하는/연결하는 뇌 조직)을 통해 빠르게 전달한다. 뇌량은 피질의 등쪽(상단을 향함) 표면 아래에 있다. 이 장의 후반부에서 간질 발작의 빈도 또는 중

증도를 줄이기 위해 뇌량을 절단하여 실행되는 것이 논의된다.

뇌에는 뇌척수액으로 채워진 4개의 주요 뇌실(공간)이 있다. 뇌척수액은 뇌실을 따라 형성하는 표면에 생성된다. 유체는 내부 표면 위로 강처럼 흐르고 다시 흡수된다. 흐름은 뇌실을 감싸는 섬모(작은 모발 같은 구조)에 의해 도움을 받는다. 흐름이 막히면 결과적으로 나타나는 증후군은 뇌수종hydrocephalus이다. *hydro*는 '물water', *cephalus*는 '뇌brain'를 의미한다. 이는 영아 또는 소아에서 발생하는 경우, 뇌 기형을 유발하고 뇌 성장을 억제한다. 이 유체를 연결하거나 사이펀siphon[18]을 삽입하면 유체 압력을 낮추고 수두증 증상을 개선한다. 흥미롭게도, 고대 그리스인들은 뇌실이 모든 지식의 자리이며 공기로 가득 차 있다고 생각했다. 비록 훌륭한 해부학자들은 액체로 가득 차 있음을 분명히 알 수 있었지만 말이다.

살아있는 뇌의 표면은 분홍색, 붉은색 그리고 자주색(동맥과 정맥)이다. 죽은 뇌의 표면은 *회색질gray matter*로 과학자들이 오랜 세월 동안 연구한 것이다. 대뇌 피질의 표면 아래에는 뇌 뉴런의 축삭을 감싸는 수초가 지방질로 구성되어 있기 때문에, *백질white matter*이라는 이름이 붙었다. 지방이 신경 자극의 전달 속도를 높이기 때문에 실질적으로 흰색이다. *회돌기교세포oligodendrocytes*라고 불리는 아교세포Glial cell는 뇌의 신경 축삭에 대한 수초를 생산한다. 다발성 경화증multiple sclerosis(MS)과 같은 탈수초성 질환은 축삭의 의사소통을 방해한다. 그리고 운동의 움직임 둔화 및 중단은 종종 다발성 경화증의 초기 증상이지만, 나중에 미묘한 기억 문제가 발생할 수 있다(Coolidge, Middleton, Griego, & Schmidt, 1966).

---

18) 액체를 옮기는 데 쓰는 관(역자 주).

뇌 명명 체계

뇌와 그 영역에 대한 여러 명명 체계가 있다. 가장 초기의 영향력 있는 명명 체계 중 하나는 브로드만 영역Brodmann's area이다(예: Brodmann 영역 44 또는 BA 44). 1909년 독일 신경해부학자 코르비니아 브로드만Korbinian Brodmann은 뇌를 대략적인 세포 구조와 기능에 따라 52개의 영역으로 분류했다. 브로드만 체계는 여전히 사용 중이지만 그의 번호 체계는 관련 기능 영역이나 인접한 뇌 영역이 아니라 다음에 연구하기로 선택한 영역을 기반으로 하였다.

또 다른 뇌 명명 체계는 운동 피질, 체성감각 피질 또는 일차시각 피질과 같은 영역의 추정된 기능이다. 1870년에 독일의 두 명의 신경해부학자인 프리취Fritsch와 히트지히Hitzig는 개 피질의 표면을 전기적으로 자극할 때, 반대쪽의 근육 수축을 발견한 것을 발표했다. 그들은 관측된 기능을 바탕으로 그 영역을 운동 *피질* *motor cortex*로 표시했다. 운동 피질이 여전히 참고로 사용되고 있다.

실비안열구, 브로카 영역 또는 베르니케 영역과 같은 일부 두뇌 영역은 사람들의 이름을 따서 명명되었다. 네 번째 뇌 명명 체계는 등가쪽(맨 위와 옆쪽) 전전두피질dorsolateral prefrontal cortex(DLPFC) 또는 배안쪽(배와 가운데 쪽) 전전두피질vetromedial prefrontal cortex(VMPFC)과 같은 영역의 위치이다. 뇌 영역은 또한 상부upper에 있는 위측두이랑superior temporal gyrus(주름의 능선) 또는 두정엽속고랑intraparietal sulcus(이랑 사이의 틈새)과 같은 구조 및 위치의 특성에 의해 명명될 수 있다.

여섯 번째 명명 체계는 모양적인 해부학적 이름이다. 초기 해부학자에게 달의 은색처럼 보이기 때문에 월상구lunate sulcus(초승달고랑) 또는 해마seahorse처럼 보였기 때문에 해마hippocampus[19]라고 명명했다.

19) 그리스어의 말(hippos)과 바다 괴물(kampos)의 합성어다(역자 주).

피질의 엽들

전두엽

전두엽은 뇌에서 가장 크다. 전두엽의 아래(밑쪽에 있는) 이랑은 가쪽열구lateral fissure에 의해 명확하게 구분된다. *실비안열구*Sylvian fissure, *실비안구*Sylvian sulcus 또는 *가쪽구*lateral sulcus라고도 한다. 전두엽의 뒤쪽 이랑과 두정엽의 앞쪽 이랑은 *중심구*central sulcus로 나뉜다. *중심열구*central fissure, *로란도 중앙고랑*central sulcus of Rolando 또는 *로란도열구*Rolandic fissure라고도 한다([그림 3.2] 참조). 루이지 롤란도Luigi Rolando는 17

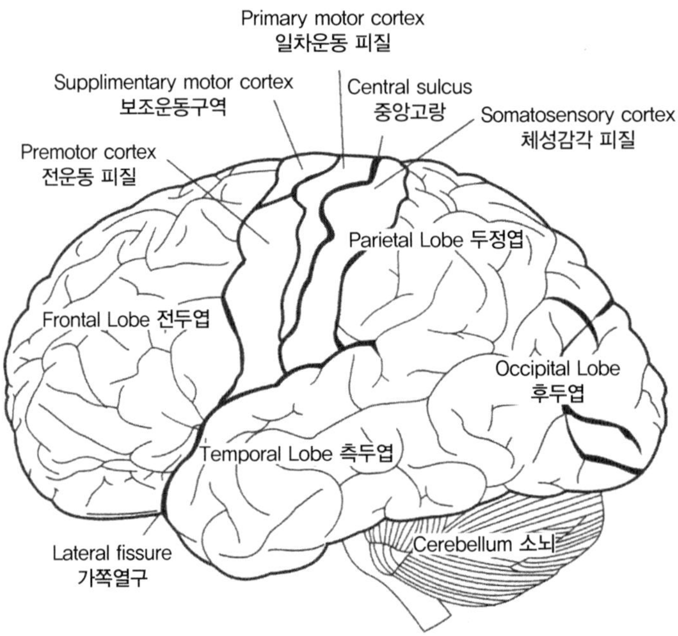

[그림 3.2] 엽과 열구

자료 출처: public images by Tara Dieringer

세기에서 18세기까지의 이탈리아 해부학자였으며, 뇌의 이랑에 상대적으로 고정된 패턴이 있다는 것을 처음으로 언급했다. 또한, 중심 고랑으로 구분된 운동 및 감각이랑과 같이 영역마다 기능이 다른 것을 관찰하였다. 불행히도, 그의 발견은 동시대인 갈, 스프르츠하임과 그들의 골상학 주장에 의해 부분적으로 가려졌다. 앞서 언급한 바와 같이, 프리취와 히트지히Fritsch and Hitzig(1870)는 나중에 일차운동 피질의 기능을 명확하게 확립했다. 오른쪽 및 왼쪽 전두엽도 가쪽열구lateral fissure로 반으로 나뉜다.

일차운동 피질

[그림 3.2] 및 [그림 3.3]에서 볼 수 있듯, 일차운동 피질(BA 4)은 척수 및 그의 신경 다발 체계를 통해 임의의 근육(예를 들어, 손, 팔, 팔다리, 혀)에 대한 운동을 계획하고 실행한다. 어떤 뇌 영역도 어떤 기능에 단독으로 작용하지 않고 다른 많은 영역과 협력하여 작용한다. 일차운동 피질의 앞쪽 및 등쪽은 보조운동영역(SMA; BA 6)으로 계획을 생성하고, 동작 순서를 제어하고, 앉거나 움직일 때 자세를 안내하고, 양쪽 활동의 조정을 보조한다. 일차운동 피질의 앞쪽에는 전운동 피질premotor cortex(또한 BA 6)이 있으며, 또한 운동을 계획하고 준비하며 운동의 공간적 안내를 돕는다.

브로카 영역

1860년대 프랑스의 신경학자 폴 브로카Paul Broca는 좌반구가 언어에 핵심적인 것으로 확인했다. 그의 주장은 특정 기능을 가진 뇌의 영역이 없다는 당시의 통념과는 배치되었다. 앞서 언급했듯이, 그 생각은 갈의 신빙성이 없는 골상학 때문

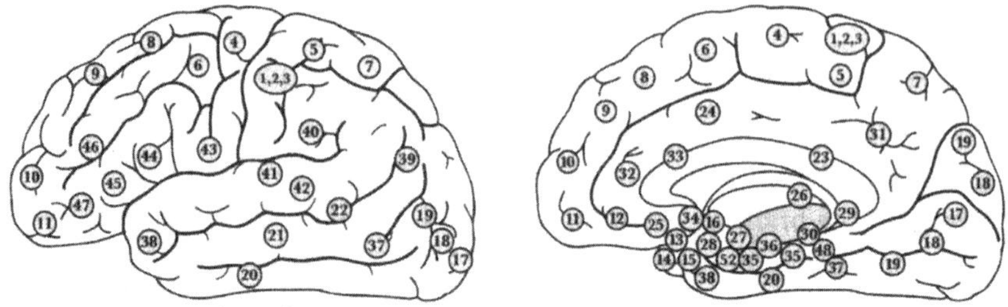

A. 가쪽 모습　　　　B. 안쪽 모습

모든 브로드만 영역

영역 1, 2, 3 일차체성감각 피질
Primary Somatosensory Cortex

영역 4 일차운동 피질 Primary Motor Cortex

영역 5 체성감각연합 피질
Somatosensory Association Cortex

영역 6 전운동 피질과 보조(이차)운동 피질
Premotor Cortex and Supplementary(Secondary) Motor Cortex

영역 7 체성감각연합 피질 Somatosensory Association Cortex

영역 8 등쪽 전두피질(전두 안구운동야 포함)
Dorsal Frontal Cortex(includes Frontal Eye Fields)

영역 9 등쪽 전전두피질 Dorsal Prefrontal Cortex

영역 10 앞쪽 전전두피질(위전두이랑과 중간전두이랑의 가장 입쪽) Anterior Prefrontal Cortex(most rostral part of superior and middle frontal gyri)

영역 11 안와전두 전전두피질의 부분
Part of the Orbitofrontal Prefrontal Cortex

영역 12 안와전두 전전두피질의 또 다른 부분
Another Part of the Orbitofrontal Prefrontal Cortex

영역 13 섬피질 Insular Cortex

영역 14 배안쪽 전전두피질 Ventromedial Prefrontal Cortex

영역 15 안와전두 전전두피질의 앞쪽 부분
Anterior Part of the Orbitofrontal Prefrontal Cortex

영역 16 섬피질 Insular Cortex

영역 17 일차시각 피질 Primary visual Cortex

영역 18 이차시각피질(외선조피질)
Secondary Visual Cortex(extrastriate cortex)

영역 19 연합시각피질(외선조피질)
Associative Visual Cortex(extrastriate cortex)

영역 20 아래측두이랑 Inferior Temporal Gyrus

영역 21 중간측두이랑 Middle Temporal Gyrus

영역 22 위측두이랑 Superior Temporal Gyrus

영역 23 배뒤띠피질 Ventral Posterior Cingulate Cortex

영역 24 배앞띠피질 Ventral Anterior Cingulate Cortex

영역 25 배안쪽 전전두피질의 부분
Part of the Ventromedial Prefrontal Cortex

영역 26 뒤뇌량팽대피질 중 바깥뇌량팽대 부분
ectosplenial portion of the Retrosplenial Cortex

영역 27 조롱박피질(후각피질)
Piriform Cortex(Olfactory Cortex)

영역 28 배쪽 내후각피질 Ventral Entorhinal Cortex

영역 29 뒤뇌량팽대 띠피질
Retrosplenial Cingulate Cortex

영역 30 띠피질의 일부 Part of the Cingulate Cortex

영역 31 등뒤띠피질 Dorsal Posterior Cingulate Cortex

영역 32 등앞띠피질 Dorsal Anterior Cingulate Cortex

영역 33 앞띠피질 부분 Part of Anterior Cingulate Cortex

영역 34 등쪽 내후각피질(해마곁이랑의 부분)
Dorsal entorhinal cortex
(part of the Parahippocampal gyrus)

영역 35 & 36 후각주위피질 Perirhinal cortex

영역 36 바깥후각영역(방추형이랑과 후각주위피질의 부분)
Ectorhinal area(part of fusiform gyrus and perirhinal cortex)

영역 37 방추형이랑 Fusiform gyrus

영역 38 측두엽극 영역(위 및 중간측두이랑의 가장 입쪽 부분)
Temporopolar area(most rostral part of the superior and middle temporal gyri)

영역 39 각이랑 Angular gyrus

영역 40 모서리위이랑(베르니케 영역)
Supramarginal Gyrus(Wernicke's area)

영역 41 & 42 청각피질(베르니케 영역)
Auditory Cortex(Wernicke's area)

영역 43 일차미각피질 Primary Gustatory Cortex

영역 44 덮개부(아래전두이랑과 브로카 영역의 일부)
Pars Opercularis(part of the inferior frontal gyrus and Broca's area)

영역 45 삼각부(아래전두이랑과 브로카 영역의 일부)
Pars Triangularis(part of the inferior frontal gyrus and Broca's area)

영역 46 등가쪽 전전두피질 Dorsolateral Prefrontal Cortex

영역 47 안와부(아래전두이랑과 브로카 영역의 일부)
Pars Orbitalis(part of the anterior inferior frontal gyrus)

영역 48 뒤구상회 영역(측두엽 안쪽 표면의 일부)
Retrosubicular area(part of the medial surface of the temporal lobe)

영역 49 인간에서 확인 안됨 Not identified in Humans

영역 50 인간에서 확인 안됨 Not identified in Humans

영역 51 인간에서 확인 안됨 Not identified in Humans

영역 52 섬피질곁 영역(측두엽과 섬피질이 만나는 부위)
Parainsular area(at the junction of the temporal lobe and the insula)

[그림 3.3] 뇌의 브로드만 영역과 기능(가쪽과 안쪽 모습)

자료 출처: Holly R. Fischer, MFA

에 지속되었다. 브로카는 그의 좌반구 손상 환자들에 대한 연구에 근거하여 말하는 능력이 좌반구 기능이라고 제안했다. 좌반구의 영역을 이제는 *브로카 영역*Broca's area(BA 44 덮개부 그리고 BA 45 삼각부)이라고 하며, 이 영역의 손상은 브로카 실어증 또는 표현성 실어증으로 알려진 특정 신경정신학적 증후군을 초래한다고 생각되는데 환자는 구어를 이해하는 능력을 보유했지만, 관사와 접속사를 생략하는 등의 '전보형식으로telegraphically' 말하거나 말할 수 없다. 그러나 뇌수술을 받고 있는 표현형 실어증 165명의 환자의 직접 피질 자극을 이용한 최근 연구(e.g., Tate, Herbet, Moritz Gasser, Tate, & Duffau, 2014)는 왼쪽과 오른쪽 반구 모두의 배쪽 전운동 피질(BA 6)이 비활성화되었을 때만 발생하였지만, 고전적인 브로카 영역이 비활성화되었을 때는 발생하지 않았다. 테이트 등(Tate et al.)의 연구 결과는 브로카 영역이 전적으로 말 생산 분야라는 일반적인 견해에 도전하고 있다. 그들은 브로카 영역이 단어 검색, 단어 소리 조립 및 순차적 단어 처리를 포함하여 언어 생산에 관여했으며, 그것이 감각을 초월하는 초현실적 계층적 언어 처리로 간주되어야 한다는 결론을 내렸다.

전전두피질

지난 50년 동안의 연구에 따르면, 운동 피질의 앞쪽 영역인 전전두피질prefrontal cortex(PFC)은 특히 운동의 전반적인 제어 및 방향의 중요성을 일관되게 입증해 왔다. 이는 일반적으로 등가쪽 전전두피질dorsolateral prefrontal cortex(DLPFC; BA 6, 8, 9, 10, 46), 안와전두피질orbitofrontal cortex(OFC; BA 11, 45, 47 그리고 BA 24 및 BA 32의 아랫부분) 및 배안쪽 전전두피질ventromedial prefrontal cortex(VMPFC; BA 44)은 단기 및 장기 목표 그리고 목표 달성을 위한 계획 및 전략 수립 두 가지 모두를 형성하는데 중요하다. 흥미롭게도, 거의 4세기 전에, 프랑스의 철학자, 수학자 그리고 과학자인 데카르트는 두뇌의 **'중심**center'을 찾았고, 거기서 모든 생각이 나왔다고 했다. 아이러니하게도, 뇌의 양측 기관이 아니기 때문에 '송과선pineal gland'으로 결정했다. 수면과 하루 주기(24시간 주기) 및 계절 주기 모두를 조절하는 멜라토닌 호르몬을 분비하기 때문에 '선gland'이라고 불린다. 송과선 기능에 대해 다른 의견을 가진 골드만-라키치와 렁Goldman-Rakic and Leung(2002)과 같은 뇌 연구자들은 PFC가 의사 결정의 역할 때문에 뇌의 **'중심'**으로 간주되어야 하는지 의심을 했고, 인간과 다른 동물 모두에게 관심을 가졌다. 등가쪽 전전두 회로는 일반적으로 간섭에도 불구하고 선택적 집중, 공간 및 시간의 작업 구성, 선택적 억제, 반응 준비, 목표 달성, 계획 및 유연성과 같은 전형적인 집행 기능과 관련이 있다. 뇌의 변연계에 영향을 미치며 감정의 처리와 규제 및 사회적 행동과 상호작용의 의사 결정에 관련이 있는 것으로 나타났다. OFC에서 좀 더 가운데 쪽은 *배가쪽 전전두피질* ventrolateral prefrontal cortex이라고 하며, 뇌의 중간 쪽을 향해 있는 영역은 *배안쪽 전전두피질*ventromedial prefrontal cortex(VMPFC)이라고 한다 ([그림 3.4] 참조).

OFC가 크고 복잡한 신경망의 중요한 부분일 수 있다는 증거가 증가하고 있다. 해마 및 변연계의 다른 부분으로부터 주요 입력을 받는다. 이 체계는 작업 또는 목표의 본성을 정의하는 데 도움이 되는 인지지도를 형성한다. 또한, 해당 작업 또는 목표를 완료하는 관련 결정을 형성한다. OFC와 이 신경망은 행동 결정이 그러한 행동의 다양한 결과에 대한 추측이나 정신 시뮬레이션에 의존할 때 특히 활성화될 수 있다. 따라서 OFC는 이러한 행동이 정신적으로 시뮬레이션 될 때, 단순한 결과에 기초한 것이 아니라 행동 억제, 오류의 결과 계산 및 신호, 적절한 원인에 대한 오류의 귀속 및 대체 행동의 가치를 유추하는 체계의 일부일 수 있다. 물론, 이러한 연합 인지지도associative cognitive maps는 대안적인 행동이 발생하고 그들 중 하나에 대한 결정이 내려져야 할 때, 특히 조상의 인간 유형이 이전의 직접적인 경험이 없었던 새로운 문제에 직면했을 때 인간 진화에 중요할 것이다.

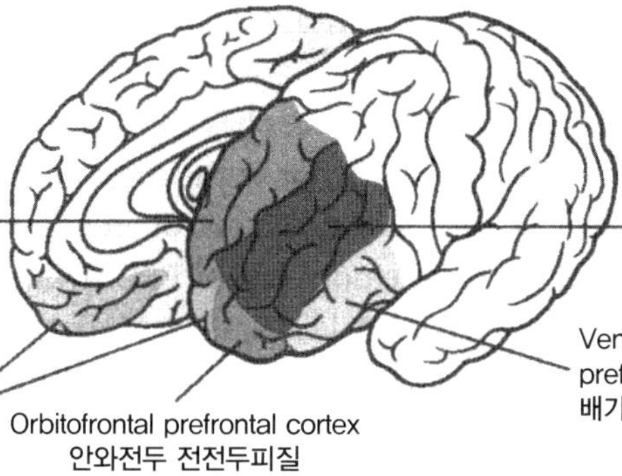

[그림 3.4] 전전두피질

자료 출처: Holly R. Fischer, MFA

OFC는 이러한 결정을 고립시키지 않고 두정엽 및 측두엽, 피질하 구조 및 소뇌와 같은 다양한 다른 영역으로부터 입력을 받는다는 점에 주목하는 것이 중요하다.

150년 이상 동안 전두엽의 손상 또는 의도적 병변은 정서적 및 사회적 기능에 중대한 변화를 초래할 수 있음이 인정되었다. 20세기 중반의 전두엽 절개술frontal lobotomy은 폭력적이고 매우 불안한 환자들을 훨씬 덜 폭력적이며 덜 불안하고 무관심한 태도가 되도록 만들었다. *절개술*-otomy은 **'연결을 끊는 것'**을 의미한다. 그러나 전두엽 절개술은 각 전두엽 내에서 왼쪽과 오른쪽 전두엽 연결을 끊거나 두 개의 전두엽 사이 뇌량의 연결을 끊는 것이다. 심리적 또는 폭력적인 환자들과 약물로 행동을 통제할 수 없는 불안한 환자들에게 주로 시행되었다. 1950년대와 1960년대 초, 정신 병원에서 수술이 거의 사라졌다. 수술 결과가 심각하다고 알려지고, 새로운 항정신병약이 이용 가능해졌기 때문에 가장 어려운 경우에만 실행되었다. 전두엽 절개술에 자주 사용된 방어적 언급은 환자를 보다 **'관리 가능'**하게 만드는 것이었다. 1941년, 존 에프 케네디John F. Kennedy 미국 대통령의 여동생인 로즈 마리 케네디Rose Marie Kennedy는 23세의 나이에 엽절개술lobotomy을 받았으며,

생의 초기에 지적 장애가 있었지만, 점차 다루기가 '어렵다'라고 느껴졌고 청소년기에 기분의 기복이 격렬하였다. 그녀의 아버지 조셉 P. 케네디Joseph P. Kennedy는 아내에게 말하지 않고 그녀의 엽절개술을 준비했다. 그녀는 약하게 마취되었고 기도, 노래 또는 숫자의 암송을 요청받았다. 외과 의사들은 그녀가 말을 멈출 때까지 그녀의 전두엽의 각 부분에 얇고 얼음처럼 생긴 칼을 찔렀기 때문에 거칠다고만 묘사될 수 있다. 수술 후, 심하게 지적 기능이 저하되었으며, 팔이 마비되고, 요실금이 생겼고, 오랫동안 절뚝거리고 걸을 수 없었으며, 분명하게 말할 수 없었다. 그녀는 남은 생애 동안 시설에 수용되었고, 63년 더 살았다.

포르투갈 신경외과 의사 안토니오 에가스 모니즈António Egas Moniz는 1949년 개척된 엽절개술로 노벨상을 수상했지만, 엽절개술을 받은 환자 대다수의 심각한 결과로 인해, 수상에 대한 논란이 많았으며 여전히 논쟁의 여지가 있다. 이 엽절개술 도구의 복제본은 [그림 3.5]를 참조하라.

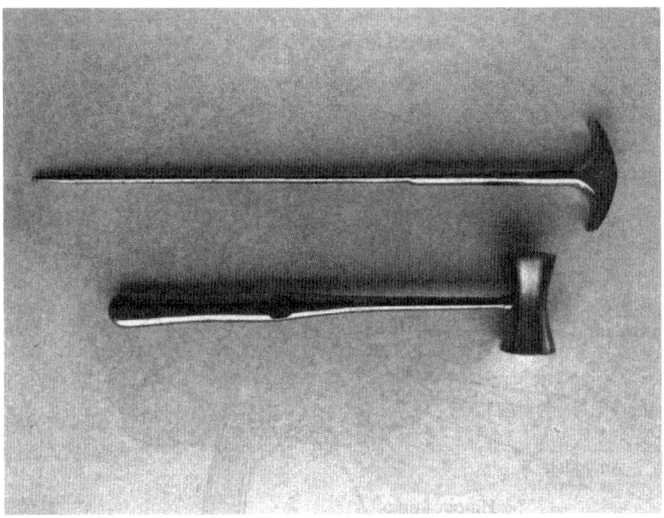

[그림 3.5] 아이스-픽 엽절개술 도구

자료 출처: Frederick L. Coolidge

띠피질

전전두피질의 아래 부위와 하전두피질의 안쪽(중앙) 부분의 앞쪽에서 뒤쪽으로 이어지는 영역은 띠피질cingulate cortex 또는 띠이랑cingulate gyrus(BA 23, 24,→ 그리고 BA 26, 29, 30, 31, 32)이다. *띠*Cingulum는 라틴어로 **'벨트**belt**'**를 의미하며, 이 지역은 [그림 3.6]에서 볼 수 있듯이 뇌량을 덮고 있기 때문에 그 이름이 붙여졌다. 외부 및 내부 환경에서 적절한 자극을 선택하고 아마도 단기 및 장기 목표 사이의 조화를 유지하는 데 도움이 될 것이다. 또한, 피질의 앞쪽 부분이 분노와 혐오 감정과 관련된 뇌 네트워크의 일부라는 증거도 있다. 띠피질의 뒷부분(BA 29 및 30)은 뒤뇌량팽대피질이다. 후반에 짧게 논의된다. 이 부위는 해마와 함께 중요한 뇌 네트워크의 일부이며, 환경을 표상representation하는 데 중요하다. 또한, 조현병 환자 질병에서 뇌의 다른 영역이 연루되어 있지만, 띠이랑의 이상은 심각한 사회적 및

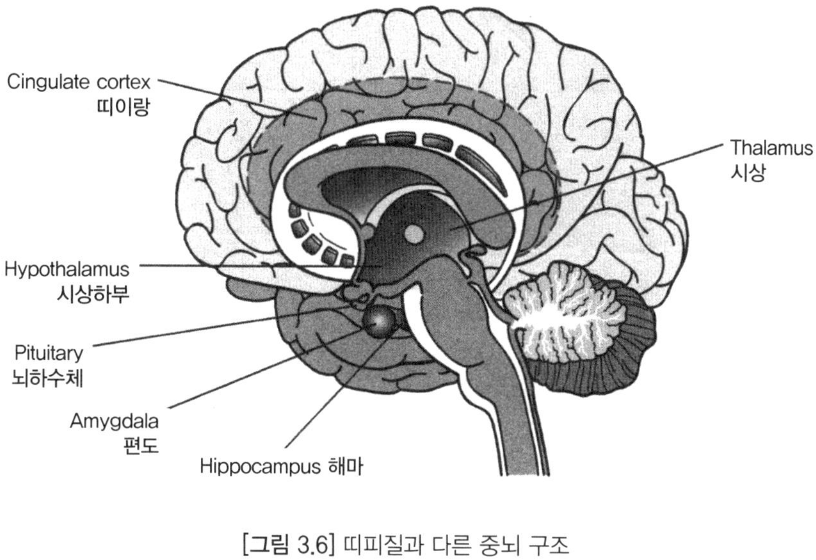

[그림 3.6] 띠피질과 다른 중뇌 구조

자료 출처: Wikipedia Commons by Tara Dieringer

일부의 인지결함이 빈번하게 발견된다는 최근의 증거가 있다.

두정엽

두정엽(BA 1, 2, 3, 5, 7, 39, 40)은 중앙고랑 뒤에서 시작하여 앞쪽에서 비교적 명확한 경계를 갖는다([그림 3.3], [그림 3.7], [그림 5.2] 참조). 이 영역에는 뒤쪽 중추이랑에 위치한 체성감각 피질(BA 1, 2, 3)이 포함된다. 이곳은 감각, 통증, 온도, 움직임, 압력, 질감, 모양 및 진동을 포함하여 촉각 감각을 제어하고 통합하

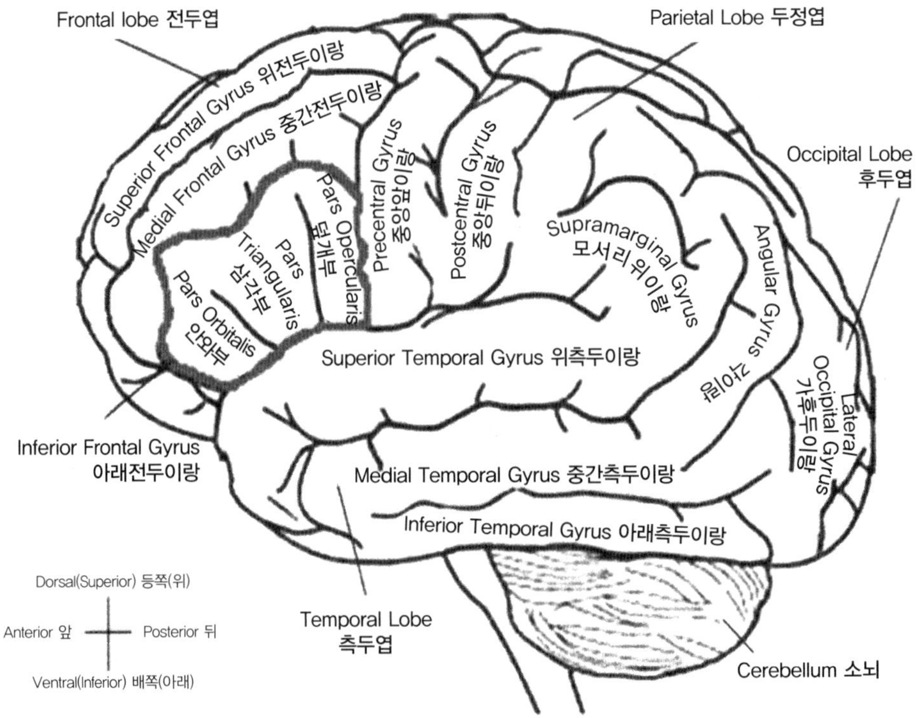

[그림 3.7] 뇌의 엽과 이랑

자료 출처: Holly R. Fischer, MFA

는 것으로 알려져 있다. 체성감각 피질은 시상과 밀접한 관련이 있으며, 후자는 체성감각 영역으로의 출입구이다. 두정엽은 또한 시각공간에서 대상을 조작하는 시각공간 처리에 중요하다. 두정엽 손상의 전형적인 증상은 근력 운동, 의도적인 운동을 수행할 수 없는 *운동실조증*apraxia 및 자신의 신체 부위를 인식할 수 없는 *실인증*agnosia이다. 그러나 다시 말하면, 두정엽의 뉴런은 이후에 논의될 바와 같이 많은 더 높은 피질 기능을 위해 굴절적응되었다.

진화의 관점에서, 초기 포유류와 영장류가 원래 야행성 수목의 생태적 지위를 점령했기 때문에 감각과 운동 과정이 뇌에서 서로 인접해 있다는 것은 놀라운 일이 아니다. 이 뇌 영역은 나무에서 성공적으로 생활하고 움직이는 데 중요했다. 현대 인간의 뇌조차도 손과 발에 대해 지나치게 표상되어 있으며, 약 6천5백만 년 전에 시작된 나뭇가지 사이에서 뛰는 초기 영장류에 필수적이었다. 현대 인간의 뇌가 같은 감각의 영역으로 인접해 있고 자기 자신[예를 들어, 우리가 누구이며 어디로 가고 있는지(비유적으로)]에 대해 굴절적응된 것도 놀라운 일이 아니다.

두정엽의 아랫부분에는 두 개의 중요한 영역이 있는데 모서리위이랑supramarginal gyrus(BA 40)과 각이랑angular gyrus(BA 39)이다. 다른 신경망과 함께 언어 처리와 관련되어 있다. 모서리위이랑은 두 반구 모두에서 소리의 일시적인 저장(음운루프)과 소리를 의미에 연결시키는 데 중요한 것으로 나타났다. 이 아이디어는 논란의 여지가 있지만, 모서리위이랑은 내면의 말 장소라고 제안되었다. 모서리위이랑은 인간 피험자가 의미보다는 단어의 소리에 집중하도록 요청될 때 적극적으로 모집되었다. 신경영상 연구는 또한 말의 흔적verbal trace을 유지하는 데 그 역할을 확인했지만 실제로 의미를 부호화하는 것은 아니다. 또한, 간섭에도 불구하고 지속적인 말의 정보를 일시적으로 유지 관리해야 하는 말의 작업기억 업무에도 중요하다.

모서리위이랑의 뒤쪽에 있는 각이랑(BA 39)은 오랫동안 수학 계산에 역할을 하는 것으로 알려져 왔으며, 이 영역의 손상으로 인해 *계산불능증*acalculia 또는 *계*

*산곤란증*dyscalculia으로 알려진 다양한 계산의 잘못이 발생한다. 또한, 이전에는 글로 쓰인 단어가 내부 대화로 변형된 뇌의 영역인 것으로 의심되었다. 보다 최근의 연구에 따르면 각이랑은 단어 읽기와 이해뿐만 아니라 의미 처리, 외부 및 내부 사건에 대한 이해, 정신적 표상의 조작, 심지어는 유체이탈 경험out-of-body experience (특히 오른쪽 각이랑)에서 중요하다. 현재의 연구는 또한 각이랑이 여러 감각 정보 출처를 처리하고 그 정보를 이해하기 위한 다중모드 허브일 수 있다는 가설을 지지한다. 각이랑은 10년이 넘게 은유의 생성과 이해에 관여하는 것으로 의심되었고, 그 역할에 대해서는 논란의 여지가 있지만, 피험자들이 구체적 그리고 추상적인 개념을 비교할 때 즉, 은유 이해와 생산에서 적어도 분명히 활성화되었다. 다수의 연구는 또한 숫자의 언어적 검색 및 계산, 숫자의 언어적 부호화, 숫자의 공간적 표상에 대한 중재, 개인적 기억(자서전적 기억), 시각공간 내비게이션 및 마음이론(즉, 다른 사람들의 의도와 태도를 정확하게 이해하고 가정할 수 있는 능력)의 회상에서의 역할을 확인했다. 흥미롭게도, 사람들이 휴식을 취하고 외부 참여 없이 자신의 생각에 관여할 때 활성화되는 뇌의 '*디폴트모드 네트워크*default mode network'의 일부로 연루되었지만, 목표 지향 활동에 참여하면 비활성화 된다(예: Seghier, 2013).

쐐기앞소엽

두정엽의 안쪽과 위쪽 부분의 두 영역도 최근의 관심을 받았다. 일반적인 영역은 안쪽 및 가쪽 모두인 BA 7로 식별된다. 두정엽의 안쪽 부분은 *쐐기앞소엽*precuneus으로 알려져 있다([그림 3.3] 참조). 그 위치 때문에, 연구하기가 비교적 어려웠지만, 신경영상 연구는 자서전적 기억과 미래계획기억prospective memory에 중요한 네트워크의 일부로서 쐐기앞소엽을 식별할 수 있었다. 물론 미래계획기억은 다양한 문제해결 시나리오가 생성되고 내부적으로 데뷔debuted(첫 출현)할 수 있어 실제 시행착오의 위험, 때때로 *치명적인* 시행착오에서 벗어날 수 있기 때문에 인간 진화에서 중요한 역할을 수행했을 수 있다. 다시 말하지만, 쐐기앞소엽과 다른 뇌 영역은 거의 혼자 행동하지 않는다. 많은 다른 기능들이 단일 영역에 기인 할 수 있으며, 단일 영역은 거의 항상 다중 신경망의 일부이다. 나중에 BA 7은 사람과 사람이 아닌 영장류 모두의 물리적 공간에서 물체의 위치를 결정하고 그 물체와 신체의 관계를 결정하는 데 오랫동안 활동한 것으로 알려져 있다. 인류가 6천5백만 년 동안 영장류로 나무에서 살았던 시기를 고려한다면, 이러한 시각공간 능력은 아주 오래된 것이다. 확실히, 의도적으로 움직이는 동물들 모두, 그들의 환경에서 그들의 위치를 '이해'할 수 있게 해주는 뇌 영역에 의존했지만, 이러한 결정은 나무에서 살고, 움직이고, 짝짓기하고, 놀고, 잠을 자면서 그들의 삶을 보낸 이 초기 영장류들에게 훨씬 더 중요했을지도 모른다.

두정엽속고랑

BA 7의 가쪽 및 바로 아래에는 두정엽속고랑intraparietal sulcus(IPS)이 있으며, 이는 다시 인간과 인간이 아닌 영장류 사이의 공유 구조이다. 그러나 IPS 앞부분은 인간에서 새롭게 진화된 것으로 보이며 원숭이 또는 원숭이에서 명확한 상동기관homologue(**'공유 구조**shared structures'를 의미한다)을 갖지 않는다. 흥미롭게도 IPS의 뉴런에 대한 신경영상 연구는 그것들이 숫자의 표상과 평가에 전념하는 것으로 나타났다. 숫자의 평가라는 기능은 인간과 다른 많은 동물이 공유하는 능력인 *수 인식numerosity*이라고한다. 수 인식에는 적어도 두 가지 핵심 프로세스가 있다고 가정되어왔다. 첫째는 즉시세기subitization로 하나, 둘 그리고 세 가지를 구별하는 능력이고 둘째는 비교 설정으로 작은 세트와 더 큰 세트를 구별하는 능력이다. 쿨리지와 오버만Coolidge and Overmann(2012) 그리고 다른 사람들은 막대기, 돌, 뼈, 사과, 심지어 유니콘과 같은 신화적인 생물체까지 세계 *어느 것*에도 적용될 수 있는 1, 2 또는 3개의 기본 개념으로 파악했다. 그리고 수 인식이 추상화의 초보적인 인지적 기반 역할을 했을 수도 있다는 이론을 세웠다. 또한, 인간 유아(8개월)와 원숭이가 수 인식을 나타내기 때문에 언어와 무관한 기능이라고 말했다. 1, 2 그리고 3개를 즉시 구별할 수 있는 뇌 영역(두정엽)을 포식자 또는 과일이 되어 그 정보를 다른 영역(전두엽)에 전달하는 것이 진화적으로 유용했을 수 있다. 같은 의미에서 각 나무의 정확한 과일 수를 알 필요는 없지만, 과일이 50개인 나무는 과일이 100개 이하인 나무보다 작게 보유하고 있음을 아는 것이 매우 유용했을 것이다(Mormann, & Nieder, 2018).

비록 뇌의 영역과 네트워크의 뉴런이 원래 기능 이외의 목적으로 확장되었지만, 종종 원래의 적응 목적을 유지할 수도 있다. 두정엽은 수적, 높은 숫자의 처리, 자아감각, 자서전적 기억력, 미래의 기억력, 정신적 시간 여행 등의 기능을 담당한 것으로 보인다. 그리고 시간관념이 상대적이라는 인식(과거의 기억을 회상하고 조작할 수 있는 것처럼)을 가지고 있다. 또한, 앞에서 언급했듯이, *자기인지*autonoesis라고 불리는 미래의 기억을 조작할 수 있다. 그러나 두정엽은 시각공간 관계, 팔다리와 손의 움직임, 손가락 인식과 같은 원래의 기능 중 많은 부분을 유지한 것으로 보인다.

고생물학자 에밀리아노 브루너Emiliano Bruner의 지난 10년 동안의 연구(2004, 2010; Bruner & Iriki, 2016)는 *호모사피엔스*의 두정엽의 확장이 네안데르탈인의 뇌와 가장 잘 구별되는 것을 보여준다고 말했다. 그는 또한 이 확장의 진원지가 IPS와 쐐기앞소엽일 수 있음을 증명했다(쐐기앞소엽에 대한 추가 정보는 Bruner & Iriki, 2016, Cavanna & Trimble, 2006 참조). 우리는 제5장의 *호모 사피엔스*에서 이 확장의 함의로 돌아갈 것이다.

뒤뇌량팽대피질

뒤뇌량팽대피질retrosplenial cortex(RSC, BA 29, 30)은 팽대피질 뒤에 위치하며, 팽대피질은 뇌량의 가장 두껍고 가장 뒤에 위치한다. RSC는 해마, 시상, 안쪽 측두엽과 함께 호미닌 인식의 진화, 특히 *호모 에렉투스*와 함께 큰 시너지 역할을 한 것으로 보인다. 인간과 동물의 신경영상 연구는 RSC가 내비게이션, 특히 새로운 환경과 공간 기억의 뇌 영역 네트워크에서 중심적인 역할을 한다는 것을 보여주었다. 이 네트워크는 일화적, 자서전적 기억에도 역할을 하는 것으로 나타났다. 그러나 가장 중요한 기능은 쐐기앞소엽 또는 뒤쪽 두정피질 기능으로 알려진 자기중심적 관점egocentric viewpoint(자기 자신에서 나오는 관점)과, 환경중심적 관점allocentric viewpoint(다른 사람 또는 집단의 전망과는 독립적인 관점) 사이에서 전환하는 능력에 놓일 수 있다. 반, 아글턴 그리고 맥과이어Vann, Aggleton, and Maguire(2009)에 따르면, 해마의 장소세포와 격자세포는 일화 또는 자서전적 기억에 포함된 장소를 색인index 하는데, RSC는 이런 색인들을 자기중심 및 환경중심적 정보로 번역하여 기억의 장소가 보다 구체적인 관점 또는 다른 관점에서 보도록 한다. RSC는 또한 정보가 번역되는 동안 단기 저장 버퍼 역할을 하는 것으로 추측된다. 많은 인간 신경생리학적 연구에 따르면, RSC는 많은 종류의 공간 내비게이션 작업에 의해 현저하게 활성화된다는 것이 확인되었다. 여기에는 새롭거나 매우 친숙한 환경 모두에서 지형을 수동적으로 보기, 가상적으로 상호작용하는 공간 내비게이션 및 능동적인 내비게이션을 포함한다. RSC는 또한 지형(지도와 같은) 정보를 업데이트해야 하거나 경로를 계획하기 위해 자신의 움직임을 사용해야 할 때 매우 활발해진다. 이들 영역에서 뇌 손상을 수반하는 인간 및 동물 연구는 위에서 언급된 공간 능력의 상실 또는 크게 분해됨을 확인시켜준다. 제1장에서 언급했듯이 *호모 에렉투스*는 잡초종으로 불리며 수백만 년 이상 아프리카에서 여러 차례 나왔으며 오스트랄로피테신 및 하빌린에 비해 영토를 크게 확장한 것으로 알려져 있다. 이러한 노력으로 *호모 에렉투스*가 성공할 수 있는 능력은 의심할 여지 없이 이러한 자기중심적 관점과 환경중심적 관점을 상호 번역할 수 있는 뇌 영역 네트워크의 자연적 선택에 달려 있었다.

마지막으로, 버지스, 베커, 킹 그리고 오키프[Burgess, Becker, King, and O'Keefe](2001)는 번역하는 RSC 모델이 장면을 재구성하거나 대안적인 장면을 상상할 수 있는 기본적인 능력을 위한 상상력이나 창의적 사고와 관련될 수 있다고 제안했다. 그들의 모델은 모드 1에서 모드 2 석기로의 기술의 극적인 변화를 설명하는 데 도움이 될 수 있다. 따라서 *호모 에렉투스*의 향상된 내비게이션 능력과 이들의 양날의 주먹도끼는 독립적으로 진화된 행동이 아니라 공통의 신경학적 기질을 공유할 수 있다.

측두엽

측두엽(BA 20, 21, 22, 36 37, 38, 41, 42)은 가쪽열구에 의해 앞쪽과 위쪽에 명확하게 구획되어져 있다. 측두엽은 두정엽보다 아래에 있고 후두엽보다 앞에 있다. 그들은 해마와 편도, 중요한 변연계 구조를 둘러싼다. 측두엽의 뉴런은 언어 및 소리 해석 기능을 처리하도록 구체적으로 프로그램된 것으로 보이며, 따라서 측두엽의 영역은 또한 *청각피질*[auditory cortex]로 지칭된다. 측두엽은 생각, 말(내부 및 외부) 및 기억에 중요한 역할을 한다.

측두엽은 종종 세 개의 이랑에 의해 언급된다. 독일 신경해부학자 칼 베르니케[Carl Wernicke]의 이름을 붙여 위측두이랑의 뒷부분(BA 22)을 *베르니케 영역*[Wernicke's area]이라고 부른다. 그러나 베르니케 영역을 구성하는 보편적이고 결정적인 영역은 없다. 1800년대 후반, 베르니케는 모든 실어증이 브로카 지역의 손상으로 인한 것은 아니라는 것을 관찰했으며, 베르니케는 이 지역이 말의 이해에 책임이 있음을 증명할 수 있었다. 이 영역이 손상되면 베르니케의 실어증이 생겨 말에 대한 이해가 손상되지만 말하기 능력은 유지된다.

위측두이랑 뒷부분의 또 다른 영역은 측두평면planum temporale이다. 왼쪽 반구에서 오른쪽 반구보다 일반적으로 더 크며 이 비대칭성은 침팬지에서 더 우세하다고 주장되었다. 인간의 경우, 이 지역의 좌반구와 우반구의 대칭은 학습 및 읽기 장애와 관련이 있는 것으로 밝혀졌다. 측두평면은 음악, 특히 음높이와 화성의 지각에 중요한 역할을 하는 것으로 나타났다.

위측두이랑은 또한 *가로측두이랑*transverse temporal gyrus으로 알려진 영역(BA 41, 42)을 포함하며, 이는 청각 및 기본 소리 처리를 담당하며 달팽이관(내이)에서 직접 입력을 받는다. 이 영역은 또한 *일차청각피질*primary auditory cortex로 알려져 있다.

중간측두이랑

측두엽의 다른 두 이랑과 마찬가지로 안쪽(중간)이랑은 언어 처리와 기억의 측면과 관련이 있다. 또한, 얼굴의 매력을 판단하는데 연루되어 있는데, 이는 아래측두이랑에 인접하여 위에 있는 점을 감안할 때 놀라운 일이 아니다. 그것은 물체와 얼굴의 인식과 관련된 배쪽측두 네트워크의 일부인 것으로 보인다. 또한, 뇌의 디폴트모드 네트워크 작업의 일부일 수도 있다. 내후각피질entorhinal cortex은 안쪽 측두 영역에 있으며, 해마와의 접속 역할을 하는 것으로 보인다. 따라서 주요 목적은 해마와 동일하게 공간 탐색 및 언어기억 형성일 수도 있다.

아래측두이랑: 방추형이랑

아래측두이랑은 또한 언어, 특히 단어 및 숫자 인식을 처리한다. 하나의 특정 영역인 방추형이랑fusiform gyrus(BA 36, 37)은 인간, 다른 유인원 및 원숭이에서 얼굴과 물체의 인식에 전념하는 뉴런을 가지고 있다. 인간에서, 방추형이랑은 또한 단어 형태에 선택적으로 반응한다. 흥미롭게도, 인간의 이 지역에 대한 좌반구와 우반구 사이에는 편측화lateralization 기능이 많이 있다. 기록된 단어는 *시각단어형태영역*visual word form area(VWFA)으로 표시되어있는 왼쪽 형태 이랑을 활성화하고 얼굴은 오른쪽 형태 이랑fusiform face area(FFA)을 활성화한다. 비록 거의 모든 필기 체계가 세 가지 기본 형식만 사용하지만, VWFA는 사용된 필기 체계에 관계없이 활성화된다.

아래측두이랑은 또한 후두엽에서 일차시각 피질(BA 17)의 중요한 부분인 외선조피질extrastriate cortex(BA 18 및 19)에 연결된다. 외선조피질은 두정엽의 뒷부분에 연결된다. 왼쪽 시각단어형태영역이 손상되면 단어를 읽을 수 없는 *실독증*alexia이 발생한다.

뇌전증

측두엽 손상과 관련된 장애는 뇌전증epilepsy이다. 뇌전증을 진단하고 치료하는 방법을 통해 뇌에 대해 많은 것을 배웠듯이, 이 장애는 신경심리학의 역사에서 빈번하게 나타났다. 발작seizure 장애이다. 이는 뇌파가 비정상적으로 작용하기 시작하고 인접한 뇌의 영역과 다른 반구의 유사한 영역이 때때로 비정상적인 뇌파를 모방하여 발작을 확산시킨다. 발작은 의식을 방해하고 때로는 경련을 동반한다. 뇌전증의 원인은 예를 들어 두부 손상 및 종양과 같이 많지만, 대부분 뇌전증은

*특발성*idiopathic이라고 알려져 있는데, 이는 대부분 산소 부족(무산소증)으로 인해 태어날 때부터라고 의심되지만 원인은 모른다. 측두엽은 무산소증에 가장 취약하거나 가장 민감한 첫 번째 뇌엽 일 수 있다. 꿈 같은 상태, 의식 상태의 변화 및 해리 상태(예: 유체이탈 경험, 로봇 느낌 등)와 관련된 뇌전증에서 증상의 초기 발병(*전조증상*aura이라고 함)이 측두엽 전간증에 대한 비공식적 진단으로 나타날 수 있다. 발작 부위가 뇌파 검사(EEG) 평가 또는 기타 신경학적 조치 또는 절차를 통해 국소화 될 수 있는 경우, 이 부위를 국소 *뇌전증유발*epileptogenic 영역이라고 한다. 앞서 언급한 바와 같이, 뇌전증의 식별 및 치료는 뇌 구조 및 기능을 이해하는 역사에서 중요한 역할을 수행했다.

후두엽

후두엽(BA 17, 18, 19; [그림 3.2], [그림 3.3], [그림 3.7] 참조)은 두정엽과 측두엽의 뒤쪽에 있으며, 주요 기능은 시각적 인식 및 처리로 보인다. 후두엽은 두정엽 또는 측두엽과 명확한 경계는 없지만, 초승달고랑lunate sulcus으로 알려진 구조는 유인원과 원숭이에서 후두엽을 두정엽과 측두엽으로부터 더 명확하게 구분해준다. 초승달고랑이 *호모 사피엔스* 피질의 진화에서 뒤로 이동한 것으로 보이며, 이는 현대인의 주요 시각피질이 다른 영장류의 것보다 감소 된 역할을 시사한다. 네안데르탈인은 동시대에 사는 *호모 사피엔스*의 것보다 더 큰 일차시각 피질을 가졌다고 추측되었으며, 이는 네안데르탈인의 시각 감각에 더 중요한 역할을 했다고 제안할 수 있다.

후두엽이 광범위하게 손상되면, *반대편타격손상*contrecoup 효과로 인해 실명할 수 있다. 때때로 권투 선수에게 보였던 권투실명pugilistic blindness은 후두엽이 손상될 정도로 너무 자주 또는 심하게 앞머리에 부딪혀서 발생한다. 흥미롭게도, 이러한 경우들 중 일부에서, 환자는 실명을 부정할 수 있으며, **"보기에는 너무 어둡다"**와 같이 궁색하게 변명을 한다. 검사에 나타나는 오류를 감추기 위해 상상해서 변명을 제공하는 것을 *작화증*confabulation이라고 한다. 상상력과 기억의 혼합에서 혼동이 어느 정도의 역할을 하는지 또는 다른 동기가 관여될 수 있는지는 알려져 있지 않다. 후두엽의 손상으로 인해 시각적 무시 또는 시각적 부주의가 발생할 수도 있다(나중에 자세히 설명 참조).

앞서 언급했듯이, 일차시각 피질은 피질의 가장 뒷부분으로 BA 17이다. 인접한 지역인 BA 18과 19는 *외선조피질*extrastriate cortex이라고 하며 그 기능 중 하나는 다른 사람들의 신체 부위와 의도된 움직임에 대한 지각으로 보인다. 또한, 색상, 색조, 물체 인식 및 움직임과 같은 **'상위수준**higher-level' 시각적 정보를 처리한다. 후두엽으로부터 다른 뇌 영역으로의 시각 정보의 흐름은 정보의 유형에 의존하는 것으로 보인다. 물체의 위치와 그 운동에 관한 정보는 두정엽의 더 뒤로 전달되며, *등쪽경로*dorsal stream('어디where'경로)로 표시된다. 등쪽경로의 네트워크가 손상을 받으면 보통은 공간 지남력과 운동의 탐색이 안 되고 시각적 추적에 어려움을 겪는다. 개체의 특성, 색상, 모양 또는 형태에 대한 정보를 *배쪽경로*ventral stream('무엇what')경로라고 한다. 배쪽경로는 측두엽 영역과 함께 단어 인식 및 의미, 읽기, 주의, 학습 및 기억에 관여한다.

섬피질

섬피질insular cortex은 실비안열구 내 깊숙이 위치한 별개의 타원형 모양의 이랑 집단이다. 그것은 전두엽과 측두엽의 일부에 숨겨져 있다. 뇌간, 시상, 편도, 기저핵, 전두엽, 측두엽, 두정엽 및 모든 감각운동 연합영역에 상호 연결되어 있다. 앞띠피질anterior cingulate cortex(ACC) 및 전전두피질과 접속하는 앞부분 즉 앞섬피질

anterior insular cortex(AIC)은 신체의 정서적 인식 및 신체 상태(예: 온도, 통증 등)를 감지하는 데 중요한 역할을 한다. AIC의 손상은 개인이 정서적 인식에 적합한 결핍증을 겪는 *감정표현불능증*alexithymia을 초래할 수 있다. 감정표현불능증은 조현성 성격장애 환자 및 자폐 스펙트럼 장애에서 자주 나타난다(예: Coolidge, Estey, Segal, & Marle, 2013). AIC, ACC 및 DLPFC에는 *폰 이코노코모 뉴런*von Economo neurons(VENs)이라고 하는 어떤 커다란 방추 모양의 세포가 있으며, 그 주요 기능은 뇌의 먼 지역에 정보를 빠르게 전달하는 것으로 보인다. VENs는 큰 유인원과 같이 더 큰 두뇌를 가진 영장류에서 주로 발견되므로, 아마도 최근 2천만 년 내에 비교적 최근에 진화했을 것으로 의심된다. 그들은 또한 고래와 같이 더 큰 두뇌를 가진 더 지능적인 포유류에서 발견된다. 따라서 하나의 가설은 그들이 큰 유인원과 고래에서 독립적으로 진화하여 즉 *수렴진화*convergent evolution하여 유사한 목적을 제공한다는 것이다. 사회적 행동의 유지 처리 과정에서 큰 뇌를 통한 정보의 빠른 전달이다.

변연계

원래 뇌의 감정 처리 센터로 여겨졌던 변연계는 많은 뇌 구조나 영역으로 구성되지만, 시스템으로서의 상태는 다소 자의적이다. 이것은 부분적으로는 국소적 기능 그리고 부분적으로는 일반 기능에 근거하기 때문이다. 일반적으로 변연계는 언어, 시각 및 후각, 시각공간 위치를 포함한 감정의 처리와 기억의 형성에 관여한다. 그러나 감정의 처리와 관련하여 감정은 매우 복잡하다는 것이 인식되므로 단일 뇌 회로 또는 간단한 뉴런 기반을 가질 가능성이 없다. 이 두 가지 주요 기능인 감정과 기억 형성이 공통 신경 기질에 얽혀 있다는 것은 또한 둘 사이의 친밀한 관계를 암시하며 경험적 연구는 감정 형성이 기억 형성에 미치는 역할을 강력하게 뒷받침한다. 변연계 구조는 대뇌의 밑면 또는 배쪽에 위치하며 피질과 측두엽 내부에 있다. 변연계 체계 구조는 대부분, 해마, 편도 띠피질, 시상하부, 유두체, 중격핵, 해마곁이랑, OFC 그리고 창백핵 및 흑색질을 포함한 기저핵 일부를 포함한다. 그것들은 모두 양측 구조이다. 두 반구에 나타난다. 변연계 구조는 피질보다 계통 발생적으로 오래되었으며, 비포유류 뇌에서 훨씬 더 두드러진다. 이 장에서는 해마, 편도 및 기저핵과 같은 세 가지 구조에 대해서만 자세히 설명한다. [그림 3.8] 및 [그림 8.1]을 보라.

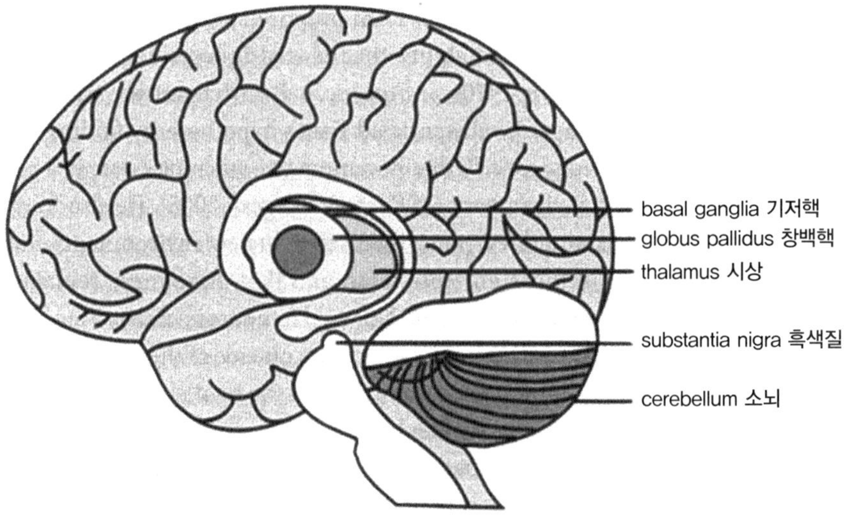

[그림 3.8] 기저핵과 다른 구조

자료 출처: Wikipedia Commons by Tara Dieringer

해마

해마는 양쪽 말굽 모양의 구조로 처음 알려진 목적은 인간과 동물의 공간 위치를 암기하는 것이었다. 모든 포유류는 어류, 파충류 및 조류와 비교하여 잘 발달 된 해마를 가지고 있다. 후자 동물들에는 상동성 구조가 있으며, 이들 구조는 또한 공간 인식에 관여하는 것으로 보인다. 독일 철학자 임마누엘 칸트는 오래전에 우주에 대한 인식은 경험과 무관하게 존재하는 정신적 능력이라고 했다. 1960년대와 1970년대 초 미국계 영국의 신경과학자인 존 오키프John O'Keefe 그리고 그의 동료는 쥐가 환경에서 특정 장소에 있을 때 활성이 된 *장소세포place cells*라고 불리는 뉴런이 있다는 것을 발견함으로써, 칸트의 가설을 입증했다(O'Keefe & Burgess, 2005). 또한, 이러한 장소세포는 새로운 환경에서 재배열 되어 해당 환경에 대한 새로운 지도가 생성되고 시간이 지남에 따라 해당 지도가 안정적으로 유지된다는 사실도 발견했다. 그의 연구에서 영감을 얻은 노르웨이 신경과학자 메이 브리트와 에드바르트 모세르May-Britt and Edvard Moser는 쥐와 생쥐의 해마 외부에서 추가적인 측두엽과 연결된 세포 활동을 발견했다. 그들은 이 세포들을 *격자세포grid cells*라고 불렀는데, 이 세포는 거리를 항해하여 공간 탐색을 위한 뉴런 기반을 형성했다. 공동 작업으로 오키프와 모세르O'Keefe and Mosers는 2014년 노벨 생리학 또는 의학상을 수상했다.

해마는 *의미기억semantic memory*, *언어기억verbal memory* 또는 *외현기억explicit memory*으로도 알려져 있는 서술기억declarative memories의 형성에 중요하다. 그렇지만 돌 깨고 다듬기, 저글링과 같은 절차기억procedural memories의 형성에는 중요하지 않다. 해마의 손상은 새로운 언어기억을 장기기억으로 옮길 수 없는 전향성 기억상실을 초래할 수 있으며, 해마의 손상은 또한 최대 2년 또는 3년까지 기억상실을 초래할 수 있다. 이 기간 동안 기억에 취약한 것으로 보인다. 해마는 감정적 처리를 위한 네트워크 일부로 간주되기 때문에 정서적 상태와 기억 사이의 연결은 우연이 아니다. 인간은 감정가emotional valence가 있는 것을 기억하고, 그렇지 않은 것을 잊는 경향이 있다. 따라서 사건의 감정가(사전 신념이나 태도에 크게 의존)는 무언가가 암기되는지 또는 되지 않는지를 결정할 것이다. 천재지변, 전쟁, 사망 및 기타 재난과 같은 사건이 매우 감정적으로 흥분되는 경우, 사람은 사건을 잊는 것이 매우 어려울 것이며, 일부는 외상 후 스트레스 장애를 일으킬 수 있다.

편도

해마의 앞쪽 끝, 양측에 있는 아몬드 모양의 구조의 편도(*amygdalae*는 복수형, *amygdala*는 단수형)는 감정적 처리, 특히 공포와 분노 반응에서 잘 연구된 역할을 한다. 편도의 주요 기능은 외부 자극이 무엇이고 어떻게 해야 하는지 결정하는 것이다. 편도는 종종 감정의 신경 고향neural home of emotions으로 선전되었지만, 이 연구의 압도적 다수는 분노와 두려움의 두 가지 감정에만 전념해왔다. 편도는 또한 매우 복잡하고 뇌의 다른 영역과 상호 연결되어 있기 때문에 일부는 그것들이 단일 구조 실체가 아니며, 단일 기능 단위로 간주 되어서는 안 된다고 제안한다. 편도의 기저핵은 모든 감각 체계로부터 입력을 받는다. 중앙 및 내핵은 선천적 감정의 산출과 관련이 있으며, 편도 피질 핵의 입력은 후각망울과 *조롱박피질piriform cortex*로 불리는 후각피질에서 비롯된다. 편도의 피질 핵으로의 후각 입력은 **'두려움의 냄새'**에 견고한 뉴런 기반을 제공한다. 무히카-파로디 등(Mujica-Parodi et al., 2009)은 인간이 감정적으로 스트레스를 받는 초보자 스카이다이버로부터 공기 중의 화학 물질을 감지할 수 있다는 것을 실증적으로 입증했으며, 기능성 자기공명영상(fMRI)은 인간 감지기에서 편도의 활성화를 보여주었다. 편도는 또한 적어도 5개의 상이한 신경전달물질에 대한 수용체, 2개 이상의 상이한 호르몬에 대한 수용체 그리고 옥시토신, 오피오이드 및 기타 펩티드 수용체를 갖는다.

앞서 언급했듯이 감정이 기억 형성에 중요한 역할을 하기 때문에 편도는 학습과 기억에서도 중요한 역할을 한다. 편도 및 다른 변연계 구조는 주변 피질보다 계통 발생적으로 훨씬 더 오래되었으며, 종종 파충류의 뇌에서 더 두드러진 특징으로 있다. 포유류와 영장류의 연구에서 편도절제술은 '**길들이기 효과**'를 유발하며 편도의 전기적 자극은 분노 반응을 일으킬 수 있다. 생쥐에서 훨씬 더 큰 자연 포식자에 대한 분노 반응이 입증되었다. 편도가 절제된 인간은 냉담하고 제8장에서 논의할 H.M.의 경우처럼 자발성, 창의성 또는 정서적인 표현이 거의 없다.

미국의 신경과학자인 조셉 레두스Joseph LeDoux(1996)는 편도가 두 가지 경로, 즉 하나의 빠른 경로('**낮은 길**the low road')와 하나의 느린 경로('**높은 길**the high road')에서 감각 입력을 받는다고 지적했다. 빠른 경로는 뱀과 같은 무서운 동물에 대한 시각피질에서 오는 정보를 인식한다. 이러한 인식은 시상으로부터 편도에 직접 전달되며, 이는 '**점프**'와 같은 즉각적인 운동 반응을 이끌어 낼 수 있다. 이 회로에서는 대상이 무해한 옥수수뱀이라는 것을 완전히 인식하지 못하고 심박 수 및 혈압 상승과 같은 자율적(무의식적) 반응이 발생한다. 동시에 시각피질은 뱀에 대한 정보를 더 높은 수준으로 보내고, 뱀에 대한 훨씬 더 큰 해결책을 제공한다("**오, 그것은 독사가 아니며, 옥수수뱀이다**"). 그리고 이러한 정보를 평가하기 위해 편도로 보내는데 이것은 매우 느린 처치가 이루어진다. 진화론적으로 이 이중 분석 체계는 다른 처리 속도에도 불구하고 빠른 인식과 정확한 인식을 모두 허용하는 것으로 보인다.

기저핵

기저핵은 피질하 뉴런의 집합으로 가장 명확한 기능이 움직임을 제어하는 것으로 보인다. 이 신경절의 한 부분인 흑색질은 운동 제어를 담당하는 신경전달물질인 도파민을 제조한다. 파킨슨병의 초기 단계에서 흑색질의 뉴런이 파괴되어 처음에는 손가락, 손 또는 발의 떨림이 발생하고 근육은 종종 단단하고 뻣뻣해지며, 특히 얼굴 근육은 마스크 같은 얼굴이 된다. 결국, 걷는 능력이 손상되고, 발을 끄는 걸음걸이로 움직일 수 있다. 파킨슨병의 말기 단계에서, 주변 뇌 조직의 상실은 치매(기억 문제 및 지적 상실) 및 일부 환자에서 정신병적 증상을 초래할 것이다. 초기 도파민 생산 문제는 종종 도파민을 모방하는 약물인 레보도파levodopa(L-dopa)에 의해 개선될 수 있다. 헤이지, 프랭크 그리고 오라일리Hazy, Frank, and O'Reilly(2006)는 전전두피질prefrontal cortex(PFC)에서 적극적으로 유지 관리되는 작업 관련 정보를 제어하는 기저핵의 역할을 조사했다. 그들은 기저핵이 시행착오를 통해 학습되는 **'가기Go'** 또는 **'가지 말기No Go'**를 PFC에 제공하고, 이 입력이 PFC의 보다 추상적인 집행 기능을 지원하는 데 도움이 된다는 결론을 내렸다.

다른 뇌구조

소뇌

소뇌cerebellum(**'작은 뇌'** 또는 **'좀 더 적은 뇌'**를 의미하는 라틴어의 축소diminutive)는 오랫동안 운동의 획득, 유지, 유연한 시기 선택 및 실행과 관련되어 있다([그림 3.9] 참조). 1993년, 일본의 신경과학자인 마사오 이토Masao Ito는 소뇌가 운동의 움직임을 통제하는 것처럼 생각이나 아이디어를 통제할 수 있다고 추측했으며, 지난 10년 동안 수많은 신경생리학적 연구가 그의 가설을 입증했다. 소뇌는 이제 다양한 인지적 기능과 관련이 있다. 통찰력, 직관력, 창의력 및 혁신, 새로운 문제해결, 언어, 정서적 단어 의미, 문법의 측면, 메타언어적 기술(다른 말의 미묘함에 대한 인식), 말과 시각공간 작업기억, 말의 유창, 읽기, 쓰기 그리고 행동의 속도, 힘 및 리듬을 포함한다. 유인원과 원숭이에서 인간과 마찬가지로 소뇌의 앞부분은 운동을 제어하지만, 소뇌의 뒷부분은 *호모 사피엔스*에서 이러한 고차인지기능을 위해 확장된 것으로 보인다. 소뇌의 적응과 굴절적응은 제7장에서 더 자세히 다루어질 것이다.

또한, 인간 소뇌의 진화적 확장과 더 높은 인지기능에 대한 확장은 고립(모자이크진화mosaic evolution, 뇌 영역의 독립적 진화)되어 발생하지 않았지만, PFC와 운동체계의 진화와 관련하여 발생했다고 제안되었다(협조진화concerted evolution). 따라서 자연선택은 개별 뇌 영역이 아니라 기능적이고 상호 연결된 뇌 체계에 작용했을 수 있다. 약 340만 년 전에 최초의 기술이 돌-도구 제작이었기 때문에 PFC, 운동체

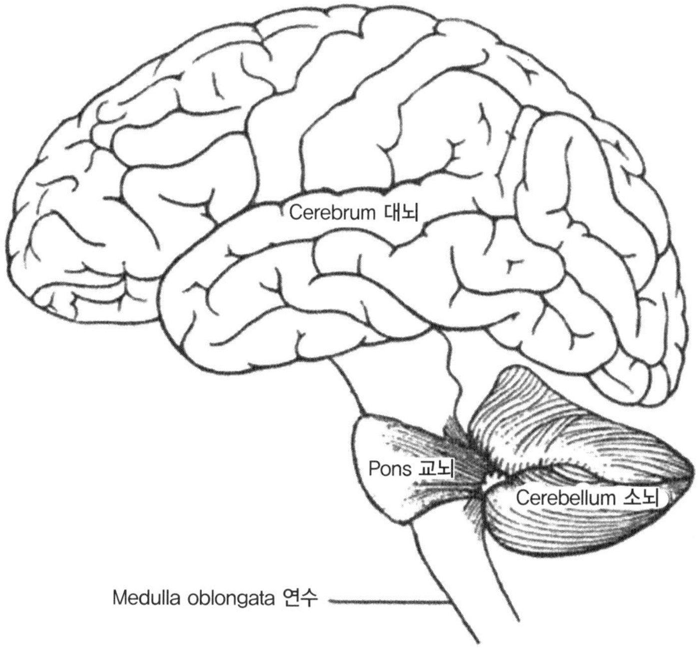

[그림 3.9] 대뇌, 소뇌, 교뇌 그리고 연수

자료 출처: Wikipedia Commons by Tara Dieringer

계 및 소뇌와 같이 석기를 만드는데 필요한 뇌 영역이 모두 함께 협조를 위해 선택되어 도움이 될 수 있다. 언어와 같은 굴절적응 체계의 인지기능이 다른 기능을 위해 이미 설치된 체계를 어떻게 확장할 수 있었는지 설명한다. 흥미롭게도, 최근 연구에 따르면 네안데르탈인은 현대 *호모 사피엔스*보다 뇌가 약 10% 더 크지만, 소뇌가 더 작았을 수 있다. 이 토론은 제7장에서 계속될 것이다.

다발

뇌의 협조진화의 증거로써, 다발fasciculi(단수=*fasciculus*)은 결합 된 기능을 위해 자연적으로 선택된 뇌 영역들 사이의 주요 신경 전달 고속도로 역할을 한다. *활꼴다발*arcuate fasciculus은 주로 측두엽을 전두엽과 PFC에 연결한다. 이러한 연결은 단어, 생각 및 견해 같은 측두엽을 기능과 순서, 추론 및 의사 결정과 같은 다른 상위

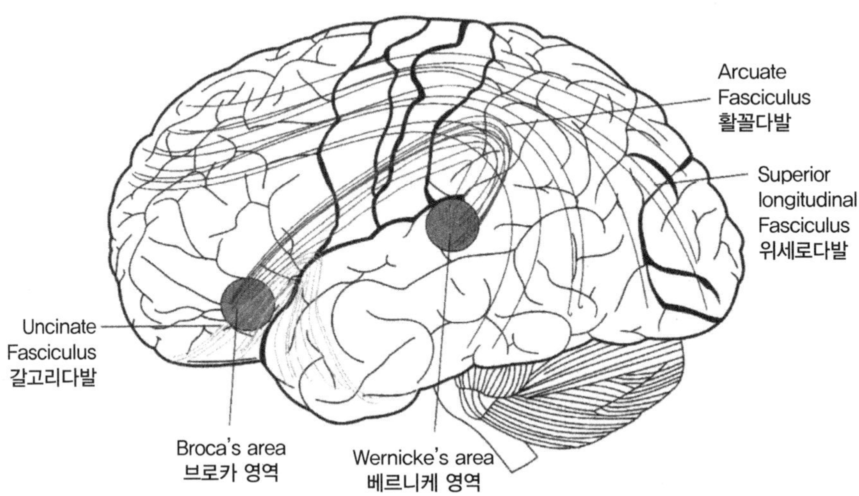

[그림 3.10] 다발

자료 출처: Wikipedia Commons by Tara Dieringer

수준 처리를 포함한 전두엽에 보내며 친밀한 관계를 보여준다. *위세로다발*superior longitudinal fasciculus은 전두엽 영역을 뇌의 다른 모든 엽과 연결한다. 후자의 연결은 두정엽, 측두엽 및 후두엽의 모든 중요한 기능을 전두엽의 기능에 반영한다. *아래세로다발*inferior longitudinal fasciculus은 주로 측두엽과 후두엽을 연결한다. 뇌간의 다양한 주요 기능을 상부 피질에 연결하는 다발(예를 들어, 갈고리다발uncinate[20])도 있다. [그림 3.10]을 참조하라.

뇌간

뇌간은 척수의 상부를 형성한다. 뇌간의 윗부분인 교뇌pons는 몸에서 감각과 운동 입력을 받아 소뇌의 양쪽으로 보낸다. 교뇌는 또한 신체의 형성이 교차하여 뇌의 반대편에 의해 처리되는 부위이다. 즉, 신체의 왼쪽 절반의 정보는 처리를 위해 뇌의 오른쪽으로 전송되며 그 반대의 경우도 마찬가지이다. 망상체reticular formation는 교뇌와 같은 수준에 있으며 뇌에서 가장 오래된 계통 발생 영역 중 하나이다. 시상, 시상하부, 피질 및 소뇌에 연결되어 있다. 그것은 수면, 식사, 성행위, 경계, 주의 및 동기 부여와 같은 많은 기본 자동 기능을 조절하는 것으로 보인다. 교뇌 아래에는 신체와 뇌 사이의 정보 흐름을 처리하는 연수medulla oblongata가 있다. 연수는 또한 대부분의 비자발적 근육 운동과 샘의 활동을 제어하며, 심박 수, 호흡 및 혈압과 같은 생명 기능을 제어한다. 이 영역에 큰 피해를 입으면 대개 사망에 이르게 된다.

---

20) 전두엽의 아래면과 측두엽의 앞부분을 연결하는 갈고리 모양의 연합 섬유 다발(역자 주).

시상

척수 상단의 이 난형 구조의 *시상*thalamus(그리스어로 '**내부**inner room'를 의미 함)은 감각 체계를 위한 피질의 관문이다. 피질의 모든 영역과 상호 루프가 있다. 뇌간 구조는 또한 시상 기능에 신경을 분포하여 이들 구조와도 상호 루프가 있다. 시상의 특정 부분에는 더 구체적인 기능이 있다. 가장 중요한 기능 중 하나는 시상 뒷부분의 베개핵pulvinar nucleus에 의해 조절되는 주의attention이다.

시상하부

이 구조는 시상 아래에 위치하며 PFC, 편도 및 척수로 뻗어있다. 또한, 아래에 있는 뇌하수체와 연결된다. 시상하부는 자율 신경계, 내분비계 및 호르몬계, 신체의 일반적인 항상성을 조절한다. 시상하부는 또한 혈액에서 순환하는 호르몬에 의해 상호 영향을 받는다. 따라서 시상하부, 뇌하수체, 내분비선/부신 그리고 조절하고 생산하는 호르몬 사이에는 높은 상호작용이 있다. 시상하부hypothalamus, 뇌하수체pituitary gland, 내분비/부신endocrine/adrenal glands은 신체의 스트레스 반응 체계인 '**시상하부-뇌하수체-부신축**HPA axis'을 형성한다.

감각

촉각과 손잡이

각 손에는 두 대뇌반구에 같은 쪽과 반대쪽이 연결되어 있다. 그러나 손과 반구의 반대쪽 연결은 같은 쪽 연결보다 훨씬 강하다. 따라서 오른손은 왼쪽 반구의 도구이고 왼손은 오른쪽 반구의 도구이다. 예를 들어, 주요 우반구 뇌졸중(뇌 영역으로의 혈액 공급 중단) 후 환자는 일반적으로 신체의 왼쪽에서 마비되며 오른쪽을 통해 왼손을 제어할 수 없다.

약 90~95%의 사람들이 자신의 선호도나 수행력에 따라 오른손을 선호한다. 다른 5~10%의 사람들은 대부분 왼손잡이이거나 양손잡이를 주장한다. 신경심리학적 검사에서, 손잡이는 사람이 각 손으로 집게손가락을 두드리는 속도에 의해 가장 자주 평가된다. 흥미롭게도, 왼손잡이라고 주장하는 사람들의 거의 절반이, 왼쪽 검지보다 오른쪽 검지로 더 빨리 두드리는 반면, 오른손잡이라고 주장하는 거의 모든 사람이 오른쪽 검지로 더 빠르게 두드린다. 왼손잡이라고 주장하는 사람들은 그러한 다양한 신경심리학적 검사 결과를 가지기 때문에 때때로 오른손잡이가 아닌 사람들non-right handed people로 불린다.

오른손 선호는 대체로 인간의 특성인 것 같다. 침팬지에게서만 오른손 선호도가 약하고 일반적으로 포획되어 키워진 침팬지가 인간 보호자를 모방하고 있음을 나타내고 있다(예: McGrew & Marchant, 1997). 또한, 거의 모든 오른손잡이 사람들은 왼쪽 반구에서 말을 하고, 오른손잡이가 아닌 사람들의 약 70%도 왼쪽 반구에서 말을 한다. 오른손잡이가 아닌 사람들의 약 10% 미만이 '**거울**mirror'인 왼손잡이인 것으로 생각된다. 즉, 그들은 오른쪽 반구에서 말을 하고 왼손을 선호한다.

오른손잡이는 인간의 특성으로 보이며 많은 주요 언어 기능이 인간의 좌반구에 주로 위치하지만, 조류, 양서류 및 포유류를 포함한 다양한 동물의 발성vocalization에 대한 좌반구 국소화localization가 있다. 현대인의 언어 표현 생성에서 그 역할로 유명한 좌반구는 약 2백5십만 년 전에 *호모 하빌리스*에서 확대되었지만, 약 3백만 년 전에 오스트랄로피테신에서는 그렇지 않은 것으로 보인다(Holloway, 1983). 두개골 형태는 두개골의 내부 화석 특징에서 엄격하게 추정해야 하지만,

뇌 자체는 거의 화석화되지 않기 때문에 이러한 고대 호미닌에서 특정 뇌 영역의 평가는 어렵다. 그러나 인류학자들은 아마도 오스트랄로피테신보다 더 많은 *호모 하빌리스*가 발성할 수 있었으며, 따라서 일종의 원형 언어를 가지고 있을 수 있다는 데 동의하는 경향이 있다.

언어 편측화lateralization와 손잡이 선호의 인과 관계는 논란의 여지가 있다. 코발리스Corballis(2003)는 발성이 초기의 왼쪽 반구 국소화(1억 년 전 이상)를 가진 것으로 보이며, 약 2백만 년 전에 손잡이가 등장한 것으로 추정되는데, 아마도 손짓이 *호모 하빌리스* 간의 의사소통에 통합되었을 때일 것이라고 주장했다. 그는 언어 요구로 손짓이 제거됨에 따라, *호모 사피엔스*에서 기술의 발전이 빠르게 일어날 수 있었다고 추측한다. 코발리스는 침팬지에서 브로카 영역에 거울뉴런이 있는 것에 주목하고, 어떤 침팬지가 다른 침팬지의 손짓을 목격할 때 활성화되는 것을 보았다. 따라서 만약 발성이 매우 초기에 진화한 좌반구 편측화를 이루고, 손짓이 언어의 기초가 되었다면, 이후 거울뉴런은 손짓의 획득을 돕고 몸짓에 대한 오른쪽 편향을 강화했을 수 있다. 코발리스는 토스Toth(1985)에 의해 140~190만 년 전(*호모 에렉투스*와의 관련보다 더 많이) 석기를 조사한 추가 증거를 제공한다. 그는 오른손잡이가 왼손잡이보다 약 1.3대1의 비율로 더 많았는데, 현대인에서 오른손잡이가 비 오른손잡이보다 약 9대1의 비율로 높은 것과 비교가 되는 것을 발견하였다. 우오미니Uomini(2009)는 *호모 하이델베르겐시스*, 네안데르탈인 및 후기 구석기 *호모 사피엔스*와 같은, 최근 호미닌에서 왼손잡이가 거의 없음을 발견했다. 후자의 발견은 우리의 진화론적 과거에 걸쳐 오른손잡이에 대한 선호도가 증가하고 있음을 시사하지만, 이 편견이 고대 좌반구의 국소화, 유전적 부동, 문화적 편견 또는 요인의 조합을 통해 발생했는지는 확실하지 않아서 나는 피치와 브라치니 가설Fitch and Braccini(2013)을 선호한다. 그는 *호모 사피엔스*는 오른손에 대한 선호도가 높고 좌반구의 말에 대한 국소화는 독립적으로 파생된 특성일 수 있다고 하였다. 그들은 인간의 손잡이 선호가 아마도 더 오래된 척추동물 지각적perceptual 비대칭에서 비롯될 것이라고 제안한다. 따라서 그들은 인간의 손잡이를 **'원동력'**으로 보지 않고 뇌에서 언어의 편측화에 대한 직접적인 인과 관계를 찾는 데 있어 초점이 **'잘못 배치'**되고 헷갈려졌다고 본다.

귀와 듣기

귀와 대뇌반구의 연결은 손과 같은 패턴을 따른다. 각 귀는 반구에 같은 쪽 및 반대쪽 연결부가 있다. 그러나 귀와 반구의 반대쪽 연결은 같은 쪽 연결보다 훨씬 강하다. 따라서 오른쪽 귀는 왼쪽 반구의 도구instrument이고 왼쪽 귀는 오른쪽 반구의 도구이다. 신경심리학 연구 및 평가에서 짧은 단어 목록의 다른 단어가 각 귀에 동시에 재생되는 이분법 청취 패러다임이 주로 사용되었다. 각 귀와 반구는 서로 뒤죽박죽이 아닌 단어를 명확하게 들을 수 있지만, 참가자나 환자는 한 번에 한 단어로만 대답할 수 있다. 오른손잡이 사용자는 오른쪽 귀에서 단어를 보고하는 것이 우선적으로 선호된다. 왜냐하면, 오른쪽 귀에서 재생되는 단어는 말이 있는 왼쪽 반구로 직접 이동하기 때문이다(반대쪽 연결은 같은 쪽 연결보다 강하기 때문이다). 왼쪽 귀에 들려주는 단어는 오른쪽 반구로 직접 이동한다. 그러나 듣기 위해서 단어는 뇌량을 통해 왼쪽 반구로 옮겨져야 한다. 이 작은 지연은 따라서 오른쪽 귀로 들려주는 단어를 선호한다.

눈과 보기

각 눈은 두 반구에 연결되어 있다. 반대쪽 및 같은 쪽 연결의 강도는 동일하다. 왼쪽 눈의 왼쪽 절반은 왼쪽 반구에 같은 쪽으로 연결되어 있고 왼쪽 눈의 오른쪽 절반은 오른쪽 반구에 반대쪽으로 연결되어 있다. 오른쪽 눈도 마찬가지이다. 오른쪽 눈의 오른쪽 절반은 오른쪽 반구에 같은 쪽으로 연결되어 있으며 오른쪽 눈의 왼쪽 절반은 왼쪽 반구에 반대쪽으로 연결되어 있다. 각 눈의 왼쪽 절반은 오른쪽 시야(오른쪽 반쪽 시야)를 보며 각 눈의 오른쪽 절반은 왼쪽 시야(왼쪽 반쪽 시야)를 본다. 따라서 환자 참가자가 초점을 맞추고(신경심리학 평가에서 환자가 시야의 한가운데 직접 별이나 원에 초점을 맞추고) 열쇠의 사진이 왼쪽 시야에 그리고 공의 사진이 오른쪽 시야에 보이면(매우 간단히), 오른손잡이 참가자는 '**열쇠, 공**key, ball'이 아닌 '**공, 열쇠**ball, key'를 주로 보고한다. 오른쪽 시야에 표시되는 것은 각 눈의 왼쪽 절반에서 보이고 눈의 왼쪽 절반은 말이 있는 왼쪽 반구에 직접 연결

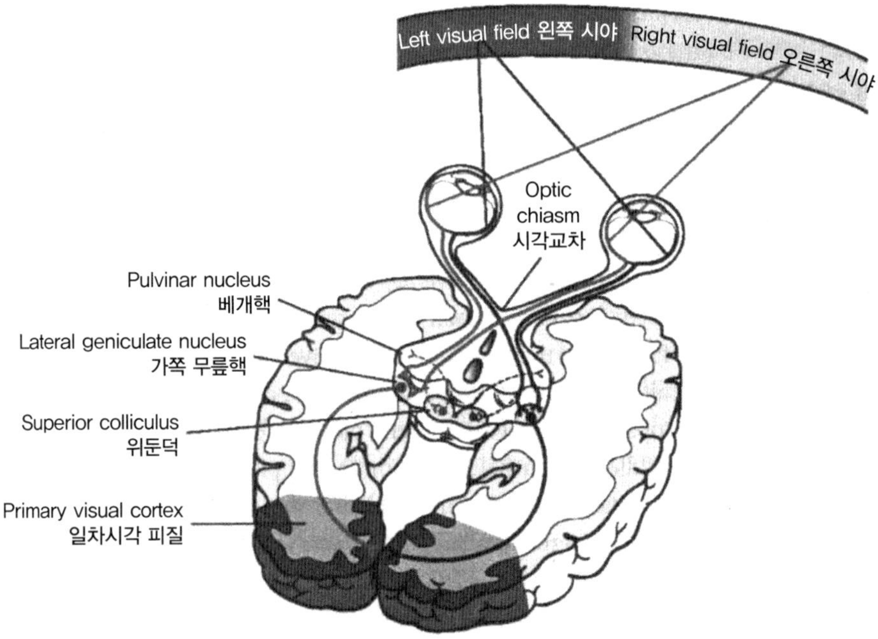

[그림 3.11] 눈과 시야 조직

자료 출처: Holly R. Fischer, MFA

되어 있다(왼쪽 시야에서). 열쇠 그림은 각 눈의 오른쪽 절반에서 인식된다. 열쇠에 대한 지식은 말을 하기 위해 뇌량을 통해 오른쪽 반구에서 왼쪽 반구로 전달되어야 한다. [그림 3.11]을 보라.

분리뇌 연구들

신경심리학자 로저 스페리Roger Sperry는 1981년 난치성 뇌전증 환자, 즉 약물로 발작을 조절할 수 없는 환자로 노벨 생리학 또는 의학상을 수상했다. 스페리는 발작이 종종 한 반구(간질 발생 초점)에서 시작되어 다른 반구로 퍼져 나갔다는 것을 알아냈다. 이것은 두 반구가 다양한 기능에서 동기화synchronous 되어 다른 반구의 발작 활동을 모방하기 때문에 발생하는 것이다. 스페리는 환자에서 뇌량을 절단하면 발작 활동이 크게 감소한다는 것을 발견했다. 그는 또한 이 연결부절개술이 동반된 행동 반향repercussions을 최소화한다는 것을 발견하였다. 그러나 이러한 분리뇌 환자에 대한 후속 검사는 지각, 이해 및 말에서 각 반구의 다양한 역할에 대한 통찰력을 제공했다. 스페리와 그의 학생들은 왼쪽 반구가 분석, 순차적 및 언어 작업에서 더 좋고, 오른쪽이 비언어적 및 공간 작업에서 더 낫다는 것을 발견했다. 흥미롭게도 스페리와 그의 학생들은 우반구의 언어 기능의 범위에 대한 연구 결과의 의미에 항상 동의하지는 않았다. 그들의 연구는 좌반구와 우반구 차이의 대중화를 위한 발판을 마련했으며, 이후의 과대광고에서 두 반구가 거의 모든 작업에서 동기적으로 작동하는 정도는 간과했다.

냄새와 맛보기

인간 코의 뒷부분에는 약 350개의 기능성 후각수용체 유전자(쥐는 약 1,000개)를 기준으로 냄새를 감지하는 감각세포(후각 상피)가 늘어서 있다. 이들 감각세포로부터의 축삭은 두개골의 앞 및 아래에 구멍이 뚫린 뼈인 체판cribriform plate을 통과한다. 거기에서 축삭은 후각망울로 직접 투사되는데, 후각망울은 인간의 뇌 바로 아래에 양측으로 놓여 있다. 후각망울은 변연계, 특히 해마, 편도, 조롱박피질 및 안와피질에 연결되어 있다. 따라서 후각 신경회로는 특히 기억력과 감정이 얽혀 있는 더 높은 인지기능과 관련된 뇌 영역에 직접 통합되는 유일한 감각 양식이다. 따라서 후각은 더 높은 인지기능이며 단순히 냄새를 맡는 훨씬 더 정교한 뿌리를 제공한다고 주장할 수 있다. 후각망울절개술에 대한 동물 연구는 세포면역의 감소 원인이 되는 것으로 밝혀졌다. 인간의 연구에 따르면 후각 손상(후각상실증)은 루푸스lupus와 같은 자가면역질환과 파킨슨병, 알츠하이머병을 포함한 신경퇴행성질병 및 우울증과 같은 다른 유형의 병리를 예고하였다. 흥미롭게도 선천적으로 후각상실증 환자들은 선천적으로 맹인이나 청각장애인보다 훨씬 더 사회적이고 생식적인 문제를 가지고 있는 것으로 나타났다(그러나 이런 발견은 반복성을 요구한다). 바스티르 등(Bastir et al., 2011)은 체판이 네안데르탈인보다 *호모 사피엔스*에서 약 12% 더 크다고 언급했다. 인간 후각망울 크기가 후각 성능, 즉 악취 역치 검출 및 악취 식별과 상관관계가 있는 것으로 밝혀졌기 때문에, 레불리스와 쿨리지Levulis and Coolidge(2016)는 체판의 확대로 인해 중대한 행동 결과가 있을 수 있다고 제안했다. *호모 사피엔스*에게 더 나은 일반 면역력, 자가면역질환에 대한 저항력, 사회적, 정서적, 성적/짝짓기 기능을 향상시킬 수 있다.

코가 막힌stuffy nose 사람은 대개 맛이 감소한다고 보고하기 때문에 맛과 냄새는 밀접하게 관련되어 있다. 사람의 혀에 있는 미각은 짠맛, 단맛, 신맛, 쓴맛, 감칠맛umami(수프 같은 또는 고기 같은 맛)의 5가지 독특한 맛에 민감하다. 미각의 축삭은 안면신경(제7 뇌 신경)과 합쳐서 뇌간 영역과 시상에 연결된다. 시상에서 나온 음식 정보는 일차 미각피질gustatory cortex(BA 43; 섬피질의 일부)에 연결되어 있으며, 그 정보는 맛과 냄새가 최종적으로 통합되고 평가되는 안와전두피질의 2차 처리 영역에 연결되어 있다(예: 양호, 나쁜, 유해한 등). 흥미롭게도 소믈리에(와인 전문가)는 비전문가와 마찬가지로 와인에 반응하여 BA 43에서 초기에 유사한 뇌 활성화를 보여주지만, 소믈리에는 의사 결정과 선택에 관여하는 피질을 증가시키기 때문에 섬피질과 안와 전두엽 및 등가쪽 피질에서 활성화가 증가 되었다.

다섯 가지 기본 취향에 대한 진화론적 이유가 있을 수 있다. 첫째, 쓴맛과 신맛의 검출은 짠맛, 단맛 또는 감칠맛의 검출보다 훨씬 더 민감하다. 쓴맛과 신맛이 다른 세 가지 맛 치수보다 유독 물질을 피하는 데 훨씬 더 유용한 것으로 의심된다. 또한, 냄새 맡기는 접촉, 맛, 보기 또는 듣기보다 진화적으로 더욱 중요해 보이는데, 접촉, 맛과 달리 유독 물질과의 직접적인 접촉을 피하는 데 도움이 될 수 있기 때문이다. 그리고 보기와 듣기는 독성 물질의 특성에 대한 유용한 정보를 전달할 가능성이 작았기 때문이다.

마지막 생각

뇌는 모든 생물 또는 무생물 체계 중에서 가장 복잡하다. 이와 같이 단순한 뇌 모델(이 장에 제시된 것조차)과 뇌에 관한 신화는 인간의 문화에 풍부하다. 뇌 손상 치료 및 뇌 재활 프로그램조차 종종 가짜 과학적 접근법과 본질적으로 쓸모가 없는, 또는 가치가 없는 도움(아마도 위약효과와 다르게)으로 가득 차 있다. 위약효과를 분류할 때 두 가지 생각을 강조한다. 첫째, 치료는 과학적으로 명확하게 확립되어 있는가? 소뇌의 기능이 향상되면 인지기능이 향상되거나 심리적 안녕이 향상될 수 있다는 가설을 세우는 것만으로는 충분하지 않다. 그것이 사실일 수 있는 방법의 각 단계를 경험적으로 보여주어야 한다. 그러한 프로그램의 많은 촉진자(종종 의도가 좋은 사람들)의 방어는 심리치료와 같이 과학에서 잘 확립된 많은 접근법들이 완전히 조사되지 않았으며, 일부 원인이 되는 뇌-행동 관계가 아직 완전히 확립되지 않았다는 것이다. 그 사실은 나의 두 번째 권장 사항으로 이어진다. 즉, 치료 또는 프로그램이 단순히 위약효과가 아니라는 것을 보여주기 위해 많은 시간을 들여야 한다는 것이다. 또한, 사실이 되기에는 너무 좋거나(가장 사실이 아니기 때문에) 본질적으로 즐거움을 주지만, 무해하다는 주장을 감시해야 한다. 후자의 예는 인간이 뇌의 10%만을 사용한다는 과학적 근거가 없는 만연한 뇌 신화이다. 그 주장은 완전히 멍청하고 어리석은 일이다. 그러나 다른 90%가 스페인어나 힌디어를 배우거나 탱고 수업을 받는 데 사용될 수 있다고 들었을 때, 가설은 여전히 허위이지만 무해하거나 심지어 유익하다.

요약

1. 생명에서 의식으로의 전환은 약 5억 5천5백만 년 전에 시작된 캄브리아기 시대에 연합적으로, 즉 고전적이고 조작적 조건화를 배우는 능력으로 시작되었을 수 있다.
2. 뇌에는 세포 증식, 세포 분화, 세포 이동 및 프로그램된 세포 사멸이라는 최소 4가지 이상의 세포 빌딩 원리가 있다.
3. 뇌에는 여러 가지 명명 체계가 있다. (1) 브로드만 영역(예: BA 44), (2) 추정된 기능(예: 일차청각피질), (3) 사람의 이름(예: 브로카 영역), (4) 국소적 위치(예: 위쪽 두정엽), (5) 구조의 위치 및 성질(예: 앞쪽 두정엽속고랑) 그리고 (6) 모양을 나타내는 해부학적 이름(예: 초승달고랑).
4. 뇌에는 4개의 주요 엽이 있다. (1) 전두엽 (2) 두정엽 (3) 측두엽 그리고 (4) 후두엽.

5. 정서적 처리, 기억 및 운동에 중요한 것으로 알려진 변연계는 해마, 편도, 기저핵 및 기타로 구성된 임의의 뇌 영역 집단이다.
6. 다발은 주요한 신경전달 연결을 포함하며, 이는 다양한 뇌 영역의 조화된 진화를 반영한다.
7. 뇌는 우주에서 가장 복잡한 생물 또는 무생물 체계이다.

제4장

전두엽

제1장에서 언급했듯이 인간의 뇌는 적어도 두 가지 주요 진화 계보의 영향을 받았다. 첫째, 육상 동물에서 수목 포유류가 다양하게 진화하여 *신피질*neocortex로 이름을 붙일 정도로 극적으로 팽창되었다. 뇌 표면의 팽창은 유연하게 변화할 수 있는 능력으로 선택되었으며, 변화하는 다양한 환경 조건과 도전에 대한 행동을 빠르게 변화시킬 수 있다. 포유류에서 신피질의 출력은 또한 축삭이 중뇌 구조에 연결될 수 있게 했지만, 그것들을 우회하여 모든 수준의 중추신경계에 연결되도록 했다. 뇌의 주요 운동 및 감각 영역의 행동이 더욱 전문화되어 세계, 그 대상 및 선수들players을 더 자세하게 표상할 수 있다. 포유류 행동은 고정 관념(고정 행동 패턴)을 넘어서서 행동 계획을 예측하고 형성하기 시작했다. 세계를 정확하게 표상한다는 것은 내부 이미지를 형성하기 위해 뇌 영역을 선택하는 것을 의미했다. 이러한 영역에는 주로 뒤쪽 피질 구조(일차시각 피질에 인접)와 *연합피질*association cortex이라고 하는 인접한 영역이 포함되어 있어, 보다 복잡한 인지 처리가 가능하다. 마지막으로, 행동을 형성하고 예상할 수 있는 영역이 선택되었다(뇌의 전두엽 영역, [그림 4.1] 참조). 포유류 뇌에 대한 이러한 변화는 다른 동물보다 더 정확한 고정 행동 패턴(본능)과 훨씬 더 큰 행동 유연성을 허용했다. 따라서 포유류의 뇌

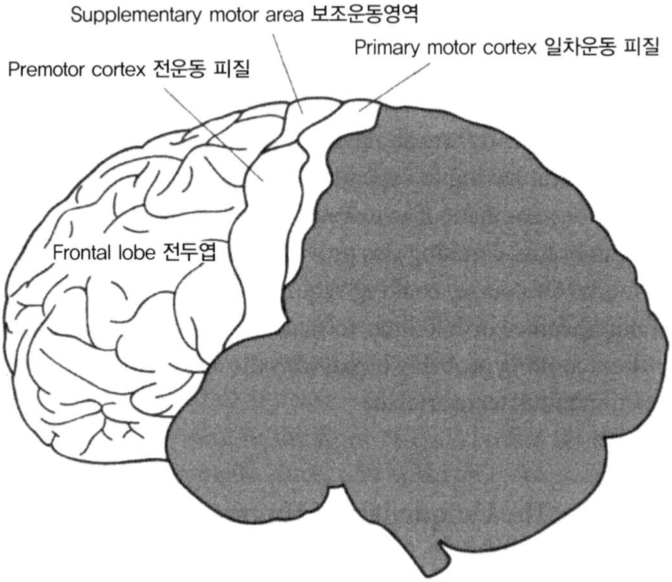

[그림 4.1] 전두엽

자료 출처: Holly R. Fischer, MFA

진화는 모자이크진화(독립적인 뇌 구조를 위한 자연선택)와 협조진화(제3장에서 언급된 바와 같이 보조적 기능을 수행하는 구조에 대한 선택) 둘 모두에 의해 전형화되었다. 다시 말하지만, 구조적으로 협조진화 된 강력한 예는 뇌의 다양한 영역의 작동을 조정하는 다발이다(제3장에서도 언급되어 있다. [그림 3.9] 참조).

뇌에 대한 두 번째 주요 영향은 포유류 계보에서 영장류가 다양하게 진화한 것이다. 앞서 언급했듯이 영장류는 작고 야행성이며 곤충을 먹고 나무에 사는 동물로 약 6천5백만 년 전에 시작된 공통 조상에서 진화했다. 영장류는 또한 잎과 영양가가 높은 과일을 먹었고 새, 파충류 및 기타 포유류뿐만 아니라 다른 영장류와도 경쟁했다. 그러나 성공적으로 경쟁하기 위해서는 고도로 정확한 감각 및 운동체계, 특히 익은 과일을 인식하기 위한 시각 체계와 나뭇가지 보행을 위한 운동체계가 필요했다. 시각 및 운동체계 외에도 실기시험audition도 필요했다. 영장류 사회화는 발성하고 먹이를 찾는 활동을 조절하면서, 다른 동물들보다 더욱 정교해졌으며, 의심할 여지 없이 언어의 시작을 알리는 소리를 생성하고, 이해할 수 있는 두뇌 영역이 선택되었다. 보다 복잡하고 사회적으로 지향적인 뇌의 기능으로서, 인간의 뇌는 단순히 규모가 확대된 영장류의 뇌라고 종종 주장된다. 일부 사실에 불과하다. 그러나 영장류는 포유류보다 몸의 크기에 비해 뇌가 불균형적으로 더 크다. *뇌화지수*encephalization quotient 또는 EQ라고 부른다.[21] 예를 들어, 신경과학자 스자나 헤르쿨라노-후젤과 동료Suzana Herculano-Houzel and her colleagues(2014)는 인간의 뇌에 대한 신진대사 요구 사항은 뇌의 크기에 비해 다른 비인간 영장류와 동일하며, 인간의 뇌는 다른 영장류에서 발견되는 뇌의 나머지 피질 뉴런의 비율이 같다고 주장했다. 그녀는 인간의 뇌에서 특별한 것은 뉴런의 수(실험적으로 860억으로 추정)와 최소한 신경교 세포만큼 많다는 점에 주목한다. 흥미롭게도 헤르쿨라노-후젤Herculano-Houzel(2012)은 요리의 발달이 생식의 에너지 한계를 극복했다고 추측한다. 예를 들어, 유인원은 깨어있는 시간의 약 1/4~1/2을 씹는 데 보낸다. 음식물을 섭취하는데, 그 정도의 에너지를 소비하지 않아도 인간 뇌에서 엄청난 수의 뉴런과 신경교 세포가 발달할 수 있다. 요리는 오늘날 음식보다 즉각적인 영양상의 이점을 제공했다. 물론 요리에는 불이 필요하다. 오스트랄로피테신이나 하빌린은 여전히 나무에 머물러 있기 때문에 만들 수 없었다. 따라서 요리는 아마도 *호모 에렉투스*의 출현과 완전한 지상 생활로의 전환으로 시작되었을 것이다.

21) 뇌화지수란 특정 몸무게를 가지는 동물의 실제 뇌 크기 대 추정된 뇌 크기 비율이다(역자 주).

인간 뇌의 독특함

인간의 뇌에 있는 현저한 수의 세포(뉴런과 신경교) 외에 다른 많은 독특한 특징들이 있다. 버크너와 크리넨Buckner and Krienen(2013)은 인간 대뇌 피질이 다른 모든 동물의 뇌와 비교하여 일차 감각 또는 운동영역에 비해 비례적으로 더 많은 양의 연합피질을 가지고 있다고 주장했다. 1800년대 후반, 독일 신경해부학자 폴 플렉시그Paul Flechsig는 피질의 이러한 영역을 보다 복잡한 고수준 인지과정을 제공하는 영역으로 식별하는 데 도움을 주었다. 버크너와 크리넨Buckner and Krienen에게 확장된 연합피질은 더 많은 인간의 두뇌가 단순히 지각과 운동 과정보다는 개념적이고, 더 높은 수준의 인지 처리 작업에 전념하고 있다고 제안한다. 그들은 또한 전통적인 정규회로canonical circuit(즉 공통, 특정 또는 잘 알려진 경로)뿐만 아니라, 연합피질을 위한 **'비정규**noncanonical' 뇌 회로(즉, 덜 알려진 뇌 경로)를 선호한다. 뇌 네트워크의 전통적인 관점에서, 예를 들면, 영역들 사이의 밀집된 영역은 감각 정보가 일종의 피드포워드 및 피드백 연결에서 운동 반응에 연결되는 정보의 계층적 흐름을 돕는다. 비정규회로에서 연합영역은 이러한 유형의 연결을 준수할 수 있지만, 일관된 계층적 구성없이 다른 연합영역에 연결되는 것처럼 보인다. 또한, 이러한 유형의 조직은 대뇌의 모든 부분에 연결되는 많은 병렬 기능체계를 초래할 수 있다. 이 연합피질 조직의 요점은 하향식 제어와 내부 매개 세계 표상에 의해 주도되었을 수 있는 호미닌 진화에서 크게 확장된 것으로 보인다.

전두엽의 적응

앞에서 언급했듯이 뇌는 운동을 위해 있다. 빗해파리, 해면동물 및 식물과 같이 진정한 두뇌가 없는 생물은 일반적으로 의도적으로 움직이는 것으로 간주되지 않는다. 물론, 어린 해면동물이 떠다니다가 **'뿌리'**를 내리고 고착될 수 있다. 빗해파리는 섬모를 통해 움직일 수 있으며, 초보 신경계는 섬모에 의해 일부 자극(예: 온도)에 반응할 수 있지만, 대부분 의도하지 않은 방향으로 움직인다. 그러나 약 5억 4천5백만 년 전에 최초의 벌레는 의도적으로 움직였으며, 그들의 초보 신경계는 일부 특수 세포가 그렇게 하는데, 즉 뇌를 요구했다. 또한, 앞서 언급한 바와 같이, 그들의 뇌(또는 초보적인 눈)가 그들의 움직임을 더 잘 지시하기 위해 그들의 몸 앞쪽인 **'머리'**에 있다면 선택적인 이점이 되었다. 따라서 뇌의 첫 번째 적응 중 하나, 특히 뇌의 앞부분은 의도적인 움직임의 방향에 대한 것이었다. 약 2억 년 전 파충류, 양서류 그리고 나중에 포유류의 진화로 팔다리, 특히 앞다리가 쥐고 잡는 데 특화되었다. 다시 말하지만, 뇌의 앞부분, 전두엽은 이러한 쥐기 운동과 잡기 운동을 지시했으며, 이 적응은 약 6천5백만 년 전에 첫 영장류의 출현으로 잘 이루어졌다.

거울뉴런

뉴런이 단순하지만, 목적이 있는 운동에 적합하다면, 이러한 뉴런 중 일부는 붙잡고 움켜잡는데 필요한 굴절적응이 되었다고 주장할 수 있다. 이것은 진화에서 일어났던 것으로 보인다. 그것은 적응이나 굴절적응 때문이지만, 붙잡는 동작은 운동에 이어 진화적으로 따랐다. 1980년대 초 이탈리아 신경생리학자 지아코모 리졸라티와 동료들^Giacomo Rizzolatti and his colleagues^은 마카크원숭이의 뇌 영역(F5)에서 단일 신경세포의 발화를 탐구했다. 그들은 원숭이가 물체를 움켜쥐면 단일 뉴런이 발화되고, 원숭이가 물체를 쥐고 있는 다른 동물(원숭이 또는 인간)을 관찰했을 때 같은 뉴런이 발화된다는 것을 발견했다. 이 뉴런들은 *거울뉴런*^mirror neurons^으로 분류되었다. 리졸라티와 동료들은 또한 거울뉴런을 아래쪽 두정엽에서 발견했다(Rizzolatti & Craighero, 2004). 그들은 추가 연구를 통해, 입과 얼굴 동작이 관찰되거나 흉내 내어질 때 거울뉴런이 발화되었던 것을 발견했다. 후속 인간 연구는 측두엽의 일부 영역이 마카크원숭이의 뇌의 다른 영역에 있는 뉴런처럼 거울과 유사한 특성이 있음을 발견했다(Keysers & Gazzola, 2010).

도발적이고 흥미로운 추측은 거울뉴런과 거울뉴런 체계가 다른 사람들의 태도와 느낌을 이해할 수 있는 능력과 같은 다양한 인지적, 사회적 행동과 문제에 그리고 자폐 스펙트럼 장애에 책임이 있다는 가설을 일으켰다. *마음이론*theory of mind(TOM)이라고 부른다. 어떤 사람들은 DNA의 발견이 생물학에 준 영향처럼, 거울뉴런이 인지과학에 영향을 준다고 주장했다. 이 주장들 중 많은 부분이 이론적으로 근거가 없거나 과장되어 있거나 아직 경험적으로 정당화되지 않았다. 인지과학자 그레고리 히콕Gregory Hickok(2009, 2014)은 이러한 비판을 요약했으며, 대부분 비판의 중심은 거울뉴런이 어떻게 인지 및 정서 기능에 영향을 미칠 수 있는지에 대한 이론적 근거가 부족하고, 이러한 주장과 다른 주장을 정당화하는 경험적 증거가 없다는 점에 주목한다.

2006년에 두 명의 로스앤젤레스 캘리포니아대학교(UCLA) 신경과학자(Iacoboni & Dapretto, 2006)는 거울뉴런 체계 기능장애가 자폐 스펙트럼 장애의 핵심 결손이라고 가정했다. '*깨진 거울 가설*broken mirror hypothesis'이라고 부른다. 그러나 어린이와 성인 자폐증 환자뿐 아니라, 후속 비판에서 자폐증 사람들도 자신의 행동을 이해하고 다른 사람의 행동의 의도를 이해할 수 있으며, 자폐증 환자에서 신경 결핍 또는 손상은 신뢰할 수 없고 경험적으로 입증되지 않았음을 보여주었다. 히코크Hickok(2014)에 따르면, 거울뉴런은 흥미로운 현상을 유지하고 뇌의 작동 원리를 이해하는 데 도움이 되었지만 **"다양한 감각적 입력을 이용한 제어작용에 참여하는 감각운동세포의 광범위한 회로 서열**hierarchy of circuit**의 일부로 보아야**

한다"(p. 240)라고 했다. 그는 거울뉴런 창시 이론가들 몇몇이 인지에 있어 운동 체계의 역할을 지나치게 강조했고 감각 체계, 다른 다중모드 체계 그리고 상위수준의 인지 처리 네트워크를 무시했다고 느꼈다.

전전두피질

전전두피질prefrontal cortex(PFC)에서 뉴런의 굴절적응은 호미닌 두뇌의 주요 진화 진보 중 하나이다. PFC는 전두엽의 앞, 복부 및 안쪽 부분에 존재한다(BA 8, 9, 10, 11, 12, 44, 45, 46, 47, [그림 3.4] 참조). 일반적으로, PFC에 대한 언급은 일차운동 피질(BA 4), 전운동 피질 및 보조운동 피질(BA 6)을 제외한다. 대부분의 신경과학자들은 다른 영장류와 비교할 때 전두엽이 뇌의 다른 부분에 비해 엄청나게 크지 않다는 데 동의하지만, 그 주장은 PFC에 더 많은 백질(mylenated neurons)의 양이 있다는 사실에 달려 있다. 독특한 뉴런 세포질 구조 그리고 다른 대뇌 피질과 피질하 구조(예를 들어, 다른 모든 엽, 피질, 기저핵, 소뇌, Rilling, 2014)와 실질적으로 연결되어 있다. 이러한 주장은 또한 인간 PFC가 더 복잡하고 인지적이며 추상적인 처리를 수행한다는 사실에 있다.

전전두피질의 집행 기능

1848년 9월 13일, 버몬트에 있는 25세의 피니어스 게이지Phineas Gage와 철도 건설 승무원의 감독은 실수로 110cm(3ft 7in) 길이와 6kg(13.25lb) 철 다짐대를 다이너마이트 충전물에 떨어뜨렸다. 막대는 왼쪽 눈의 상단 안와에 들어가서 그의 전두엽 위의 두개골 중앙선을 통해 빠져나갔다([그림 4.2] 참조). 할로우J. M. Harlow 박사

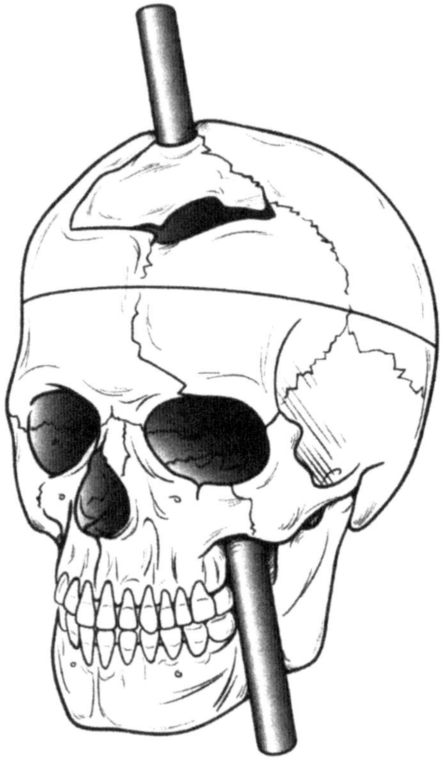

[그림 4.2] 피니어스 게이지

자료 출처: Holly R. Fischer, MFA

(1848)가 발표한 의료기록에 따르면, 게이지의 조원이 달구지로 약 1.6km(1mile) 떨어진 호텔까지 데려갔다. 그는 약간의 도움을 받아 계단으로 올라가 침실로 들어갔다. 그곳에서 3개월 동안 치료받았다. 놀랍게도, 감염에 대한 치료가 부족했지만, 사고에서 살아남아 거의 12년을 더 살았다. 1860년 5월 21일 샌프란시스코에서 끊임없는 경련 발작 *뇌전증지속증*status epilepticus으로 사망했다. 할로우(1868)는 이후 게이지에 대한 후속 이야기로, 그가 서커스에서 짧은 기간 동안 철 다짐대 막대로 포즈를 취하며 남미 여행을 했다고 전했다.

게이지의 이야기는 19세기 후반에 걸쳐 유명해졌으며 논쟁의 여지가 되었다. 부분적으로 게이지의 사고는 골상학 및 뇌 국소화 이론의 검사 사례가 되었다. 게이지가 특정 능력을 잃어버린 경우, 뇌 기능의 국소화에 대한 증거가 되고, 따라서 연관성에 의해 골상학에 대한 증거가 된다. 20세기 초에 국소화 이론가들과 전체주의자들 사이에 균형이 잡혔을 때, 게이지의 특정 장애는 국소화 이론가들에게 연관성이 떨어지게 되었다. 그 이후로 게이지의 사례는 종종 전두엽 손상으로 인해 발생할 수 있는 성격 변화의 예가 되었으며, 현대 교과서 저자들은 사고 후 **"그의 친구와 지인들은 더 이상 게이지가 아니라고 말했다"**(Harlow, 1868, p. 277)라고 쓰면서 거의 신화의 일부가 되었다. 그러나 게이지의 이야기에서 놓친 것은 이 인용문이 문맥에서 따온 것이며, 할로우가 채용하고 있던 것은 PFC에 대한 집행 기능을 은유한 첫 번째 사용이었을지도 모른다는 것이다. 중요한 대목은 할로우(1868)가 사고 약 8개월 후 그와 게이지의 만남을 묘사한 한 단락에서 나온다. 이 구절은 다음과 같다.

> 부상을 당하기 전에는 학교에서 훈련받지 않았지만, 그는 균형 잡힌 사고를 가지고 있었고, 그를 아는 사람들은 그가 그의 모든 운영 계획을 실행하는 데 매우 활력이 넘치고 집요하여, 빈틈없는 사업가로서 그를 존경했다. *이와 관련하여*(이탤릭체는 저자가 표시했음) 그의 마음은 급진적으로 바뀌었기 때문에 그의 친구들과 지인들이 **"더 이상 게이지가 아니다"**라고 말할 정도로 단호했다.

할로우는 게이지의 임무를 완수할 때 에너지와 지속성뿐만 아니라 현명한 비즈니스 감각과 경영 계획 기능을 언급했던 것이 비교적 분명해 보인다. 100년이 지난 후 PFC가 현재 *집행 기능*[executive functions], 특히 주의력 있는 제어로 알려진 행동에 연루되어 있다는 사실을 밝혀냈기 때문에, 할로우는 예언적으로 **"모든 운**

영 계획을 실행하는 데 있어 집요한"이라는 문구를 사용하였다(예: Lezak, 1982; Luria, 1962/1966). 게이지의 이야기는 뇌 손상으로 인해 집행 기능이 손상되고 개인의 성격이 변경될 수 있다는 가설의 전제일 뿐만 아니라, 전두엽이 작용하는 은유적 집행으로 의사 결정, 계획 및 목표 수립, 이러한 목표 달성을 위한 전략 구성 및 고안 등을 최초로 명확하게 기록하였다. 이것들은 피니어스 게이지를 그의 건설 인부들의 귀중한 선봉장으로 만든, 바로 그 기술일 것이다. 사고 후 직장을 되찾는 것을 거부한 변화는 오히려 주로 그의 임원 능력의 상실 때문일 수 있다. 이후 심리학 및 신경과학 문헌에서 게이지의 사고에 대한 서술의 문제점은 할로우가 **"더 이상 게이지가 아니다"**라는 문구를 게이지의 기민한 사업 감각과 경영 능력을 상실한 것과 연관시켰으며, 일반적인 성격 변화는 아니었다는 점이다. 이렇게 반복된 문헌의 부정확성은 두 가지 문제로 귀결된다. 첫째로, 게이지는 약간의 성격 변화를 가지고 있었지만, 할로우가 "그는 더 이상 게이지가 아니었다"라고 썼을 때 언급했던 것은 아니라는 것이다. 게이지의 행동에서 성격 변화를 보여주는 증거는 할로우의 두 논문에는 변덕스러움, 유치함 그리고 환상적인 이야기를 들려주는 증상들에 관한 것인데, 논문의 다른 곳에 있다. 이 기록의 두 번째 주요 문제점은 할로우가 더 중요한 후유증인 전두엽의 집행 기능 상실을 기술하고 있다는 것이다.

100여 년이 지난 후 레작(1982)은 (1) 목표를 형성할 수 있는 능력, (2) 계획, (3) 활동 수행, (4) 유효성과 등의 집행 기능을 정리했다. 할로우(1848, 1868)의 저술에 따르면, 게이지는 이러한 모든 기준에서 부족했다. 앞서 언급한 서커스 사이드쇼에서 자신의 뇌에 끔찍한 타격을 입은 채 살아남은 사람으로, 철봉을 들고 나타나는 등 잦은 이직으로 장기 목표는 없었던 것으로 보인다. 그는 계획을 세우는 데 심각한 어려움을 겪었다. 할로우는 그가 수많은 계획을 연속해서 만들었지만, 더 빨리 포기했다고 썼다. 또한, 게이지는 합리적인 계획을 실행하는 데 어려움을 겪었고 일상적인 업무 수행에도 비효율적이었음이 분명하다.

브로카 영역 재방문

이 논의의 시작에서, 상당한 경험적 뒷받침이 있는 앤더슨Anderson(2010, 2014)의 가설을 유념하는 것이 중요하다. 인간 뇌의 한 영역은 다기능에 관여할 수 있다(예를 들어, 각이랑은 15가지 이상의 다른 인지 및 감정 기능에 관여할 수 있다. 제5장 참조). 인지적 또는 감정적 기능이 항상 여러 뇌 영역을 수반한다는 따름 가설corollary hypothesis을 기억해야 한다. 그렇다면 브로카의 영역(좌반구)이 *바로* 뇌의 언어 표현 생성 영역이라는 표준 편견을 극복하기는 어렵다. 신경교종glioma이라는 암으로 신경외과 진료를 받는 165명의 환자를 대상으로 한 실증연구에서, 테이트와 동료Tate and his colleague(2014)는 직접 피질자극을 실시하면서 환자에게 운동, 감각, 계수, 다양한 언어능력 등 다양한 인지 과제를 부여했다. 뇌 표면에는 통증 수용체가 없어 수술과 검사 중에도 깨어있었다. 뇌의 특정 부위의 직접적인 피질 자극은 신경과학자들이 특정 기능을 수행하기 위해 어떤 부위가 필요한지 결정할 수 있게 해준다. 그들의 가장 도발적인 발견 중 하나는, 말 출력이 브로카 부위의 자극에 영향을 받지 않는다는 것이다. 국소화는 좌뇌와 우뇌 모두에서 배쪽 전운동 피질 기능인 것처럼 보였다. 브로카 영역은 의미론적, 음운론적, 순차적 처리와 같은 언어 기능의 더 높은 수준의 측면에 관여하는 것처럼 보였다. 그들의 결과는 브로카 영역이 더 높은 수준의 다중모드처리multimodal processor로 판명된 이전의 연구들을 지지하고, 브로카 영역은 오로지 말 출력에만 관련되어 있다는 표준 개념에 도전한다.

등가쪽 전전두피질

전전두피질prefrontal cortex(PFC)은 여러 단계로 발전했다. 이들 단계는 처음에 포유류의 뇌에 대한 변화를 반영하여, 나머지 뇌에 비해 피질의 크기가 증가하는 것은 앞서 언급한 바와 같이 *신피질*이라는 용어로 설명되었다. 나중에 PFC에 대한 변화는 영장류의 역사와 행동 특성을 반영한다. 최초의 야행성 나무 거주 영장류는 과일같이 적절한 식품을 찾아야 했는데, 잎보다 영양가가 높아서 뇌가 더 확장될 수 있었다. 과일 섭취에 필요한 머리와 손의 운동 조정이 파충류와 조류의 먹이 행동과 비교할 때 새로운 행동인 것처럼, 음식 선택의 개선은 특히 PFC에 의존했다. 등가쪽 전전두피질dorsolateral prefrontal cortex(DLPFC)은 시각피질의 등쪽 정보 흐름의 끝에 위치하므로, 과일이 먹을 만큼 익었는지의 판단과 같은 음식 선택의 시각적 선택뿐만 아니라 음식을 얻는 데 필요한 운동을 결정하는 데에도 관여할 수 있다는 것은 완전히 이치에 맞는다. 또한, 미래에 효율적이고 유연한 행동을 할 수 있도록 성공적이거나 성공적이지 못한 움직임을 유지해야 했다. 따라서 PFC는 시각 인식(후두 영역), 공간 위치(두정 및 해마 영역) 및 운동(전운동 피질 및 보조운동영역)을 위해 뇌의 다른 영역과 함께 작용하도록 진화한다는 것을 알 수 있다. 먹이 활동을 조정하고, 먹잇감이 되는 것을 피하고, 짝을 찾는 데 청각(측두 영역)을 사용한다.

PFC의 한 가지 중요한 기여 중 하나는 가시적이든 추상적이든 목표를 창출하는 능력이다. 제5장에서 더 자세하게 논의하겠지만, 동료 인지고고학자 카렌리 A. 오버만Karenleigh A. Overmann과 나는 추상적 사고를 위한 가장 영향력 있고 기초적인 인지기반 중 하나란 고대 영장류 능력이며, 언어나 조어protolanguage를 필요로 하지 않는 숫자에 대한 인식이라고 믿는다. 표본 대응 규칙matching-to-sample rule으로 구성될 수 있다.[22] 목표를 달성할 수 있으려면 유기체의 선택에 주의를 기울여야 하며, 이 능력 역시 PFC에 크게 의존하는 것으로 보인다. 그러나 배타적 작용은 아니다. 학습의 표준 수단인 고전적 및 조작적 조건화는 거의 모든 생명체에서 이용할 수 있다. 비교적 단순한 뇌와 신경계의 플라나리아조차도 고전적으로 조건화될 수 있다. 그러나 이러한 학습 체계에는 일반적으로 많은 시험이 필요하며 학습은 상대적으로 고정되어 있다. 영장류는 이러한 학습 체계를 모두 가지고 있지만 하나의 사건을 사용하여, 대상(과일) 또는 장소(이 나무의 가지)를 기반으로 목표를 형성하는 고유한 체계를 발전시켰다. 결과적으로 영장류는 변화하는 환경 상황에, 보다 신속하게 대응하여 선택의 질을 향상시킬 수 있다. 신경과학자 패싱햄과 와이즈Passingham and Wise(2012)는 영장류에서 이 새로운 PFC 제어주의 학습 체계PFC-controlled attentional system를 **"비정규적 상황에서 무엇을 해야 할지 아는 새로운 방법"**(p. 254)이라고 불렀다. 패싱햄과 와이즈에 따르면 기존의 계통발생학적으로 오래된 학습 체계가 실패할 때, PFC 주의 조절이 덜 자동적이고 느린 체계로 작동하여, 보다 유연한 행동이 가능하다고 보았다.

뇌 손상을 입었지만, 정상적으로 기능하는 개인에 대한 인간 및 동물 연구에 대한 검토에 따르면 PFC, 특히 DLPFC는 실험 심리학자 앨런 배들리Alan Baddeley(2001, 2012)의 작업기억 모델의 중앙집행기의 대부분 주요 기능이 있음을 보여준다. 패싱햄과 와이즈의 관점에서 DLPFC의 주요 기능(이후에 언급될 것으로 예상하는 안와 전전두피질)은 다음과 같다(내가 추가한 기능도 하나 있다).

1. *통합*integration — 영장류의 뇌는, 패싱햄과 와이즈의 어휘로는 **'단일 이벤트** a single event'에서 현재의 문제 또는 맥락에 기초하여 모든 감각과 운동체계로부터 오는 정보를 결합한다. 이 정보의 통합을 통해 영장류는 어떤 자원

22) 표본과 대응되는 것을 선택하는 변별 과제다(역자 주).

을 확보해야 하는지, 어디로 가고 가지 않아야 하는지에 대해 더 나은 결정을 내릴 수 있다. 시각공간 정보는 해마의 위치와 격자세포를 필요로 하기 때문에(제3장과 제8장 참조), DLPFC는 일부 해마 기능에도 의존해야 한다. 이 통합 기능은 또한 영장류 두뇌가 사물의 성질을 분류하고 앞에서 언급한 바와 같이 신중한 범주를 만들기 위해 물체, 사건 및 장소의 추상적 특성을 추출할 수 있도록 한다. 추상적 능력은 소뇌와도 관련이 있는 것으로 보인다(제7장 참조).

2. *간섭*interference — DLPFC의 이 기능은 영장류 두뇌가 작업 완료와 관련이 없는 자극을 차단한다. 이 기능은 주의 제어의 중요한 측면(또는 동일한 동전의 반대면)이며, 일반적인 작업기억 모델 또는 배들리의 작업기억 모델에서 동일한 기능이다. 관련 자극은 사건의 현재 외부 환경 또는 이전의 내부 기억에서 발생할 수 있으며, 관련 없는 자극은 주의를 끌지 않도록 적절히 억제되어야 한다.
3. *유연성*flexibility — 다른 작업으로 주의를 전환하고, 다시 원래의 임무로 전환할 수 있는 기능으로 오랫동안 인간 두뇌의 진화에서 결정적인 인지기능으로 여겨져 왔다. 인류학자인 스티븐 미텐Steven Mithen(1996)은 동의어로 사용하는 *인지적 유동성*cognitive fluidity을 대중화했다. 이는 다양한 형태의 지식(예: 사회적, 기술적 등)을 통합하여 새로운 해결책을 만들고, 새로운 인공물을 만드는 즉, 새로운 문제를 해결할 수 있는 능력을 의미했다. 이와 관련하여 유연성은 PFC의 통합 기능과 부분적으로 겹친다. 이 기능들 중 어느 것도 완전히 독립적이거나 서로 독립적인 것으로 간주되어서는 안된다는 점에 유의해야 한다.
4. *전망*prospection — *전망*이라는 단어는 문자 그대로 미래를 예측하고 미래의 결과를 창출하는 것을 의미하지만, *전망적 기억*prospective memory은 종종 현재

목표의 작용에서 기억할 것을 *회상하는 것*recalling to remember으로 더 좁게 정의된다. 또한, *기억할 것을 기억하는 것*remembering to remember으로 구어적으로 정의될 수도 있다. 후자의 정의에서 전망은 미래 목표를 달성하기 위해 활동을 계획하고 조직하는 집행 기능과 겹칠 것이다.

5. *순서*sequences — 무엇보다 중요한 목표를 위해 적절하게 연속적으로 하위 목표를 불러낼 수 있는 것은 DLPFC의 중요한 기능이다. 흥미롭게도, 그것은 일반적으로 브로카 영역의 많은 고전적 기능 중 하나로 언급되지만, 일반적으로 말의 어휘적lexical 맥락(그리고 아마도 내부적인)으로 일컬어진다. 브로카의 영역은 이 어휘 기능을 수행하는 것으로 생각되며, 또한 좀 더 고차적 및 상위양식적supramodal(즉, 다른 감각을 초월하거나 통합하는) 순서 기능을 갖는 것으로 보인다. 후자의 능력은 배들리의 작업기억 모델에서 중앙 집행 기능에 분명히 중요하다. 일화적으로, 신경외과 의사 윌리엄 스코빌William Scoville(제8장 참조)은 여동생이 추수감사절 요리 준비를 하는데 갑자기 혼란에 빠진 것을 보고 전두엽 뇌종양을 의심하였다. 왜냐하면, 여동생은 평소에 다양한 식품을 준비할 뿐 아니라 적절한 시간에 요리를 각각 시작할 수 있었기 때문이었다.
6. *가치평가*valuation — 다양한 행동 가능성의 평가는 DLPFC에 크게 의존하는 것으로 나타났다. 게이지의 비극적 사고와 관련하여 거의 논의되지 않은 행동의 영향 중 하나가 있었다. 그가 흔한 조약돌에 대해 상품으로써 적절한 화폐가치를 부여하지 못했다. 할로우(1848)는 다음과 같이 썼다. **"그는 여전히 완벽한 기억력을 가지고 있지만, 크기나 돈을 정확하게 추정하지 못한다. 그는 몇 개의 조약돌로 1,000달러를 벌지는 못할 것이다"**(p. 392). 물론 게이지의 배심원은 아마도 다른 전전두피질에 대한 파괴와 관련이 있었으므로, 이 특정 후유증은 DLPFC에만 속할 수는 없지만 DLPFC에 고

립된 병변과 일치한다. 의사 결정의 고전적인 집행 기능은 일상적인, 도덕과 위험한 결정을 포함하여 중요한 DLPFC의 기능인 것으로 나타났다.

7. *억제*inhibition — 패싱햄과 와이즈의 목록에는 없지만, 억제는 이전의 6가지 기능 모두에 기초한 것으로 보인다. 그것은 피니어스 게이지의 가장 유명한 심리적 문제 중 하나였으며, 특히 그의 변덕, 무례함과 욕설이었다. 모두 비전형적이었다. 아론, 로빈스 그리고 폴랙Aron, Robbins and Poldrack(2004)은 인간과 다른 동물에서 DLPFC와 안와전두피질이 반응을 억제하는 능력에 관여하고 있으며, 왼쪽 반구 영역도 관여할 수 있지만, 오른쪽 안와전두피질이 가장 중요한 영역일 수 있다고 했다. DLPFC는 속임수(진정한 반응의 억제)와 진실을 말하는 데 중요한 것으로 나타났으며, 흥미롭게도 DLPFC는 진실이나 거짓말을 말할 준비를 할 때 동등한 활동을 보여준다(예: Ito et al., 2012). 억제 결핍(경두개 자극 및 뇌파로 측정)은 전형적인 대조군과 비교하여 정신병적 가해자에서 입증되었다(예: Hoppenbrouwers et al., 2013). 전두부 손상 또는 종양이 있는 환자가 탈억제될 때 거짓 정신병질 증후군pseudopsychopathic syndrome도 만들어졌다. 따라서 전두피질이 오랫동안 '**문명화된**civilized' 행동을 담당하는 것으로 여겨져 왔다(예: Goldberg, 2002, 2009).

안와전두 전전두피질

약 25년 전, 나는 폐쇄성 뇌출혈 환자를 대상으로 한 실험적 연구에 대한 익명의 검토자로부터 피드백을 받았다. 나는 고전적인 실험실에 의해 정의된 의사 결정 외에 즉, 업무에 큰 개인적 또는 자아의 참여가 없는 정서적, 사회적 의사 결정에도 집행 기능이 포함될 수 있다고 제안했다. 검토자는 "**집행 기능은 인지적**executive functions are COGNITIVE"이라고 썼다. 안와전두 전전두피질orbitofrontal prefrontal cortex(OFPFC)

의 기능에 대한 연구는 지난 25년 동안 급증했고, 이제 흥미로운 반대 반응이 일어났던 것 같다. OFPFC는 많은 기능에 직접 관여하는 것이 불가능할 정도로 광범위한 인지기능과 신경정신과 장애에 관여되어 왔다.

OFPFC의 새롭게 제안된 기능 중에서 가장 두드러진 기능 중 하나는 반응 억제이다. 피니어스 게이지의 전두엽 손상 위치를 정확하게 파악하는 것은 어렵지만, 전두엽 손상이 자신의 반응을 억제할 수 없는 것과 관련될 수 있다는 개념은 문헌에 계속 남아있다. 흥미롭게도, 이 연관성은 전두엽 절개술이 더욱 자주 무관심과 자발성의 부족을 초래한다는 증거가 많음에도 불구하고, 반대되는 증거로 계속 유지되고 있다. UCLA 신경과학자인 존 반 호른과 동료들John Van Horn and his colleagues(2012)은 게이지의 두개골에 대한 초기 자기 공명 이미지를 분석하고, 그의 전두엽 백질 중 연합피질의 상당 부분이 손상되었다는 결론을 내렸는데, 이는 게이지의 뒤이은 변덕스럽고 억제되지 않는 행동을 설명했을지도 모른다. 응답 억제가 OFPFC의 핵심 기능인지 아닌지를 결정하기 위해 스탈네이커, 쿠치 그리고 쇤바움Stalnaker, Cooch, and Schoenbaum(2015)은 OFPFC 문헌을 검토하고, OFPFC 손상이 탈억제로 이어지지 않는 많은 경우를 발견했으며, 응답 억제가 핵심 기능 중 하나가 아니라고 결론지었다.

스탈네이커 등(Stalnaker et al.)은 또한, OFPFC가 고전적 또는 조작적 조건화 반응의 유연한 표상을 위해 절대적으로 요구되는 것은 아니라고 하며, 조건화에 있어 어떤 역할을 할 수 있지만 그 특정 역할은 아직 결정되지 않았다고 결론지었다. OFPFC의 또 다른 주목할 만한 기능은 감정을 신호하는 역할, 특히 사전 계산된 감정(즉, 대부분 무의식적이거나 비자발적인 감정 반응)을 기반으로 결정을 내림으로써 신체 표지 가설의 기초가 된다(예: Bechara & Damasio, 2005). 이 가설은 불안, 두려움 또는 얼굴이 붉어지는 것과 같은 감정과 신체 반응이 의사 결정을 인도한다고 말한다. 이와 관련하여 스탈네이커 등은 OFPFC가 신체

표지에서 중요한 역할을 했지만, 결정을 촉발할 때가 아니라 미래의 결과에 대한 감정적 반응을 상상하거나 추측하는 데 큰 영향을 미쳤다고 결론지었다. 스탈네이커와 동료들은 OFPFC에 대해 상대적으로 새로운 중요한 역할을 승인했다. OFPFC는 다른 많은 뇌 영역과 관련하여 현재 작업에 대한 인지 공간을 정의하는 데 도움이 되는 인지지도 역할을 할 수 있다. 목표를 달성하기 위해 적절한 행동을 유도해야 할 수도 있다. 이 인지지도는 대안 또는 경쟁 행동에 대한 결과를 예측하는 데 사용될 수 있다. 또한, 새로운 규칙을 선호하는 기존 규칙을 빠르게 무시하고 목표 지향적 행동이 실패했을 때 어떤 측면에 결함이 있는지 판단할 수 있다. OFPFC는 인지지도를 해마와 같은 다른 뇌 영역에 형성할 수 있지만(제3장 및 제8장 참조), 스탈네이커 등은 이 인지지도의 형성은 OFPFC에만 의존하지 않는다는 점을 강조한다.

과일먹기에서 도구 제작으로 굴절적응

앞서 언급했듯이, 초기 영장류의 뇌는 나무에서 잘 익은 과일을 인식하고 파악하여 앞다리로 먹는 능력을 선택하여 진화했다. 매우 작은 야행성 생물로서 잘 익은 과일을 원하는 다른 동물들과 성공적으로 경쟁하기 위해 이 활동을 동일한 종conspecifics과 조화롭게 조정한 것으로 보인다. 잎은 영양가가 떨어지고 소화하기가 어렵기 때문에, 모든 잎을 먹는 동물folivores은 과일을 먹는 동물frugivore보다 뇌와 몸의 비율인 뇌화지수encephalization quotient(EQ)가 작다. 물론 육식 동물(고기를 먹는 동물)과 잡식 동물(고기 등을 먹는 동물)은 뇌화지수가 훨씬 높다. 이전에 언급한 바와 같이, 뇌는 매우 비싼 대사 조직이며 식이 요법에서 고기의 보충만으로도 더 큰 뇌의 진화가 가능하다.

이제 최초의 석기(모드 1, [그림 1.2] 참조)는 약 340만 년 전에 시작된 오스트랄로피테신에 의해 만들어진 날카로운 조각이라고 생각된다. 그들은 다른 돌(몸돌)에 돌(해머)을 쳐서 움켜쥐었다. 이 격지flakes와 몸돌은 유명한 고고학자 루이 리키Louis Leakey가 1930년대에 발견한 탄자니아의 올두바이 협곡Olduvai Gorge으로 인해 *올도완Oldowan*으로 불리며, 이후에 격지와 몸돌이 도구로 사용되었다. 뇌 조직은 갑자기 진화할 수 없고, 드 노보(새로 시작)할 수 없기 때문에 과일을 인식하고 그것을 잡아먹도록 영역을 만들고, 올도완 석기를 성공적으로 만들기 위해 다른 영장류와 소리를 내면서 그 활동을 조정하며 굴절적응을 해야 했다. 현대에 실험한 올도완 석기 제작 연구에서 고고학자 디트리히 스타우트와 샤미나드Dietrich Stout and Chaminade(2012), 스타우트, 헤흐트, 크라이셰, 브래들리 그리고 샤미나드Stout, Hecht, Khreisheh, Bradley, and Chaminade(2015)는 학생들에게 올도완 석기 제작 기술을 배울 수 있음을 보여주었다. 교사의 움직임을 모방하면서 과제에 주의를 기울였다. 다른 연구에 따르면 언어, 즉 구두로 지시할 수 있는 언어는 올도완 기술을 습득할 수 있는 필수 조건(요구 사항)이 아닌 것으로 나타났다. 스타우트와 동료들은 또한 올도완 석기 제작이 후두엽, 앞쪽과 뒤쪽의 두정엽, 전운동영역 및 보충운동영역, 아래쪽 전두엽 영역에서 등쪽 회로의 흐름에 크게 의존한다고 제안했다. 또한, 교사의 움직임에 대한 모방과 그러한 움직임의 의도에 대한 이해는 거울뉴런에 의해 도움이 되었을 수 있으며(거울뉴런 가설의 기본 측면이 유효하다면), 이 뉴런이 마카크 원숭이에서 확인되었으므로 오스트랄로피테신에 있을 가능성이 있었다.

약 2백만 년 전에 나타나기 시작한 아슐리안(모드 2, [그림 1.3]) 양날 대칭적인 주먹도끼는 분명 올도완 기술보다 인지적 요구가 더 커졌으며(Wynn & Coolidge, 2016), 이것을 정확하게 스타우트와 동료들은 실험적으로 보여주었다. 경험이 없는 대학생 자원봉사자에 관한 연구에서 주먹도끼를 만들 때 동일한 등쪽 흐름이 활성화되었지만, 오른쪽 배쪽 전운동 피질과 삼각 부분(BA 45; 브로카 영역의 일부)의 추가 모집이 있음을 발견했다. 삼각부는 의미 처리 및 분석 추론에서 중요한 역할을 한다. 나중에 아슐리안 주먹도끼는 더 얇고 정교해졌으며, 더 큰 몸돌 관리뿐만 아니라 결과의 하위 목표와의 연계 및 더 큰 인지적 유연성과 같은 보다 정교한 추론 체계가 필요했다. 주먹도끼 생성을 위한 이러한 계층적으로 연결된 다단계 전략의 복잡성은 전전두피질의 인지기능이 그 어느 때 보다 더 많이 선택되고 있음을 시사한다. 아슐리안 도구 제작에는 더 큰 주의(효율적인 인지제어)뿐만 아니라 작업 결과 모니터링, 더 큰 운동 제어 및 예상 시뮬레이션이 필요했다. 따라서 이 장에서 보여주려고 했던 것처럼, 전두엽은 초기 영장류부터 시작하여 무거운 선택 압력을 받았으며 이 압력은 초기 호미닌 역사를 통해 계속되었다. 또한, 주먹도끼에 대한 인지기반이, 특히 지난 1백만~5십만 년 내에 선택적인 압력을 받았을 가능성이 있다. 이 기간에 주먹도끼는 '**과잉결정된**overdetermined' 것으로 보인다. 즉, 주먹도끼는 표준 기능을 수행하는 데 필요한 것보다 제품에 더 많은 관심과 노력을 기울이기 시작했다. 어떤 주먹도끼는 너무 커서 손으로 편히 쥘 수가 없었고, 어떤 주먹도끼는 일관된 비대칭성을 가졌으며, 어떤 주먹도끼는 돌의 색, 모양 또는 둘 다에 의해 단순히 미적으로 눈을 즐겁게 했다.

2백만 년 전 다른 인지적 발전

사회 학습은 인간과 비인간 영장류에서 문화적 특성을 전파하는 데 중요한 부분이다. 사회 학습과 관련하여 이 두 동물 집단 사이에는 인지적 공통점이 있지만 분명한 차이점도 있다. 두 집단은 동종들과 모방하고 관심을 공유하는 능력을 공유한다. 진정한 모방은 목표를 달성하기 위해 상황의 행동을 재현할 뿐만 아니라, 목표를 달성하기 위한 상황의 의도를 이해해야 한다. 이것은 인간이 아닌 영장류가 인간과 다를 수 있는 부분인데, 왜냐하면 비인간 영장류가 같은 종의 의도를 진정으로 **'이해'**하는지는 논쟁의 여지가 있기 때문이다. 간단하게 보상을 주는 조작적 조건화는 원숭이가 특정 상황에 대한 모방을 설명할 수 있으며, 오캄의 면도칼(가장 간단한 설명이 선호됨)은 종종 영장류학자에 의해 언급되지 *않는다*. 또한, 앞서 언급한 바와 같이, 거울뉴런 체계는 목표와 관련하여 모방을 위한 신경 기전을 제공할 수 있지만, 그것이 같은 종의 *의도*를 이해하기 위한 기전인지를 결정할 때 주의가 요구된다. 영장류 학자와 다른 사람들은 종종 모방과 에뮬레이션emulation을 구별한다. 에뮬레이션의 과정에서 영장류는 동일한 목표를 달성한다. 동일한 목표를 달성하기 위해 특정 행동을 따라 하지 않고 모든 수단을 통해 목표를 달성한다. 비인간 영장류가 목표를 달성하기 위해 진정한 모방을 할 수 있는지, 또는 에뮬레이션하기 위해 더 큰 편향을 가지고 있는지에 관계없이, 두 집단 사이의 명확한 차이가 지속된다. 공유 또는 공동 관심의 경우에도 마찬가지다. 인간은 비인간 영장류와 질적으로 그리고 양적으로 차이가 있는 것으로 보인다. 인간 영아는 성인과 관심을 공유하는 경우가 많으며, 관심을 공유하기 위한 목적으로도 자주 사용한다. 자폐 스펙트럼 장애와 같은 드문 경우에만 이 능력이 부족하다.

제1장에서 언급했듯이 약 2백만 년 전에, *호모 에렉투스*는 오스트랄로피테신 및 하빌린보다 훨씬 큰 집단으로 모이기 시작했다. 따라서 집단 구성원이, 보다 경험이 많은 구성원으로부터 사회적으로 배울 수 있는 기회가 시작되었다. 그것은 여러 세대에 걸쳐 모든 유형의 기술이 축적될 수 있는 문화 전달 수단으로 작동되었다. 그러나 인지고고학자인 세리 쉽톤Ceri Shipton(2010)이 주장했듯이, 이러한 주요 사회 학습 수단, 모방 및 공유 관심은 집단 규모에 의해 직접적인 영향을 받지 않았을 수도 있다(그러나 내 의견으로는 적어도 간접적으로 영향을 받았다). 그는 이 책과 이 장의 중심 논제인 근본적인 신경 기전이 있어야 한다고 가정했다. 그

는 또한 신뢰할 수 있고 충실도가 높은(즉, 원래 의도에 충실한) 사회 학습이 문화적 톱니효과ratchet effect[23]를 허용하여 혁신적인 기술을 각각의 세대마다 다시 발명할 필요가 없으며, 모든 회원이 혜택을 받을 수 있는 문화적 복잡성을 증가시킬 수 있다고 주장했다. 제2장에서 언급했듯이 신경 재사용은 뇌의 가장 중요한 조직 원리 중 하나일 수 있다. 나무 생활에서 모든 시간을 지상 생활로의 전환, 집단 규모의 급증, 불의 사용, 사회적 두뇌에 대한 요구 등 많은 선택 압력의 합류는 협조적 방식으로 행동했을 수 있다(즉, 협조진화). 이것은 특정 기능을 갖는 개별 뇌 영역(즉, 모자이크진화)뿐만 아니라 전두두정엽 네트워크 및 기타 뇌 영역의 네트워크에서도 일어났다. 이 장에 비추어 볼 때 마지막 한 가지 문제는 도구 사용을 위한 전두두정엽 네트워크의 굴절적응이 언어 또는 조어에 대해 공동으로 착수했는지 여부이다. 그러나 이 문제는 다음 장에서 다룰 것이다.

요약

1. 포유류, 특히 피질에서 뇌의 확장은 행동의 유연성을 증가시켰다.
2. 포유류 뇌는 모자이크진화(다른 영역과 독립적으로 특정한 뇌 구조와 뉴런에 대한 자연선택) 및 협조진화(보완적 기능을 가진 뇌 구조와 네트워크에 대한 자연선택)로 대표된다.
3. 현대 인간 뇌에 중요한 두 가지 영향은 포유류 뇌와 영장류 뇌의 진화였다. 후자는 가장 깊은 영향을 미쳤다.
4. 전전두피질prefrontal cortex(PFC)은 인간 뇌의 주요 굴절적응 중의 하나로, 집

23) 톱니처럼 일단 어떤 상태에 도달하면 다시 원상태로 돌리기 어렵다는 특성으로 래칫효과로도 번역된다(역자 주).

행 기능이 주로 존재한다.

5. PFC의 주요 집행 기능은 의사 결정, 계획 및 목표 수립, 조직화, 목표 달성을 위한 전략 수립, 억제 그리고 효과적인 성과 모니터링이다.
6. 초기 영장류의 전두엽은 팔로 과일을 식별하고 먹으라는 선택적인 압력을 받았다. 호미닌의 뇌는 물체 조작 및 도구 제작을 위해 이 같은 영역을 세분화했을 수 있다.

제5장

두정엽

두뇌가 *동작*moving을 위해 필요하다면, 이제 동작을 시작한 유기체는 그들이 어디로 이동하고 있는지를 아는 것이 매우 중요했을 것이다. 두정엽의 원래 적응은 이러한 동작(시각적 및 감각적 운동 조정)에서 운동 피질을 돕기 위해 감각 데이터의 수집 및 통합인 것으로 보인다. 전두엽의 뒤쪽 부분에서 전운동*premotor* 및 운동 피질이 두정엽의 앞부분에서 체성감각 피질에 직접 인접하는 것은 단지 우연의 일치가 아니다. 감각 정보의 상대적 중요성은 신경외과 의사 와일더 펜필드Wilder Penfield의 그림을 바탕으로 다음과 같은 대뇌 피질 감각 호먼큘루스(**'작은 사람** little person')에서 수집할 수 있다([그림 5.1] 참조). 인간의 진화에서 원래 적응의 상대적 중요성을 반영할 수도 있으며, 따라서 손과 얼굴은 몸통이나 발가락보다 인간 진화에서 더 중요한 역할을 했을 것이다. 예를 들어, 반대 측 손가락을 제어하는 두정엽 영역의 손상은 문자적으로 **'지식이 없음**a lack of knowledge'이라는 *실인증* agnosia을 초래할 수 있으며, 신체의 이미지에 영향을 미친다. 이것은 손가락을 구분할 수 없는 *손가락 실인증*finger agnosia 또는 신체 부위를 구분할 수 없게 *자가국소 실인증*autotopagnosia이 된다.

두정엽(BA 7)의 측면 위쪽 부분은 *위두정소엽*superior parietal lobule(SPL)이라고 불

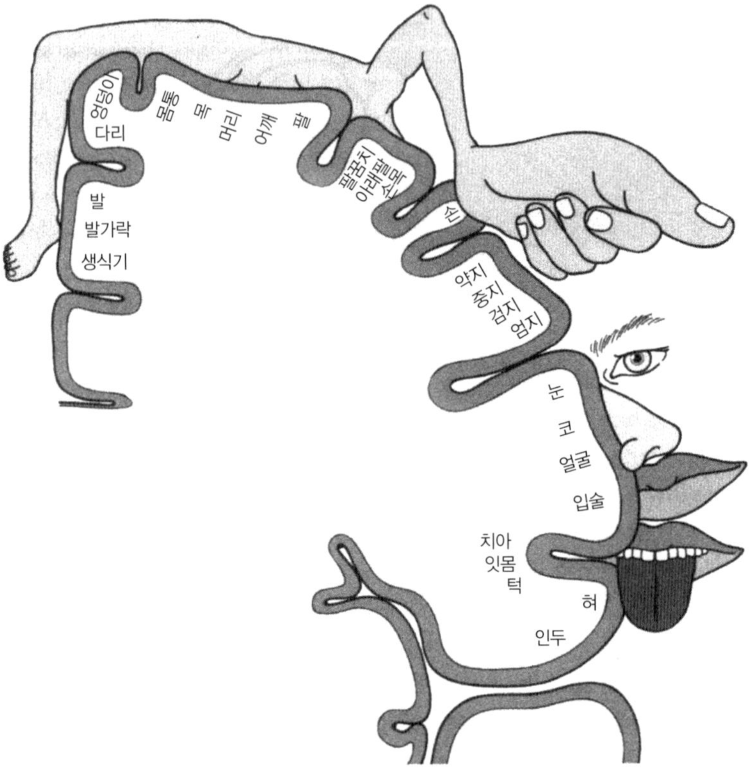

[그림 5.1] 피질 감각 호먼큘러스

자료 출처: Holly R. Fischer, MFA

리며, 이는 두정엽속고랑intraparietal sulcus(IPS)에 의해 잘 나누어진 아래에 있다. IPS는 SPL 앞쪽에서부터 가로지르다가 기울어져 SPL 뒤쪽에 이른다([그림 5.1] 참조). BA 7의 안쪽 부분은 *쐐기앞소엽*precuneus이라고 하며, 보다 최근의 신경영상 기술이 이용 가능할 때까지 그 기능에 대해서는 거의 알려지지 않았다. IPS보다 아래에 아래두정소엽inferior parietal lobule(IPL)이 있다. 그것의 두 가지 주요 지역은 모서리위이랑supramarginal gyrus(SMG; BA 40)과 각이랑angular gyrus(AG; BA 39)이다. [그림 3.3] 및 [그림 5.2]를 보라.

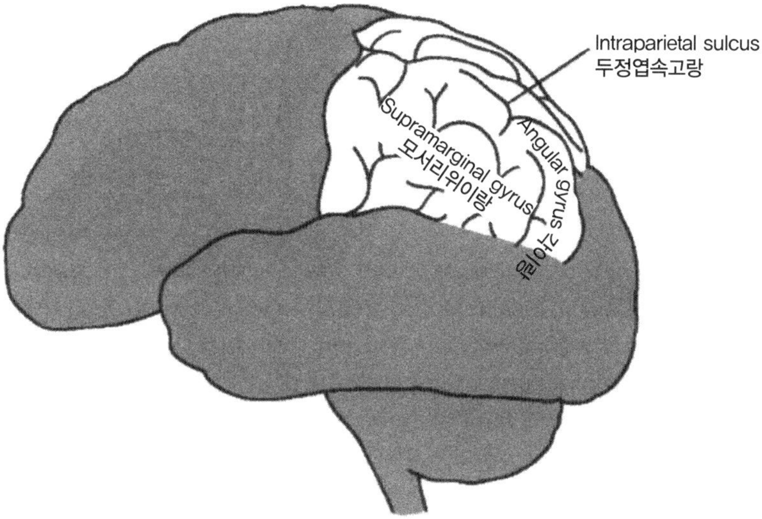

[그림 5.2] 두정엽

자료 출처: Holly R. Fischer, MFA

지난 25만 년간 뇌의 진화

현대 인간 두뇌와 초기 호미닌의 주요 차이점은 현대 *호모 사피엔스*에서 전두엽의 확장이었다는 것이 오랫동안 추측되었다. 현대 인간의 뇌를 특징짓는 전두엽의 확장이 다른 엽에 비해 없었으며, 특히 현대 *호모 사피엔스*와 우리의 멸종 된 사촌인 네안데르탈인의 두정엽이 확장되었다고 추측된다. 그러나 현대 *호모 사피엔스*의 전두엽의 확장이 다른 호미닌과는 다른 세포 구조를 발전시켜 다른 뇌 영역과 다른 방식으로 공진화를 했을 수 있기 때문에, 확장은 이야기 일부일 뿐이라는 점에 주목하는 것이 중요하다. 뇌 확장 자체에 머무르는 것은 오해의 소지가 있다. 또한, 고생물학자인 에밀리아노 브루너Emiliano Bruner의 2004년 이후의 작업(예: Bruner, 2004, 2010; Bruner, Amano, Pereira-Pedro, & Ogihara, 2018; Bruner & Iriki, 2016)은 현대 *호모 사피엔스*에서 두정엽의 명확한 확장을 보여주었다. 특히 SPL과 쐐기앞소엽은 *호모 에렉투스*와 네안데르탈인과 비교되었다(네안데르탈인은 현대 *호모 사피엔스* 보다 뇌가 더 컸음에도 불구하고). 브루너와 다른 사람들(Neubauer, Hublin, & Gunz, 2018)은 이 두정엽 확장이 최근 10만 년 이내에 현대 *호모 사피엔스*의 진화에서 비교적 최근에 발생했을 것이라고 주장한다.

다른 두정엽 영역

두정엽의 고전적인 체성감각 피질 앞부분(BA 1, 2, 3)과 체성감각 피질(BA 5) 이외에도, 많은 다른 영역들이 중요하게 더 높은 인지기능을 위해 확장되었다. 이들 영역의 대부분은 원래의 적응에 기초하여 표현형 기능(표현형은 관찰 가능한 뇌 구조 또는 행동을 지칭함)을 유지하지만, 새로운 기능을 수행하기 위해 뉴런으로 재구성하면서 이들 기능을 유지하는 정도는 완전히 정립되지 않았다. 이러한 다른 영역에는 IPS 및 쐐기앞소엽(BA 7) 같은 두정엽의 위 영역과 SMG(BA 40), AG(BA 39) 및 뒤뇌량팽대피질과 같은 일부 아래 인접 영역이 포함된다. 두정엽의 고전적인 기능이 영장류가 나무의 어디에 있는지 **'알고**knowing' 다른 곳으로의 움직임을 지시하는 것이라면, 두정엽의 굴절적응이 인간이 자신이 누구인지, 어디에 있는지, 그리고 어디로 가는지를 물리적, 은유적 의미 모두에서 도움이 된다고 생각하는 것은 도발적이다(예: Lou et al., 2004). 예를 들어, 뇌의 디폴트모드 네트워크의 중요한 부분으로 두정엽이 많이 만들어졌다. 즉, 사람이 fMRI 스캐너에 배치되어 비침습적 실험 전에 긴장을 풀도록 요청받은 경우, 두정엽의 영역이 활성화된다. 마치 사람이 일어나고 있는 일, 일어날 일을 숙고하고 생각에서 생각으로 표류할 때, 두정엽이 활성화되는 것처럼 보인다. 이 장의 뒷부분에서 디폴트모드 네트워크로 돌아가서 자세히 설명하겠다.

두정엽속고랑

첫째, 뇌 연구에서 고랑(sulci는 sulcus의 복수형으로 *sul-sigh*, *sul-key*, 또는 *sul-kus*로 부름)이 자주 언급되는 이유를 설명하는 것이 중요하다. 공식적으로, 피질은 뇌 표면의 상단 6개 층에 불과하며, 이는 오렌지 껍질의 두께에 해당한다. 많은 이랑 또는 고랑 없이 뇌가 비교적 매끄러운 표면을 가지고 있다면, 이를 *뇌회결손*lissencephalic이라고 한다. 쥐, 고양이 및 다람쥐원숭이squirrel monkeys와 같은 일부 동물은 상대적으로 뇌회결손이 있으며, 행동은 일반적으로 돌고래나 침팬지와 같이 뇌가 많이 주름진 동물보다 간단하다. 또한, 인간 뇌에도 드물게 뇌회결손 뇌장애가 있다. 안타깝게도, 이 장애가 있는 사람들은 대개 그 장애가 심하고 종종 말을 못 하며 수명이 매우 짧다. 따라서 뇌의 주름은 고랑을 형성하고, 고랑의 표면은 뇌회결손 뇌보다 더 큰 전체 표면적을 생성한다. 피질의 약 40 또는 50%가 고랑 내에 들어있고, 두정엽이 특히 주름 잡혀 있는데, 이는 더 높은 인지 처리 측면에서 중요한 진화 표지일 수 있다.

두정엽속고랑intraparietal sulcus(IPS)은 인간과 원숭이에게 존재하지만, 인간에서는 몸 크기에서 예상되는 것 이상으로 확장된 것으로 보인다. IPS의 앞부분(수평 두정엽속고랑 또는 horizontal IPS)이 숫자에 응답하는 것으로 나타났다. 제3장에서 언급한 바와 같이 숫자 인식은 수 *인식*numerosity이라고 하며, 이것은 인간과 많은 동물이 공유하는 능력이다. IPS에는 뉴런이 두 가지 핵심 과정에 영향을 미친다. 즉시세기subitization와 더 작은 세트와 더 큰 세트를 구별하는 능력이 있다. 또한, 이전에 언급한 바와 같이, 우리(Coolidge & Overmann, 2012)는 수 인식이 추상화의 인지적 기초 역할을 하고 언어와 무관하며, 포식자 회피와 음식 수집에서 진화적으로 중요하다고 이론화했다. IPS는 일련번호 또는 문자의 순서를 결정하는 역할을 할 수도 있다. 예를 들어 좌반구와 우반구 IPS는 인간에게 3이 7보다 먼저 오거나 F가 C보다 먼저 오도록 결정할 때 활성화된다. IPS의 서로 다른 특정 뉴런 세트가 숫자나 문자를 포함하는 작업을 할 수도 있지만(Zorzi, Di Bono, & Fias, 2011), 숫자나 문자를 순서화해야 하는 작업은 왼쪽 IPS에서만 우세한 뇌-일반 뇌 비교 처리를 할 수 있다(Attout, Fias, Salmon, & Majerus, 2014). 이 숫자의 **'감각'**은 시력, 청력, 촉각, 미각 및 냄새와 함께 기본 감각과 유사하다고 주장되었다(Coolidge, 2018; Harvey, Klein, Petridou, & Dumoulin, 2013). 또한, 하베이와 동료들Harvey and his colleagues은 두정엽 영역에서 숫자에 대한 지형적(지도와 같은) 뉴런 전문화를 발견하여, 수 인식과 관련된 처리가 본질적으로 추상적이며 **'더 높은 인지기능**higher cognitive function**'**이라는 증거라고 주장을 하였다(p. 1126). 커터와 동료들Kutter and colleagues(2018)은 단일 뉴런과 뉴런 집단이 상징 숫자(예: 7)와 비상징 숫자(예: +++)에 반응할 수 있다는 증거를 발견했다.

모서리위이랑

제2장에서 언급한 바와 같이, 모서리위이랑supramarginal gyrus(SMG; BA 40)의 신경영상 연구는 그것이 일시적인 소리 저장(음운저장) 및 소리의 의미 연결과 관련하여 중요함을 보여주었다. 크로우더와 모턴Crowder and Morton(1969)은 이 능력을 *사전 범주형 음향저장장치*precategorical acoustic storage(PAS)라고 불렀다. 의미가 무의미한 음절 또는 외국어 단어인지 여부와 관계없이 소리를 일시적으로 저장할 수 있다는 점에서 사전 범주적이다. 그들은 그것을 소리에 의미를 적용하거나 소리가 익숙하지 않다고 판단할 정도로 충분히 짧은 몇 초의 단기 언어기억 저장소에 비유했

다. 개념적으로 PAS는 배들리의 작업기억 구성 요소인 음운루프와 매우 유사하다(비록 그는 비교에 반대했지만). 소리는 의미와 일치하거나 일치하지 않는 음(무의미한 음절 또는 새로운 단어)을 발견할 수 있을 정도로 오랫동안 보관된다. 음운저장은 소리를 외우기 위해 음성이나 목소리를 거의 내지 않으며(내부 말로), 반복하는 수단을 제공하기 때문에 가치가 있다. 배들리는 음운저장의 이 구성 요소를 *조음루프*articulatory loop라고 했다. 또한, SMG는 위쪽 측두엽 및 소뇌(제7장 참조)를 포함하는 기타 뇌 영역과 함께 내면의 말과 관련된 네트워크 일부라고 제안되어 있다. 간섭interference에도 불구하고, 지속해서 말의 정보를 유지 관리해야 한다(예: Deschamps, Baum, & Gracco, 2014).

SMG의 일부에는 다른 고유한 역할이 있을 수도 있다. 모서리위이랑 뒷부분posterior portion of the supramarginal gyrus(SMGp)은 사람의 머리 위치, 눈의 방향 및 망막으로부터의 입력에 기초하여 사람이 똑바로 세워졌는지 아닌지를 감지하는 데 도움이 된다. 케라만드, 라스커 그리고 지에Kheramand, Lasker, and Zee(2013)는 인간에 대한 실험적 연구에서, SMGp는 **'공통 공간 참조**common spatial reference'(p. 6)를 만들어 다른 감각 입력을 통합한다고 결론지었다. 오른쪽 모서리위이랑right supramarginal gyrus(rSMG)은 정서적 처리에 중요한 역할을 할 수 있다. 실라니, 램, 러프 그리고 싱어Silani, Lamm, Ruff and Singer(2013)는 rSMG가 정서적 처리에 추가적인 인지기능을 제공한다는 것을 발견했다. 그들은 정서적 이해가 공유된 신경망에 의해 유지되지만, rSMG는 정서적으로 편향된 사회적 판단을 피하게 해줌으로써 고유한 추가 역할을 수행할 수 있다고 주장했다. 그들은 공감할 수 있는 능력이 그 같은 감정적인 경험의 주요 기능이라고 생각했다. 이 간단한 자기 투사self-projection 기전은 자기중심적 편향으로 이어질 수 있다. 그들은 자기 투사가 잠재적으로 편향될 수 있음을 알고 있을 때, rSMG가 이러한 상황을 감지하고 이를 해결하기 위한 입력을 제공한다고 제안했다.

오르반과 카루아나Orban and Caruana(2014)는 SMG의 왼쪽 앞부분모서리위이랑anterior supramarginal gyrus(aSMG)이 사람이 도구를 사용하여 다른 사람을 관찰할 때 활성화되지만, 원숭이가 도구를 사용하여 해당 내용을 볼 때는 그렇지 않다는 것을 발견했다. 이 저자들은 aSMG는 뒤두정엽 및 앞두정엽속고랑으로부터 조작될 대상에 대한 비의미non-semantic 정보뿐만 아니라, 등쪽 및 배쪽 시각 정보를 수신하는 대상 조작 네트워크의 일부인 점을 주목했다. 오르반과 카루아나Orban and Caruana는 현대 *호모 사피엔스*에서 두 가지 별개의 두정엽 체계가 진화했을 수도 있다고 이론화했다. 즉 (1) 물체를 잡고 조작하기 위한 오래된 생물학적 뇌 네트워크, (2) 의미정보를 포함한 정보들이 모여드는데 특히 도구 사용에 전념할 수 있도록 (보다 최근에) 출현한 두정 체계이다. 또한, 그들은 두정 체계가 인간이 도구 사용과 특정 목표 간의 인과 관계를 이해하는 데 도움이 된 체계라고 주장했다. 이런 방식으로 그들은 도구 사용이 "*왼쪽 아래두정소엽에서 기술적 추론의 개발을 촉발하여 왼쪽 반구에서 언어의 발전을 선호했을 것*"(p. 9)이라고 제안했다

음운루프

앞서 언급했듯이, F. 아보이티즈, S. 아보이티즈 그리고 가르시아F. Aboitiz, S. Aboitiz, and Garcia(2010)는 SMG가 측두엽, 아래두정엽 및 전두엽 영역(BA 22, BA 39, BA 44, BA 45)과 결합하여 언어의 진화에 있어 근본적인 요소로 전문화된 청각음성 회로라고 제안했다. 그들은 음운루프phonological loop를 언어의 진화에서 **'핵심 혁신**key innovation'으로 본다. 지금까지 주장한 바와 같이 영장류의 출현과 진화는 현대 인간의 두뇌와 언어에 가장 큰 영향을 미쳤으며, 인간을 **'인지적 적소**cognitive niche'로 들여놓았다(예: DeVore & Tooby, 1987). 뇌는 대사적으로 값비싼 조직으로 구성되어 있기 때문에, 잎과 풀이 제공하는 빈약한 영양을 바탕으로 확장할 수 없

었다. 영장류는 훨씬 더 영양가 있는 과일을 위해 다른 동물들과 경쟁했다. 그러나 이 초기 영장류는 크기가 작기 때문에 같은 종과의 사회적 발성을 통해 더 큰 성공을 거두었다. 이러한 소리를 저장하고 **'의미'**를 적용하는 능력은 그들의 성공에 결정적으로 중요해졌으며, 신체의 크기에 비해 뇌가 확장될 수 있게 되었다(뇌화지수 EQ와 더불어 일반적인 지능을 설명하는 다른 많은 요소가 있지만, 이런 작용이 EQ를 증가시킨다). 현대 인간의 조상을 통한 이 초기 영장류의 시간으로부터 음운루프의 발달은 점점 길어지고 더 복잡한 발화와 그들에게 의미를 적용할 수 있게 할 수 있다. 현존하는 버빗원숭이와 흰코원숭이도 그들의 자식에게 특별하고 의미 있는 소리를 가르치는 것을 고려한다면, 초기의 오스트랄로피테신과 하빌린은 보다 큰 뇌를 가진 호미닌들이어서 여러 조어protolanguage를 만드는 많은 배열의 소리를 가지고 있다는 것을 상상하기는 어렵지 않다. 확실히 어떤 종류의 조어, 음성 의사소통 그리고/또는 손동작은 *호모 에렉투스*의 출현으로 자리를 잘 잡았다. 아보이티즈 등(Aboitiz et al., 2010)은, 음운루프의 지속적 사용과 굴절적응은 사회적 유대를 촉진하고 다양한 활동의 조정을 가능하게 하여 궁극적으로 점점 더 복잡한 의사소통을 초래했다고 주장했다. 더욱이, 그것은 소리의 흐름 또는 문구들 사이의 관계 생성을 가능하게 하고, 생각 안에서 생각을 키워 줄 수도 있다. 후자의 현상을 *재귀*recursion라고 하는데, 현대 언어의 특징이라고 한다(재귀에 대한 개요는 Coolidge, Overmann, & Wynn, 2010을 보라). 현대 언어의 진화는 제6장에서 더 자세하게 논의될 것이다.

각이랑

각이랑angular gyrus(AG; BA 39)은 뒤에 위치하지만 모서리위이랑에 인접하고 위측두엽의 뒷부분보다 위에 있다. 최초의 기능 중 하나는 1891년 프랑스 신경학자

요제프 줄스 데제린Joseph Jules Dejerine에 의해 발견되었으며, 왼쪽 AG(및 SMG)의 병변으로 인해 읽을 수 없는 증상이 발견되었다. 실독증alexia으로 부른다. 보다 최근에는 오른쪽 AG가 전기적으로 자극되었을 때 유체이탈 경험을 만들어냈다. 캘리포니아 신경학자 라마찬드란와 동료들V. S. Ramachandran and his colleagues은 AG가 은유의 생산과 이해를 위한 신경망 일부라고 제안했지만, 그 발견은 여전히 논란의 여지가 있다. 그러나 AG가 수학에서 중요한 역할을 하고 있다는 증거가 있으며, AG의 손상은 산술적 조작을 손상하는 것으로 나타났다. *계산불능증acalculia* 또는 *계산곤란증dyscalculia*으로 부른다. 현대 영국 신경과학자인 모하메드 세기에Mohamed Seghier(2013)는 AG의 신경영상 문헌을 검토한 결과, 적어도 15가지 주요인지기능에 관여하며 뇌의 15곳 이상의 다른 영역과 상호작용할 수 있음을 발견했다. 또한, 그의 검토는 AG가 세포 구조, 다른 뇌 영역과의 연결성 및 기능에 기초하여 많은 별개의 영역으로 분할될 수 있음을 확립했다. AG는 많은 기능 중에서 감각 정보(예: 시각, 청각, 촉각)를 통합하고 사건에 적절한 의미를 부여하고, 환경에 대한 시각공간 표상을 조작하고, 환경의 현저한 측면에 참여해서 다양한 문제(수학적, 추론, 사회적인지)를 해결한다. 인지신경과학자인 안토니오 다마시오Antonio Damasio(1989)는 AG 및 관련 영역을 *수렴영역convergence zones*이라고 이름표를 붙였다. 영역의 기본 특성은 다중모드이며, 다양한 종류의 감각 정보에 접근하고 해당 정보를 통합하며 사건을 요약하여 더 처리해나가도록 개념으로 만드는 출입구 역할을 한다. 마지막으로, 놀랍게도, 제2장에서 언급된 바와 같이, AG는 인간이 휴식을 취하고 자기 생각에 빠졌을 때 활성화되는 뇌의 '**디폴트모드 네트워크**'의 일부에 연루되어 있다.

쐐기앞소엽

제2장에서 언급한 바와 같이, 두정엽의 중간 부분과 윗부분(BA 7), 특히 쐐기앞소엽precuneus으로 알려진 중간 부분이 가장 최근의 관심을 받았다. 두정엽 윗부분의 중간과 측면에 위치하여, 보다 정교한 신경생리학적 연구가 출현할 때까지 연구하기가 상대적으로 어려웠다. 플레처 등(Fletcher et al., 1995)은 시각기억을 불러내지만, 의미기억을 불러내지 않는 쐐기앞소엽에 대한 최초의 신경영상 연구 중 하나를 수행했다. 실험적 심리학자 엔델 툴빙Endel Tulving(1972, 2002)이 만든 시각기억의 회상은 *일화기억*episodic memory이라고 불렀다. 그는 개인의 기억을 회상할 뿐만 아니라, 이를 조작하고 미래의 시나리오를 시뮬레이션할 수 있는 이러한 능력은 현대 사고와 문제해결의 진화에 결정적이라고 지적했다. 일화기억은 인생의 일화나 장면에 대한 기억으로 생각될 수 있다. 그들은 일반적으로 시간, 장소 및 뜻 특성이 있다. 뜻은 기억에서 중요한데, 감정적으로 두드러진 경험이 덜 두드러지는 경험보다 훨씬 더 빠르고 더 오랜 시간에 걸쳐 배우게 하기 때문이다. 또한, 여우에서 까마귀에 이르기까지의 동물은 의심의 여지 없이 일화기억의 징후를 보였으므로(Allen & Fortin, 2013), 그들도 마찬가지로 적용할 수 있다. 음식이 저장되는 곳은 평범한 경험보다 훨씬 더 큰 의미(진화적 생존)가 있다.

툴빙Tulving(1972)은 일화기억과 의미기억(단어와 뜻을 위한 기억)의 차이점을 조사했다. 그는 2002년에 우리의 기억이 상대적이며, 시간이 지남에 따라 앞뒤로 나아갈 수 있다는 *자기인지적 사고*autonoetic thinking를 도입함으로써, 일화기억의 개념에 대해 자세히 설명했다. 그는 자기인지적 사고가 시행착오에 내재 된 위험 없이 미래의 옵션을 선택하고, 그중에서 선택할 수 있기 때문에 인간의 진화 생존에 결정적이라고 생각했다.

동물이 최소한 간단한 일화기억을 경험할 수 있다면, 인간과 다소 비슷한 쐐기앞소엽이 있어야 한다(예: Margulies et al., 2009). 비인간 영장류 및 다른 동물은 또한 쐐기앞소엽의 앞, 중간 및 뒤 영역과 함께, 다양한 뇌 영역에 연결이 되어 인간과 마찬가지로, 연결성 기반의 세분화를 갖는다. 또한, 인간과 원숭이 모두 쐐기앞소엽이 뇌의 디폴트모드 네트워크 일부라는 증거가 있다. 카바나와 트림블Cavanna and Trimble(2006)은 건강한 성인 인간의 쐐기앞소엽에서 각기 다른 영역의 다양한 기능을 보여주었다. 예를 들어, 자기중심적인 정신 이미지 작업을 유지하는 앞쪽 부분 그리고 일화기억 검색에 더 많이 관여하는 뒤쪽 부분이 있다. 그들은 또한 시공간 이미지(배들리의 시공간 스케치 패드와 동의어로 결정적 작용을 한다), 일화기억 복구 및 자신(자기의식), 타인과 세상에 대한 자기중심적 인식을 취하는 작업, 작인agency의 관계에 대한 인식(예: 의도성)에 있어서, 쐐기앞소엽의 역할을 확립한 신경영상 연구의 결과를 요약했다. 루 등(Lou et al., 2004)은 신경영상을 통해 전전두피질의 중간 부분과 함께 위쪽 두정엽의 중간 부분(즉, 쐐기앞소엽)이 자기표상 및 타인표상에 중요하다는 것을 입증했다. 흥미로운 실험적 패러다임에서, 건강한 사람(덴마크 출신)이 자신과 가장 친한 친구, 덴마크 여왕을 생각하도록 요청받았다. 연구자들은 쐐기앞소엽의 다양한 영역에서 사고 과제에 걸쳐 차등 활성화를 발견했으며, 좌반구와 우반구의 차이도 발견했다. 그리고 오른쪽 쐐기앞소엽이 전반적으로 자신의 신체적 자기와 자기표상을 생각할 때 더 큰 역할을 한다는 것을 발견했다.

쐐기앞소엽과 네안데르탈인

이 장의 앞부분에서 언급했듯이 브루너와 이리키Bruner and Iriki(2016)는 현대 *호모 사피엔스*, 특히 쐐기앞소엽 지역의 두정엽이 네안데르탈인의 두정엽에 비해 확장되었다고 주장한다. *호모 사피엔스*와 네안데르탈인은 공통 조상인 *호모 하이델베*

*르겐시스*를 공유했지만, 약 580,000년 전에 두 혈통이 분지되었다. 브루너와 로자노Bruner and Lozano는 2014년에 *호모 하이델베르겐시스*와 네안데르탈인의 치아의 100%가 마모선을 보이며 사용량이 많음을 나타냈으며, 거의 동시대에 생활했던 *호모 사피엔스*는 치아의 46%만이 이러한 마모 패턴을 보여주었다는 것에 주목하였다. 그들은 네안데르탈인들이 그들의 문화적 관행(큰 가죽을 깨끗이 하기, 먹거리를 가공하기 등)과 신경 기질, 특히 시각공간 통합을 담당하는 위쪽 두정엽 영역 사이에 불일치가 있을 수 있다고 가정했다. 그들은 이러한 불일치로 인해 네안데르탈인은 가죽을 가공하고 다른 임무를 수행하기 위해 치아를 일종의 **'제3의 손**third hand**'**으로 사용해야 했다고 가정했다. 그들은 또한 두정엽이 확장된 *호모 사피엔스*가 치아를 지속적으로 사용하지 않고 이러한 **'가정**household**'의 의무**를 해결할 수 있다고 추론했다. 브루너와 로자노가 맞다면, 두정엽의 위쪽 및 중간 부분의 기능에 관한 이 장의 앞부분 리뷰에 근거하여 가정하는 것이 합리적일 수 있다. 네안데르탈인은 사색적인 현대의 사촌 *호모 사피엔스*와는 다른, 자기표상 및 타인표상을 가질 수 있다. 만약 그 추정이 맞는다면, 네안데르탈인이 약 80,000년(120,000년 전부터 약 40,000년 전)에 걸쳐 보여준 식인 풍습에 대한 명백한 편애를 설명할 수 있을 것이다. 아구스 티와 루비오-캄 필로Agustí and Rubio-Campillo(2016)는 네안데르탈인이 *호모 사피엔스*가 공유하지 않았던 식인 풍습에 대한 편애 때문에 그들 자신의 멸종을 책임졌을 수도 있다고 제안했다. 네안데르탈 식인 풍습은 다른 동물 고기가 풍부했음에도 지속된다는 점도 언급되어있다(예: Rougier et al., 2016). 이 증거는 디링거와 쿨리지Dieringer and Coolidge(2018)는 네안데르탈인의 식인 풍습이 다른 무리들이 자신의 영역에 들어오지 못하게 하는 실용적인 관행뿐 아니라, 미각적인 경험으로 **"이 고기 맛이 좋았다**this meat tastes good**"**일 것이라는 가설을 세웠다. 대부분의 현대인들은 식인 풍습에 관여하지 않으며, 대부분의 사람들은 그 관습에 의해 거부감을 느끼고 끔찍하게 불쾌해한다. 그러나 아기와 청

소년 네안데르탈인도 성인과 함께 도살하여 먹은 네안데르탈인의 식인 풍습지가 있다. 따라서 네안데르탈인이 쐐기앞소엽의 신경차이에 기초하여, 다른 자기표상과 다른 타인표상을 가지고 있었다면 이 관행이 덜 불쾌할 가능성이 있다. 제8장에서 논의될 것처럼, 네안데르탈인은 또한 냄새 감각이 바뀌었을 수 있으며, 이는 인간의 살을 태우는 냄새에 의해 덜 혐오감을 줄 수 있었다.

뒤뇌량팽대피질

띠피질 또는 띠이랑cingulate cortex or cingulate gyrus은 전전두피질(PFC)보다 아래에 있으며, 아래 전두피질의 안쪽 부분에서 앞뒤로 연결한다. 띠피질은 뇌량을 덮는다(제3장, [그림 3.6] 참조). 띠피질(BA 29 및 30)의 뒤쪽 부분을 뒤뇌량팽대피질retrosplenial cortex(RSC)라고 부른다. 이는 뇌량의 가장 뒤쪽 부분인 팽대에 인접하고 있기 때문이며, 팽대는 뇌량의 가장 두꺼운 부분이다. RSC는 해마, 해마 주변, 전두엽 및 시상과의 중요한 연결을 가진 네트워크의 일부이다. RSC의 주요 기능은 공간 탐색을 위한 공간 정보의 작성 및 저장이다. RSC의 손상은 최근의 일화 및 자서전적 기억(오래된 자서전적 기억은 아님) 검색과 관련된 문제를 포함하여 언어 및 시각기억 문제를 초래한다. 진화적 의미를 갖는 가장 중요한 목적 중 하나는 자기중심적 공간 관점(자신의 시각에서 보는 관점, 쐐기앞소엽 관여)과 환경중심적 공간 관점(다른 시각에서 본 관점, 예: Vann Aggleton, & Maguire, 2009; Zaehle et al., 2007)을 처리하는 변환적 책임이 있는 것으로 보인다. 재힐 등(Zaehle et al.)은 자기중심 및 환경중심 참고 프레임 모두는 해마, 시상, 소뇌 및 전두피질을 포함하는 위계적 뇌 네트워크에 의해 처리되지만, 자기중심 참고 프레임은 더 큰 네트워크 일부만을 활성화 시킨다고 제안했다.

오거, 자이드만 그리고 맥과이어Auger, Zeidman, and Maguire(2015)는 RSC가 새로운

환경을 생성, 저장 및 탐색할 책임이 있음을 발견했다. RSC는 인간, 유인원, 원숭이, 심지어 설치류에게 공통적이므로, 새로운 환경에 대한 신뢰할 수 있는 정신지도를 형성하는 것이 진화 전체에 걸쳐 효과적인 운동의 중요한 부분인 것으로 보인다. 그러나 자기중심과 환경중심 기준 프레임 사이의 인간에서, RSC의 변환적 기능은 *호모 에렉투스*가 적어도 140만 년 전에 아프리카를 떠날 때까지 이 다원적 두뇌 네트워크의 확장이 특히 중요하다는 것을 보여준다. 또한, 환경에 대한 자기중심적 관점을 환경중심으로 변형시킬 수 있다는 진화적 가치를 상상해보라. 여기에서 실제 시련과 오류의 위험 없이 다른 관점을 정신적으로 탐구할 수 있다. 또한, 일화기억에서 위치를 기억하고 자기중심적인 관점으로 변환하여 자신의 관점에서 행동할 수 있는 가치를 상상해보라. 반 등(Vann et al., 2009)에 따르면, RSC의 주요 기능은 **"변환이 진행되고 있는 동안 표상을 위한 단기 버퍼로 활동하는 것이다"**(p. 797)라고 했다.

구성적 기억

아마도 인간 두뇌의 가장 큰 굴절적응 중 하나는 자신과 다른 사람들을 성찰하기 위해 두정엽의 신경 구조를 재구성한 것일 수 있다. 이는 일종의 비판적 자각, 즉 자신의 행동을 주목하고 그것을 교정할 수 있는 능력을 허용한다. 조현병의 본질은 특정 정서적 및 인지적 어려움과 상관없이 비판적 자각의 상실이라고 주장되었다. 이 자기반성self-reflection 과정에는 실수와 성공에 대한 이전 경험을 알고 미래의 행동을 구성하고 지도하는 능력이 포함된다. 앞서 언급했듯이 이것은 일화기억 체계가 제공하는 진화적 성공의 본질이다. 많은 과학자들이 인간 진화에서 일화기억의 두드러진 역할을 숙고했다. 툴빙(2002)은 시간의 비가역성에 대한 유일한 예외는 일시적인 기억, 마음으로 시간을 거슬러 여행하고, 심지어 이전 결과를 변경하는 능력으로 보인다고 지적했다. 그는 또한 이런 종류의 정신 시간 여행은 인간의 실제 경험과 현상학적으로 다르며, 이러한 차이에 대한 인식은 그의 자기인지autonoesis 개념의 한 측면이기도 하다고 제안했다. 또한, 일화기억은 과거를 불러 일뿐만 아니라 미래의 시나리오를 상상할 수 있는 능력이라고 강조했다.

인지 심리학자인 다니얼 쉑터와 도나 로즈 애디스Daniel Schacter and Donna Rose Addis(2007)는 또한 마치 자매가 과거 기억에 대해 **"이것은 빨갛다!" "아니다. 이것은 초록이다!"**라고 다투듯이, 일화기억이 과거를 정확하게 회상하면서 진화했다고 보지 않았다. 쉑터와 애디스Schacter and Addis는 과거 사건의 단편과 조각을 회상하고 재구성함으로써, 일화기억이 근본적으로 구성적이라고 주장한다. 물론, 그 같은 표상은 오류로 가득 차 있다. 원하는 바를 오류와 착각을 지닌 기억으로 제공하기 때문이다. 이들은 이것을 *구성적 일화시뮬레이션*constructive episodic simulation이라고 이름을 붙였다. 과거를 회상하고 미래를 상상하는 지역이 주로 해마, 두정엽 및 전두엽 지역으로 비슷한 신경학적 기반을 갖는다는데 주목을 하였다. 그러나 미래 시뮬레이션은 오른쪽 PFC 그리고 왼쪽 배쪽 PFC를 추가로 요구하는 차이점이 있다는 점도 제시하였다. 쉑터와 애디스(2007)의 가설 중 가장 도발적인 면은 일화기억이 단순히 회상하지 않고 미래를 시뮬레이션하면서 진화했다고 것이다. 이렇게 하기 위해서는 체계가 **'이전의 경험을 유연하게 추출하고 재조합'**할 필요가 있다고 하였다(p. 1375). 더 나아가 기억의 왜곡과 착각이 유연하게 재조합하는 과정의 부산물이라고 주장한다.

디폴트모드 네트워크

앞에서 설명한 것처럼 두뇌의 디폴트모드 네트워크default mode network(DMN)는 사람이 쉬고 있고 목표 지향적 사고나 외부 활동에 관여하지 않을 때, 활성화되는 것으로 보인다. DMN을 활성화시키는 정신 활동에는 공상, 마음 방황, 명상, 개인적인 미래사건 상상, 도덕적 판단, 마음이론 및 자발적 사고가 포함된다. 작업에 외부 목표 지향적 주의가 필요한 경우 DMN의 활동이 억제되므로, 이 두 상태는 내부적으로 경쟁 관계가 있는 것으로 보인다. 즉, 다른 네트워크가 확장하는 가운데 하나가 억제를 하면서 활동을 한다(예: Spreng, Stevens, Chamberlain, Gilmore, & Schacter, 2010). 전반적으로, 신경영상 연구는 DMN에 대한 기본 신경 기질이 전두두정엽 네트워크이지만, 뒤쪽 띠피질, 쐐기앞소엽, RSC, 좌우 안쪽 측두엽 및 안쪽 PFC도 포함한다는 것을 강력하게 제안한다. 흥미롭게도 원숭이는 자신의 환경에 적극적으로 관여하지 않을 때 인간의 DMN와 비슷한 뇌 영역에 DMN를 가지고 있다(Mantini et al., 2011). 죽은 연어에 대한 fMRI 연구가 뇌 활동을 보여주었기 때문에(Bennett, Baird, Miller, & Wolford, 2010, 참고: 나중에 연어를 먹었음), DMN 신경영상 연구와 일반적인 신경영상 연구는 논쟁의 여지가 있다. 용인할 수 없을 정도로 높은 위양성이 있으므로(예: Eklund, Nichols, & Knutsson, 2016) DMN에 대한 추가 연구가 확실히 필요하다. 제9장은 또한 잠에서 DMN의 역할을 강조할 것이다.

정신병리학의 진화

자기반성과 결합 된 일화기억 체계의 힘은 비용이 든다. 인간은 자기반성과 미래 시뮬레이션에서 독특할 수도 있고, 궁극적으로 털북숭이 맘모스 같은 다른 종과 네안데르탈인 같은 다른 인간 유형을 멸종시킬 수도 있지만, 의심할 여지 없이 심리적 비용이 있다. 불안과 우울증은 과거를 기억함으로써 초래될 수 있으며, 죽음에 대한 생각을 포함하여 미래를 상상함으로써 초래될 수 있다고 오랫동안 제안되어왔다(예: Perls, 1969). 불안과 우울증은 정신병리의 흔한 감기라고 불린다. 확실히 사람들이 열심히 일하거나 열심히 공부하거나 활동에 더 많은 노력을 기울이도록 동기를 부여할 수 있기 때문에 일부 불안에는 진화적인 가치가 있다. 우울증은 일종의 **'타임 아웃**time-out' 역할을 하므로, 일시적으로 휴식을 취하고 자기반성 하며 **'도시에서의 극심한 생존경쟁**rat race' 또는, 사회적 경쟁에서 제외될 때 진화적 가치를 지녔을 수 있다. 그러나 쉑터와 동료들Schacter and his colleagues이, 기억 왜곡과 환상이 미래를 시뮬레이션하는 것이 주된 목적인 일화기억 체계의 증상이라고 제안한 것처럼(Addis, Wong, & Schacter, 2007), 많은 불안과 우울증도 동일한 체계의 정신병리학적 부산물일 수 있다. 그들의 주요한 진화적 역할에는 동기 부여와 자기반성이 포함될 수 있지만, 이는 유연하고 재조합적인 일화기억 체계의 부주의한 비용일 수 있다. 따라서 정신 시간 여행과 미래의 시뮬레이션은 현존하는 인간종의 궁극적인 생존과 다른 종의 멸종에 결정적일 수 있었지만, 심리적 비용이 없었던 것은 아니다. 사실상 모든 인간이 평생 불안 그리고/또는 우울증에 시달리는 것은 놀라운 일이 아니다. 강력하고 적응력이 뛰어난 기억 체계의 결과이지만 사람들이 궤양을 앓고 자살하고 전쟁을 벌이는 경우가 종종 있다. 정신과 의사 팀 크로Tim Crow(2000)는 조현병이 언어를 가진 *호모 사피엔스*의 비용일 수 있다고 가정했다. 일화기억 체계, 특히 자서전적 기억이 과다한 정신병리를 일으켰는지를 생각하는 것은 흥미롭다. 나는 조상 환경에서의 이런 심리적 문제들에 대해 *고정신병리학*paleopsychopathologies이라고 이름을 붙였으며 이들의 진화적 기원에 대해 제10장에서 더 자세하게 논의할 것이다.

요약

1. 두정엽의 원래 적응은 적절한 운동에서 운동 피질을 돕기 위한 감각 자료의 수집과 통합이었다.
2. 두정부위 손상은 흔히 환자가 손가락이나 신체 부위를 잘못 식별하는 일종의 실인증을 일으킨다.
3. 두정엽은 네안데르탈인의 크기와 비교하여 *호모 사피엔스*에서 확장되었을 수 있으며, 이 확장은 지난 10만 년 내에 발생했을 수 있다.
4. 두정엽속고랑은 숫자를 평가하는 수 인식의 기능이 있다고 제안되었다. 두정엽속고랑은 단일 뉴런 및 뉴런 다발로 상징 및 비 상징 숫자에 반응을 보이는데 전용될 수 있다.
5. 모서리위이랑은 내면의 말, 음운저장 및 정서적 처리에 중요한 역할을 한다.
6. 각이랑은 수학 연산에서 중요한 역할을 하며, 15가지의 다른 인지기능에서 중요한 역할을 할 수 있다.
7. 쐐기앞소엽은 일화기억, 배들리의 시공간 스케치 패드 및 자기표상 및 타인표상에 중요한 영역이다.
8. 띠피질의 뒤쪽 부분은 뒤뇌량팽대피질이며, 이것은 자기중심 공간 및 환경중심 공간 관점을 변환한다. 이 변환 책무는 호미닌 내비게이션의 진화에 결정적이었다.
9. 구성적 시뮬레이션 가설은 일화기억 체계가 완벽한 시나리오 회상이 아니라 미래의 성공을 위해 과거의 사건을 조작할 수 있는 능력으로 진화했을 수 있다고 제안한다.
10. 두정엽은 뇌의 디폴트모드 네트워크의 중요한 부분이다. 디폴트모드 네트워크는 인간 또는 인간이 아닌 영장류가 휴식을 취하고 특정 정신 활동

에 관여하지 않을 때 활성화된다.

11. 미래를 시뮬레이션하는 일차적인 목적을 가진 일화기억 체계는 불안과 우울증과 같은 다양한 정신병리학을 야기했을 수도 있다.

제6장

측두엽

인간이 아닌 영장류들은 의사소통은 할 수 있지만, 인간의 언어와 같은 것을 가지고 있지 않기 때문에 현대적이고 상징적이며, 재귀적인 언어를 위한 측두엽의 굴절적응은 최소한 작은 기적으로 여겨져야 한다. 그러나 이 장의 시작 부분에서 언어에 대한 논의는, 심지어 언어의 기본적 정의와 진화적 궤적까지도, 학자들 사이에 격렬한 논쟁을 불러일으킨다는 점에 주목해야 한다. 측두엽은 제2장에서 언급한 바와 같이 BA 20, 21, 22, 36, 37, 38, 41 그리고 42로 구성되며, 측면 열구(실비아 열구)로 구분된다([그림 3.3] 및 [그림 3.7] 참조). 따라서 측두엽은 다른 뇌 네트워크와 해마와 같은 영역과 결합하여 사고, 내적 및 외적 말, 기억력에 주요한 역할을 한다. 앞에서 언급한 바와 같이, 측두엽의 3개의 이랑(위, 중간, 아래)은 해부학적으로 두드러지며 아마도 침팬지에서는 3개의 이랑을 더욱 구별할 수 있을 것이므로, 오스트랄로피테쿠스 아파렌시스(루시)는 적어도 전반적 형상으로 현대인과 유사한 측두엽을 가지고 있다는 것을 거의 보장한다([그림 6.1] 참조). 오스트랄로피테신과 *호모 에렉투스*의 측두엽이 소리의 의미를 처리하고 의사소통할 때 매우 활동적이었다고 하는 것 또한 확실하지만, 이 신경 기질이 이미 그 당시 언어의 처리를 위해서 굴절적응 되었는지 아니면 심지어 일종의 조어

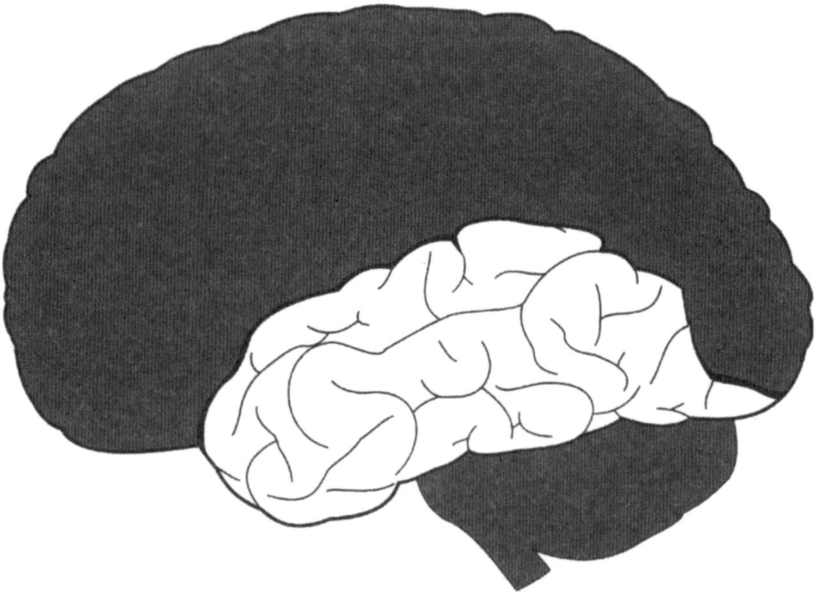

[그림 6.1] 측두엽

자료 출처: Holly R. Fischer, MFA

(즉, 200만~300만 년 전)까지에도 굴절적응 되었는지는 논란의 여지가 있다. 현존하는 원숭이나 침팬지에 대한 연구를 바탕으로, 방추형이랑 같은 측두엽 내의 특정 구조조차도 인간과 유사한 기능을 가지고 있다는 것이 알려져 있는데, 이것은 물체와 얼굴을 인식하는 것이다.

브로카와 베르니케의 영역

프랑스의 의사 장 밥티스트 브이요Jean-Baptiste Bouillaud(1796년~1881년)는 갈의 골상학에서 초기 지지자였는데, 브이요는 뇌 기능, 특히 말하는 것이 뇌에서 국소화

될 수 있다고 확신했기 때문이다. 1825년, 그는 이 능력이 뇌의 앞에 국소화 될 수 있다고 주장했다. 그러나 브이요는 머리 돌출부를 측정하는 것이 뇌의 기능을 국소화 하는 실행 가능한 수단이 아니라고 생각했기 때문에 갈과 헤어졌다. 브이요가 다양한 언어 병리학의 수백 가지 사례에 근거하여 자신의 의견을 주장했음에도 불구하고, 그 당시 뇌 기능에 대한 과학적 역풍은 너무 강해서 뇌 기능의 국소화 주장은 무시되거나 기각되었다. 실제로 1840년까지 다른 사람들은 실어증(즉, 언어장애의 말)이 뇌 앞부분의 손상에서 비롯되지 않는 많은 경우에 주목했고 그래서 브이요의 용감한 주장은 대부분 무시되었다. 1861년 프랑스 신경외과 의사 폴 브로카Paul Broca(1824년~1880년)의 **'탄**tan'이라는 환자가 주목을 받게 되었다. 탄은 거의 벙어리에 가까웠고 '탄' 소리와 몇몇 외설적인 것들만 만들어 낼 수 있었다. 불과 6일 후 환자는 사망했고 브로카의 정밀 부검 결과 전두엽의 아래 부위에 심각한 병변이 발견됐다. 브로카의 보고서는 특히 환자의 조리 있는 말투가 병변에 의해 흐트러졌다고 지적했다. 부분적으로는, 탄에 대한 브로카의 매우 구체적인 세부사항과 파리에서 인류학회의 설립자 및 사무총장을 포함한 많은 과학계 내에서의 위엄 있는 명성으로 그는 많은 과학자들을 동요시켜, 어떤 인지 기능이 뇌에 국소화 될 수 있다는 생각을 받아들이도록 했다. 그는 좌뇌 손상으로 인해 말이 안 되는 것을 아페미아aphemia라고 불렀는데, 나중에 *브로카 실어증* *Broca's aphasia*이라고 다시 이름을 붙였다. 흥미롭게도 브로카는 프랑스 레스 에이지 Les Eyzies 근처의 동굴(크로마뇽Cro-Magnon)에서 발견된 유골과 유물을 조사한 최초의 사람 중 한 명이었다. 그는 두개골의 크기와 엔도크래니움endocranium(두개골 안의 부피)을 바탕으로 전혀 다른 종족이라고 결론지었고, 이들이 '*정밀한 뇌 조직*'을 가진 '*지능형*'이며 '*예술을 배양*'할 수 있는 충분한 게으른 시간을 가졌다는 가설을 세웠다(Schiller, 1992, p. 156). 물론 이 해골들은 약 3만 2천 년 전의 *호모 사피엔스*였다. 그리고 종종 크로마뇽인이라고 불린다. 그들의 놀랄 만큼 현대적인 문

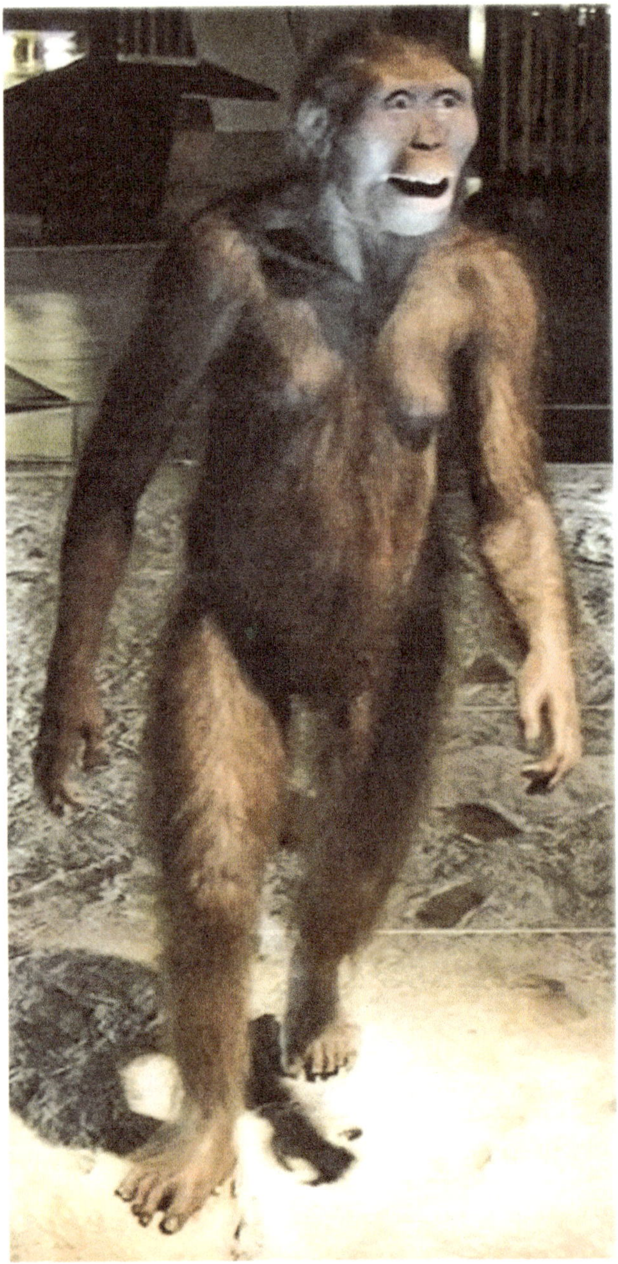

[그림 1.1] 루시(오스트랄로피테쿠스 아파렌시스)

자료 출처: Wikimedia Commons

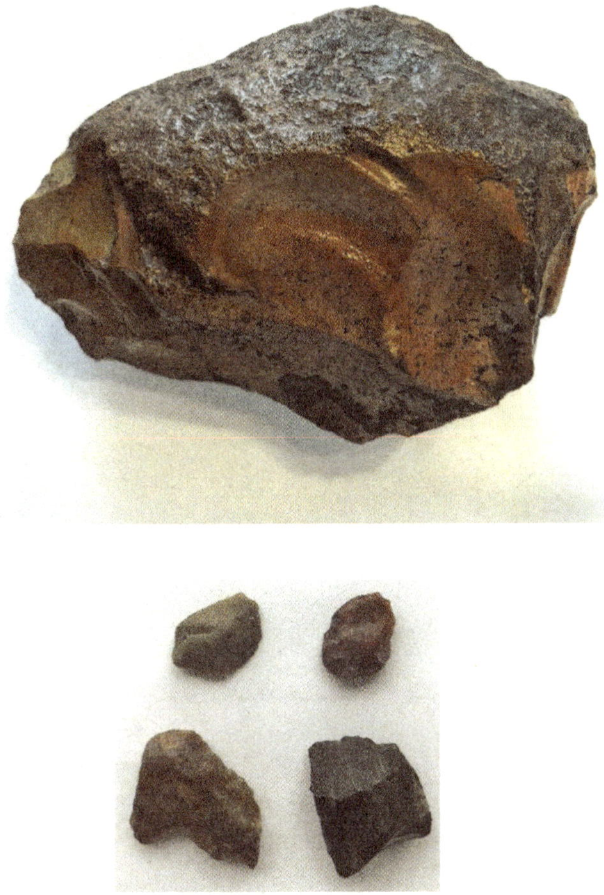

[그림 1.2] 모드 1 올도완 석기와 격지

자료 출처: Frederick L. Coolidge

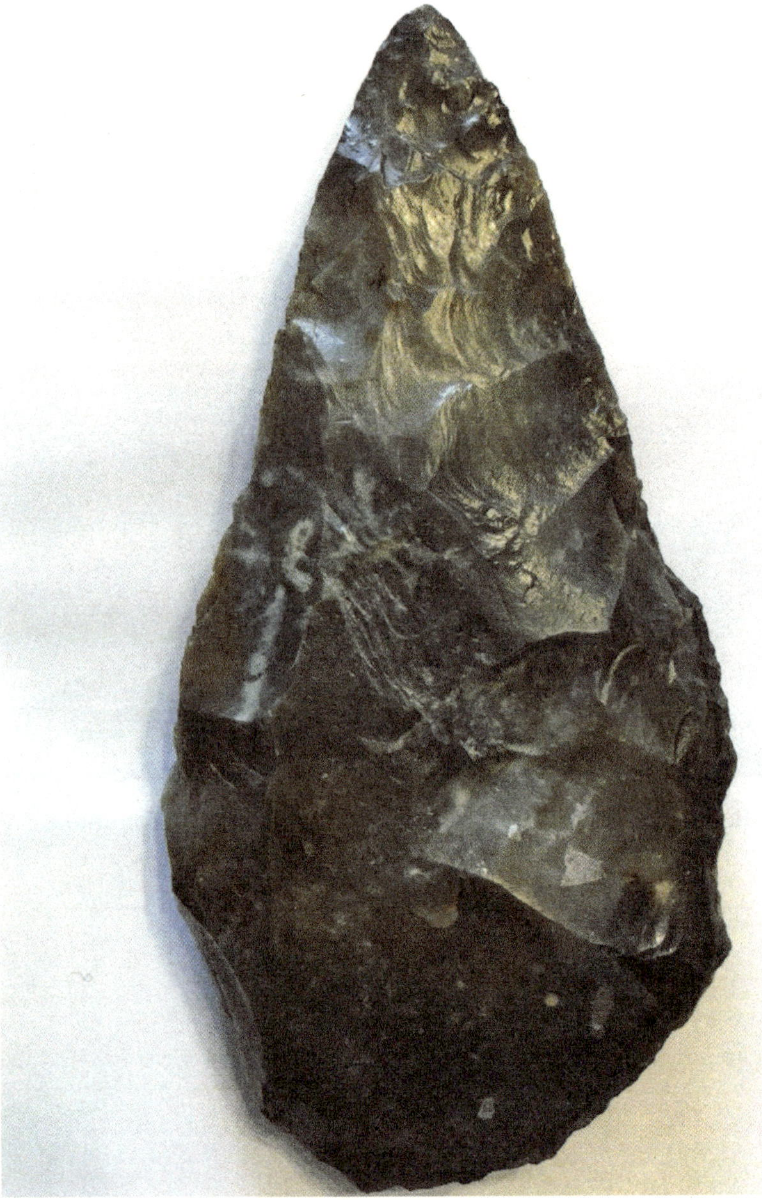

[그림 1.3] 모드 2 아슐리안 주먹도끼

자료 출처: Frederick L. Coolidge

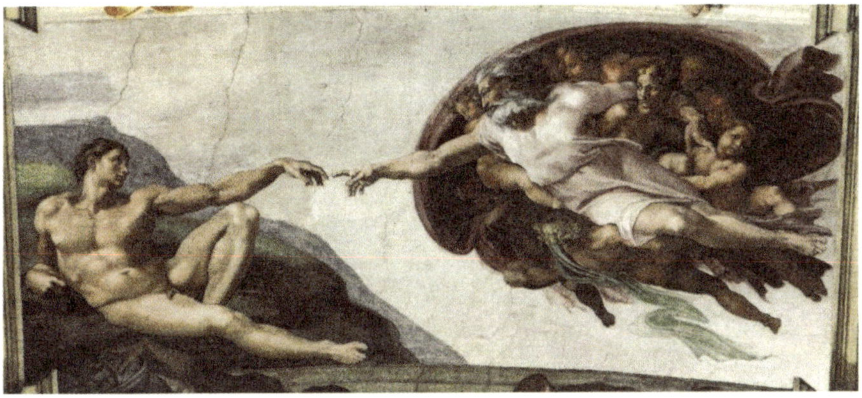

[그림 3.1] 미켈란젤로, 아담의 창조

자료 출처: Wikimedia Commons

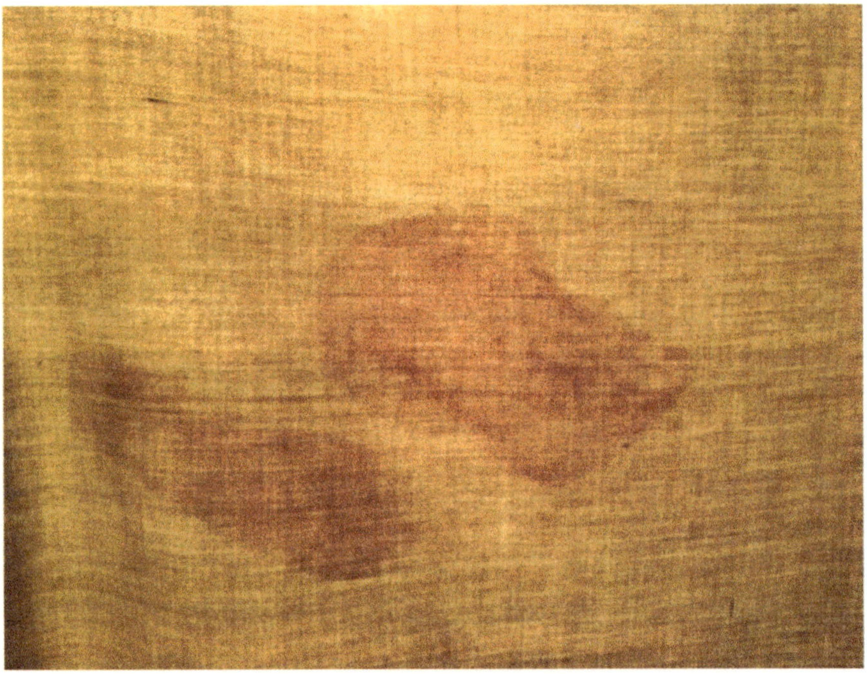

[그림 6.2] 솥 위의 빨간 포도주 자국

자료 출처: Frederick L. Coolidge

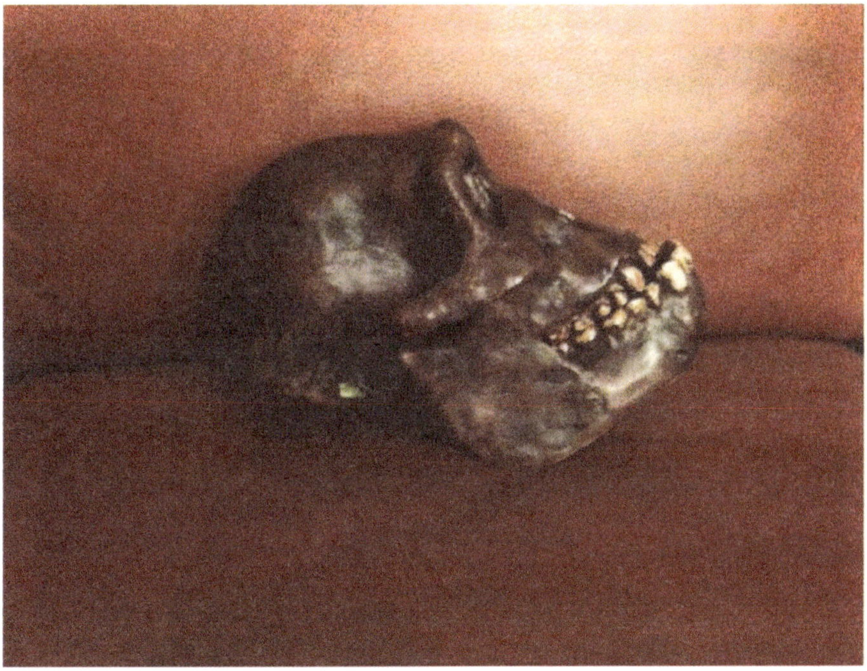

[그림 6.3] 루시의 두개골(오스트랄로피테쿠스 아파렌시스)

자료 출처: Frederick L. Coolidge

화는 정교한 개인 장신구, 묘사적인 동굴 벽화, 창조적인 조각상, 그리고 매우 의례적인 매장물 등을 포함하여 *오리나시안*Aurignacian이라고 불렸다.

1869년 영국의 신경학자인 헨리 바스티안Henry Bastian은 말로 사고가 행해졌고, 청각적 뇌 센터가 먼저 이러한 **'소리 인상**sound impressions'을 받았음을 시사했다. 또한, 어떤 뇌 부위가 손상되었느냐에 따라 실어증의 유형이 다를 수 있다고 제안했다. 그는 **'단어 청각장애**word deafness'와 **'단어 시각장애**word blindness'의 차이를 묘사했다. 불행히도 그는 이 주요 작업을 19년 이상 출판하지 않았고 그래서 그는 실어증의 원인을 밝혀낸 것에 대해 거의 공로를 인정받지 못했다. 브로카가 환자 탄을 진찰한 지 불과 13년 만인 1873년, 독일의 신경과학자 칼 베르니케(1848~1905)는 말을 할 수는 있지만, 자신에게 하는 말을 이해할 수는 없는 뇌졸중 환자를 평가했다. 환자가 죽은 후 베르니케는 뇌의 뒤쪽 측두두정맥 부위에서 병변을 발견했고, 이를 *감각 실어증*sensory aphasia이라고 불렀는데, 현재는 *베르니케 실어증*Wernicke's aphasia이라고 알려져 있다. 1874년 베르니케(26세)는 실어증의 종류와 그 신경학적 기초에 관한 책을 냈다. 그는 브로카 아페미아를 *운동 실어증*motor aphasia이라고 부르며 운동과 감각적 실어증을 담당하는 두 부위가 상호 연관되어 있다고 정확하게 가정했다. 현재 *브로카 영역*과 *베르니케 영역*으로 알려져 있다. 그들은 아치형 다발arcuate fasciculus 통해 정보를 전달한다. 따라서 브로카 실어증은 언어 이해력은 떨어져 있지 않지만, 말을 할 수 없는 반면 베르니케 실어증은 언어 이해력은 떨어져 있으며 말을 할 수가 있다. 더욱이 전자가 우울증과 관련이 있고 후자가 편집증과 관련이 있을 가능성이 더 크다고 추측되고 있다. 그러나 아직 실증적으로 증명되지는 않았다. 베르니케는 또한 환자의 임상 증상에 대한 빈틈없는 관찰자였으며, 전체 실어증(말의 손상과 이해의 손상)과 운동 실어증(자발적인 근육 조율의 상실)과 같은 운동장애와 같은 다른 종류의 실어증에 대해 기술했다. 그는 또한 1881년에 현재 *베르니케 뇌병증*이라고 알려진 증상(안구, 운동, 인지)의 3가지를 묘사했다. 이 질환은 러시아의 신경정신과 의사 세르게이 코르사코프Sergei Korsakoff가 자신의 사례를 발표한 지 6년 만인 1887년 기술한, 기억장애인 코르사코프의 정신병과 밀접한 관련이 있다고 생각된다. 두 가지 모두 일부 예외(예: 비알코올 중독자와 티아민 결핍증이 없는 사람)가 있기는 하지만 만성 알코올 중독의 티아민 결핍으로 인해 발생할 수 있다.

측두엽

위측두이랑

위측두이랑superior temporal gyrus의 원래 적응은 소리에 의미를 부여한 애플리케이션application이었는지도 모르며, 따라서 위측두이랑은 기본적인 음성 소통과 언어 이해에 매우 중요하다. 위측두이랑(BA 41과 42)은 처음 그것을 식별한 오스트리아 해부학자의 이름을 따서, 헤쉘의 이랑Heschl's gyrus이라고도 부른다. 이 부위는 1차 청각피질을 포함하며, 이 청각 자극은 귀의 달팽이관으로부터 직접 받는다. 위측두이랑의 뒷부분(뒤쪽 BA 22)을 *평면 측두엽Planum temporale*이라고 하는데, 이는 뇌에서 가장 비대칭적인 영역 중의 하나로 인간과 침팬지 같은 일부 유인원에서 왼쪽 반구에서 더 크다(예: Gannon, Holloway, Broadfield, & Braun, 1998). 인간과 침팬지는 600만~1,100만 년 전 어디선가 공통의 조상을 공유했기 때문에 이 비대칭성은 왼쪽 평면 측두엽이 그보다 훨씬 일찍 진화했음을 시사한다. 흥미롭게도, 제3장에서 지적한 바와 같이, 좌우 평면 측두엽 대칭이나 오른쪽 반구의 비대칭은 조현병 및 난독증(특히 난독증 소년의 오른쪽 비대칭; Altarelli et al., 2014)과 관련이 있는 것으로 나타났다. 그러나 반드시 인과 관계는 아니다. 평면 측두엽을 다양한 종류의 소리(말, 음악 등)와 구별되는 계산형 사운드 센터computational sound center로 볼 수 있도록 제안되었다. 또한, 동시 소리를 구별하고 위치를 식별하며 움직임을 추적할 수 있다. 이 모델에서 평면 측두엽은 가공 센터일 뿐만 아니라 추가 처리를 위해 식별되고 불분명한 소리를 보내는 허브 역할을 한다. 아마도 그것의 비대칭성은 또한 청각의 상대적 진화적 중요성(적합도를 증진시키는 경고 외침과 기타 소리)과 좌뇌에서 톤 인식(소리 높낮이, 소리 강도 등)을 통한 의사소통의 상대적 진화적 중요성을 반영할 수 있을 것이다. 또한, 비대칭성은 왜 현대 인간의 뇌가 영장류의 진화에 그토록 깊은 영향을 받았는지를 반영할 수 있을 것이다. 영장류는 작고 야행성이며 나무에 거주하는 동물로서, 발성을 통해 과일과 같은 식량을 위해 훨씬 더 크고 더 위험한 동물들과 경쟁해야 했다. 의심할 여지 없이, 자연선택은 소리를 처리하는 부분, 특히 측두엽을 약간 확대한 어떤 우연한 돌연변이에도 작용했다. 현대의 원숭이에서도, 인간과 같은 부위가 소리를 처리하지만 인간의 측두엽이 크게 확장되었다는 것은 충분히 증명되었다.

좌반구 위측두이랑 기능의 굴절적응은 소리의 의미 생성과 브로카 지역의 생산을 위한 준비로 보인다. 이러한 의미를 말하지 않는 경우, 이 과정은 단순히 **'내부 말**inner speech'로 귀결될 수 있다. 우반구의 위측두이랑은 소리의 높낮이 또는 빈도를 구별해야 할 때, 예를 들어 C와 D 연주 악보의 차이를 말하고 소리의 강도를 구별해야 할 때 활성화된다. 위측두이랑 뒷부분이 두정엽의 측두엽(BA 40)과 각회(BA 39)에 인접하여 접점을 형성하고 있어 3개 지역이 언어와 관련된 밀접한 기능이 있다는 것은 놀라운 일이 아니다. 이 접합부, 측두두정 접합부temporal parietal junction(TPJ)는 때때로 측두후두두정 접합부temporal occipital parietal junction(TOP)라고 일컬어지거나, 나의 주, 콜로라도처럼 POT 접합부와 같다.[24] 이 부위는 오랫동

24) 콜로라도주는 미국의 가운데 있어서 pot는 단지라는 뜻으로도 부르며 parieto-occipital-temporal의 약어와 같은 철자이다(역자 주).

안 언어의 진화(이 장 후반에서 설명됨)와 사회적 인식과 같은 현대적 사고의 측면에 중요한 것으로 생각되어 왔다. TPJ는 편도, 방추형이랑, 안와전두 및 배안쪽 전전두피질과 함께 사회 뇌 네트워크의 일부로 보인다. 그것은 자신의 감정, 욕구, 욕망, 목표와 다른 사람들의 목표를 상상하는 데 결정적인 역할을 한다. 이러한 상상 과정을 *정신화*mentalizing라고 불렀으며, 정신화가 다른 사람과 관련될 때는 보통 *마음이론*theory of mind이라고 한다. TPJ는 작인agency과 유생성animacy(물체가 살아 있는지 여부)의 인식에 대한 시각적 분석도 수행한다. 진화론적으로, 유기체가 먹이, 포식자 또는 잠재적 짝을 인식하는 것은 시각적으로 중요했고, 따라서 TPJ 영역의 뉴런들은 애니메이션을 지각하고 그 인식에 의미를 적용하는 능력에 대해 선택되었다. 후자의 능력은 또한 *사회적 행위자 탐지*social agent detection라고 불려 왔다.[25] TPJ는 사회적 인식의 연결고리처럼 보인다. 그것은 정보의 언어 흐름, 주의력, 그리고 그 모든 정보에 대한 작업기억과 사회적 맥락의 식별을 위한 정보 통합의 허브다. 다시 말하지만, TPJ는 물론 독립적으로 행동하지 않는다. 그것은 이전에 언급된 뇌 영역 중 일부(전두엽, 두정엽, 측두엽, 후두엽, 그리고 해마, 편도, 기저핵과 같은 피질하 영역)와 협조하여 작용한다.

중간측두이랑

중간측두이랑medial temporal gyrus[26]이란 기본적인 서술기억 체계, 즉 말, 사실, 세부사항의 회상에서 중요한 부분이다. 저글링, 돌 쪼개기, 에릭 클랩튼Eric Clapton과 같은 리드 기타 연주, 자전거 타기 등의 신체 및 운동 기술의 학습과 회상(즉, 실행)인

25) 동작의 주체를 행위자(agent), 행위의 발현을 작인(agency)이라고 한다(역자 주).

26) 일반적으로 middle temporal gyrus라고 표기하는데, 저자는 medial temporal gyrus를 선호하며 썼다(역자 주).

절차기억 체계는 행동학적으로 그리고 신경학적으로 모두 구별된다. 확실히 측두엽의 세 이랑 모두 언어 작용과 관련하여 중복되는 기능이 있다. 서술기억 체계는 일반적으로 측두엽 위쪽 이랑의 앞쪽(주변후피질 및 내후각피질perirhinal and entorhinal cortices), 안쪽 측두엽의 안쪽 및 뒤쪽(해마곁피질parahippocampal cortex), 측두엽의 아래쪽이랑, 전전두피질의 아랫부분과 해마 등으로 구성되어 있다고 생각된다.

명사나 동사로 쓸 수 있을 때 달리기run라는 단어와 같이 모호한 단어(또는 구절)와 마주쳤을 때, 안쪽 측두엽은 처음에는 그 단어의 다양한 의미에 대한 기본적인 검색에 관여한다. 명확화 과정은 아래 전두피질을 추가로 모집한다. 이러한 아래 전두피질들은 특정한 의미를 선택하는 데 도움을 준 다음, 의미에 대한 두 번째 해석과 통일에서 다시 안쪽 측두엽을 관여시키고, 정보의 추가적인 통합을 위해 측두엽의 위쪽 부분을 모집하는 데 도움을 준다고 생각된다. 새로운(또는 이국적인) 단어가 들리면, 안쪽과 위쪽 측두엽과 아래 두정엽은 모두 그 단어의 적극적인 유지에 관여할 수 있다. 만약 그 단어가 큰 방해 없이 음성적vocally으로 또는 목소리를 거의 내지 않으며subvocally 충분히 반복된다면, 그 단어는 장기적인 서술기억 저장 지역에 대한 의무적인 접근을 얻을 것이다. 이 신조어는 또한 만약 어떤 사람이 높은 의욕을 가지고 있거나 매우 흥분한다면, 장기 서술기억 체계에 의무적으로 접근할 수 있을 것이다. 따라서 앞에서 지적한 바와 같이 외상사건은 외우기 위해 반복할 필요가 없다. 그 발생은 종종 장기 저장에서 거의 영구적인 거주지를 보장하는 흥분 상태를 극적으로 증가시키기 때문이다. 자주 사용하지 않는 아오디네anodyne(**'거슬리지 않는**inoffensive'을 뜻하는 말)는 높은 흥분 상태를 만들 가능성이 작으므로 반복적으로 시연을 해야 외울 수 있다.

아래측두이랑

아래측두이랑inferior temporal gyrus은 후두엽(BA 17)과 인접한 후두 피질(BA 18, 19)에서 발생하여 측두엽으로 돌출되는 시각 처리의 배쪽 흐름의 일부이다. 주요 목적은 모양과 색상을 포함한 객체 인식이다. 아래측두이랑의 안쪽은 방추형이랑 fusiform gyrus(BA 37)이다. 방추형이랑의 뒷부분은 또한 아래 후두엽 이랑의 앞면에 인접해 있다. 방추형이랑은 중간에서 더 크고 양쪽 끝에서 점점 가늘어진다. 그것은 라틴어 단어 fusus에서 이름을 얻는다. 그것은 방추와 비슷한 모양 때문에 **'스핀들**spindle'을 의미한다. 안쪽 측두엽의 후 방추형 이랑에 대한 안쪽은 해마곁피질이다. 제3장에서 언급한 바와 같이, 기록된 단어는 **시각단어형태영역**visual word form area(VWFA; McCandless, Cohen, & Dehaene, 2003)이라고 하는 왼쪽 형태의 이랑을 활성화하고 얼굴은 오른쪽 형태의 이랑(*fusiform face area* 또는 FFA)을 활성화한다. 또한, VWFA는 모든 문화권의 글쓰기 체계에서 활성화된다. 대부분의 글쓰기 체계는 평균 3번의 획만 사용하여 글자를 형성하기 때문이다. 글쓰기 체계가 *호모 사피엔스*의 진화론의 관점에서 최근에 이루어졌기 때문에, VWFA의 뉴런이 얼마나 빨리 확장되었는지는 확실하지 않다. 가장 오래된 작문 체계는 약 7,000년 전으로 거슬러 올라가지만, 완전히 현대적인 사고(및 두뇌)는 45,000년 전에 진화했을 가능성이 크다. 따라서 VWFA의 고도로 전문화되고 선택적인 뉴런은 단어 형태를 인식하는 것과 직접적으로 관련이 없는 이유로 확장되었지만, 오히려 개체의 개별 시각적 속성을 인식할 수 있는 능력으로 선택되었고 나중에 전체 단어를 인식하도록 확장되었다.

신경과학자 찰스 그로스Charles Gross(2008)의 연구에 따르면 이 굴절적응에 대해 밝힐 수 있다. 시각 자극의 특정한 특성(예: 얼굴 세포, 손 세포, 틈새, 자리)에 매우 선택적임에도 불구하고, 아래쪽 측두엽에 있는 개별 뉴런과 뉴런 다발이 경험에 의해 수정되고 주의를 유도할 수 있다는 것을 발견했기 때문에, 이러한 굴절적응을 조명할 수 있을 것이다. 후자의 유연성은 어떤 문화에서든 대부분의 아이들이 단기간에 독서에 매우 능숙해질 수 있는 놀라운 능력을 설명할 수 있다. 드헤인과 코헨Dehaene & Cohen(2007)의 신경 재사용 가설에서 이러한 문화적 획득은 여전히 독서와 마찬가지로, 특정 문화에서 요구될 수 있는 새로운 과제에 이미 존재하는 피질적 편향을 제공할 수 있는 뉴런의 지위niche, 즉 뉴런의 구조적 집단이나 네트워크를 찾아야 한다. 그러므로 그들의 관점에서 신경 기질은 원래 선택된 기능과는 매우 다른 직무에 관여할 수 있다. 이러한 재사용이 어떻게 발생하는지는 분명하지 않지만, 신경 기질이 그들이 보살폈을 만한 것 이외의 매우 다양한 새로운 인지 작업에 사용된다는 것은 의심의 여지가 없다. 그것은 그들이 원래의 피질 편향을 바탕으로 새로운 일에 종사하고 있는 것일지도 모른다. 즉, 생후 뇌 뉴런과 뇌 영역이 다능성pluripotent(즉 어떤 기능도 지지할 수 있다)일 가능성은 작으며, 어떤 새로운 일을 지원하거나 처리할 수 있을 것 같지 않다, 즉 이전의 적응에 의해 부분적으로 제약을 받는 것이다.

덧붙여, 적어도 기능적인 신경해부학적 수준에서, 쓰인 단어들과 그들의 음성학적인 변형들 사이의 변형이 어떻게 이루어지는가는 이해가 잘 안 되고 있다. 디헤인, 코헨, 시그먼, 빈키어Dehaene, Cohen, Sigman, & Vinckier(2005)는 아래쪽 측두피질 내에 뒤에서 앞으로 진행되어 문자의 특징(즉, 그들의 국소 결합 검출기 모델), 그다음에 문자, 그다음에 바이그램bigram(인접 문자), 마지막으로 전체 단어를 인식하여 처리하는 변화도gradient가 있다는 흥미로운 제안을 했다. 이러한 순차적 처리는 점점 더 미세한 의미적 차별이 이루어질 때까지 앞쪽 측두엽 영역으로 계속 진행된다고 생각된다. 이 처리의 주요 경로는 방추형이랑인 것으로 보인다.

방추형이랑은 유인원(인간, 고릴라, 침팬지, 보노보, 오랑우탄)의 뇌에서 확인할 수 있다. 그러나 침팬지(우리의 가장 가까운 유전적 친척)나 다른 대형 유인원에는 존재하지 않는 인간의 방추형이랑에는 세포구축학cytoarchitecture(세포 형태, 복잡성, 크기) 비대칭이 있다. 침팬지에게 없거나 훨씬 덜 두드러진 인간의 좌뇌 언어 영역에 대한 이러한 세포구축학적 비대칭과 심지어 대뇌반구 비대칭은 인간이 다른 현존하는 호미노이드 보다 시각적 환경에서 훨씬 더 풍부하고 정확한 이해와 차별을 할 수 있는 능력이 있다는 다소 명백한 가설을 지지하는 것으로 보인다(예: Chance, Sawyer, Clover, Wicinski, Hof, & Crow, 2013; Weiner & Zilles, 2016).

신경정신병리학

얼굴인식불능증

몇몇 매혹적인 신경심리학적 증상들은 아래측두엽 기능장애와 관련이 있다. *얼굴인식불능증prosopagnosia*이라고 불리며 얼굴을 인식할 수 없는 것은 주로 우반구의 방추형이랑에서 병변이나 교란이 있었기 때문이다. 랑가라잔 등에 의한 뇌 연구(Rangarajan et al., 2014)는 좌뇌와 우뇌의 방추형이랑이 얼굴 인식에 관여하지만, 미묘하게 다른 역할을 한다는 이전의 연구를 뒷받침한다. 오른쪽 방추형이랑의 전기적 뇌 자극은 얼굴의 일그러짐을 유발한 반면, 왼쪽 방추형이랑의 자극은 색의 왜곡이나 빛의 지점과 같은 특별한 시각적 변화를 유발했다.

얼굴을 보기 위한 방추형고랑 신경 진화 경향은 얼굴이 구름, 바위, 창문, 타코tacos[27], 숄shawls의 와인 얼룩과 같은 애니메이션에서 볼 수 있는 변상증pareidolia 홍반의 현상을 설명하는 데 도움이 될 수 있다. 후자는 어느 날 밤 TV를 보다가 나

27) 멕시코식 샌드위치(역자 주).

[그림 6.2] 솥 위의 빨간 포도주 자국

(p. 186 컬러판 참조)

자료 출처: Frederick L. Coolidge

에게 일어났다. 나는 솥에 적포도주를 쏟았고, 아침에 솥을 들어 올렸을 때 [그림 6.2]에 표시된 것을 보았다.

내 관심사 때문에, 의심의 여지 없이 오른쪽의 얼룩덜룩한 루시의 310만 년 된 두개골을 보았다. 나는 진열장에 가서 루시의 두개골 복제품을 꺼내 [그림 6.3]에 제시된 사진을 찍었다.

인도 공과대학 간디나가르가르Gandhinagar의 대학원생 중 한 명이 이 두 장의 사진을 변상증에 관한 포스터 프레젠테이션에 사용했을 때, 우리는 루시의 두개골의 오른쪽 시간대에 수염이 덥수룩한 남자의 얼굴을 보고 다시 즐거워했다. 찰스 다윈은 성공적인 사회적 상호작용을 위해 얼굴과 표정을 인식할 수 있어야 한다는 점에 주목했다. 또한, 동료 인간에게 있어서 얼굴 표정의 성공적인 인식은 짝

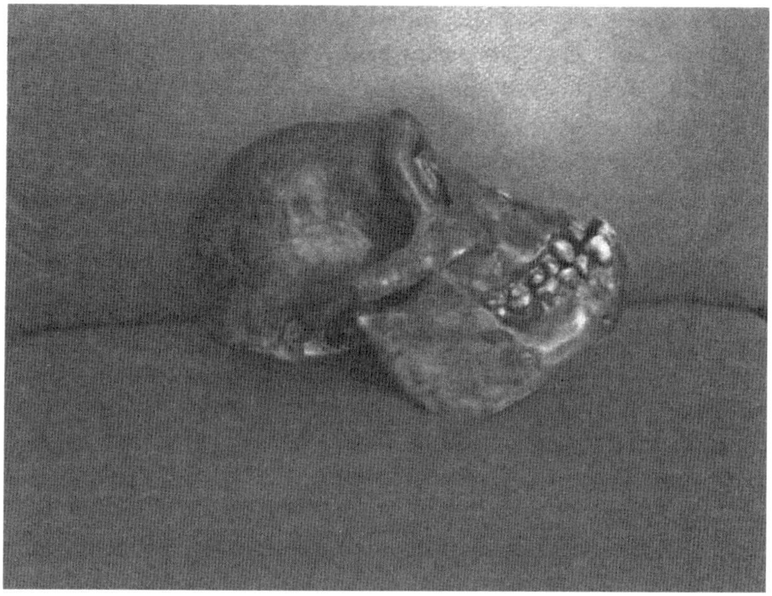

[그림 6.3] 루시의 두개골(오스트랄로피테쿠스 아파렌시스)

(p. 187 컬러판 참조)

자료 출처: Frederick L. Coolidge

짓기, 육아, 물물교환과 같은 매우 다양한 사회적 상황에서 결정적으로 적합도를 강화시켰을 것이다. 아마도 다른 사람의 얼굴을 성공적으로 읽지 못한 것에 대한 진화적 비용이 무생물체에서 사람의 얼굴을 지각하는 것보다 더 컸을 것이다.

공감각

*공감각*synesthesia이라는 단어는 그리스어에서 유래되었으며 **'결합 된 지각**joined perception'을 의미한다. *공감각자*Synesthetes는 한 가지 의미에서 자극을 받으며 동시에 다른 의미에서도 자극을 받는 사람이다. 가장 일반적인 형태의 공감각 중 하나는 문자소-색채 공감각grapheme-color synesthetes이다. 문자소는 개별 숫자 또는 문자이다.

문자소-색채 공감각자는 특정 숫자나 문자에 겹쳐진 동일한 색을 안정적으로 볼 수 있다. 흥미롭게도 문자와 숫자는 공감각의 주요 유도자이며 음악과 소리가 뒤따른다. 색감은 공감각에서 가장 일반적인 인식이다. 공감각은 유전적 기원을 가지고 있지만, 성이나 성별에 특정한 것으로 보이지는 않는다. 이전의 공감각 추정치는 매우 다양하지만, 현재 추정 중 하나는 모든 사람들의 약 4~5%이다. 문자소-색채 공감각을 설명하려는 한 신경인지 모델은 1차 시각피질(BA 17)에서 색상을 지각하는 뇌의 영역과 인접한 후두피질(BA 18과 19)이 숫자나 문자에 대한 인식에서 그 정보를 방추형이랑으로 **'누설**leaks**'**하는 것을 제안한다. 다른 모델에는 위쪽 측두엽(탈억제)와 각이랑(BA 39, 또한 이 영역에는 공감각과 비공감각 사이에 세포구조적 차이가 있을 수 있다)이 포함된다.

이데아시지아

흥미로운 관련 현상은 지각perception이 개념과 짝을 이루지만, 비임의적인 방식으로 짝을 이룬 *이데아시지아*ideasthesia라는 것이다.[28] 1929년 인지심리학자 볼프강 쾰러Wolfgang Köhler는 테네리페 섬사람들(주로 스페인어 사용)에게 2개의 그림과 2개의 소리를 제시하면서, 각각의 소리를 그 그림 중 하나에만 연결해 달라고 부탁했다. 쾰러는 소리와 그림이 완전히 제멋대로인 것처럼 보였지만, 분명한 선호를 발견했다. 2001년에 라마찬드란과 허바드Ramachandran and Hubbard는 [그림 6.4]에 나타낸 도형을 사용하여 실험을 반복했다.

이 그림 중 *부바*bouba에 어떤 꼬리표를 붙이고 *키키*kiki에 어떤 꼬리표를 붙이겠는가? 라마찬드란과 허바드는 미국 대학생들과 타밀어(인도 남부 및 스리랑카에서

28) 감각 아이디어로도 불리며 아이디어가 감각처럼 느껴진다(역자 주).

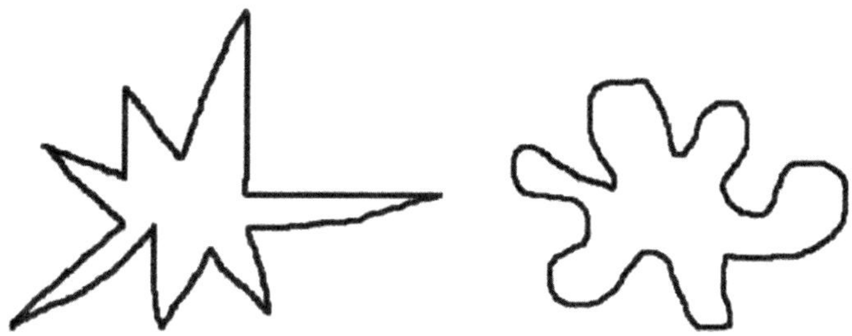

[그림 6.4] 부바/키키 효과

자료 출처: Wikimedia Commons

사용되는 언어)를 사용하는 사람들이 압도적으로 부바는 오른쪽의 그림, 키키는 왼쪽의 그림을 연관시킨 것을 발견했다. 적어도 한 연구에서는 자폐증 환자에게 이러한 선호도가 없을 수 있다는 것을 보여주었지만, 이러한 선호도는 2년 6개월 된 아이들에게 나타났다. 라마찬드란과 허바드는 이 발견을 통해 사물의 이름이 완전히 임의적인 것이 아닐 수도 있고, 어떤 면에서는 공감각의 한 형태일 수도 있다는 것을 알 수 있다고 제안했다. 키키/부바 효과kiki/bouba effect는 단순히 점화priming의 형태로 자극에 대한 경험이 나중에 반응을 일으킬 가능성도 있는데, *부바* 발음은 입을 둥글게 해야 하는 반면, *키키*를 발음하는 것은 더 수평적이고 각진 입 모양을 필요로 하기 때문이다.

라마찬드란과 허바드는 더 나아가 이러한 소리와 지각의 연결고리가 언어의 진화를 위한 기초를 형성할 수 있다고 제안했다. 언어의 진화는 이 장 후반부에서 보다 심층적으로 다루어지겠지만, 그들의 가설은 언어가 일종의 조어protolanguage, 즉 초기 호민들 사이의 성대 의사소통 체계에서 시작되었는데 그 초기 호민들 사이의 물체들은 공감각의 형태로 입의 윤곽에 의해 명명되었다. 비록 그들은 이 과정만으로는 완전히 현대적인 구문 언어를 설명하기에 불충분하다고 주장하지만, 만약 음색 윤곽과 발성, 역겨운 냄새, 그리고 얼굴 표정과 같은 다른 관련 과정과 보조를 맞춘다면, 겉보기에는 사소한 과정의 결합 결과가 여전히 조어의 기초가 될 수 있다고 제안한다.

활동지각회로, 신경 재사용과 언어

최근 언어신경 과학자 프리드만 풀버뮐러Friedmann Pulvermüller(2018)는 뉴런의 보다 구체적인 장거리 연결성뿐 아니라, 풍부한 결합성까지 신경해부학적 원리를 강조했다. 언어의 출현과 기원에 대해, 그는 감각과 운동 뉴런을 연결하는 피질 영역이 언어의 기초와 특히 관련이 있다는 것을 발견했다. 이러한 영역은 제5장에서 언급한 바와 같이, 다마시오Damasio(1989)에 의해 *수렴영역convergence zones*으로 표기가 되어 *커넥터 허브connector hubs*라고도 한다(Gordon et al., 2018). 풀버뮐러Pulvermüller(2018)는 운동 뉴런이 감각 신경세포로부터 정보를 수신하고, 그 반대도 마찬가지라고 지적했다. 이러한 방식으로 운동과 감각 신경세포는 서로의 정보처리에 영향을 미치며, 이는 풀버뮐러가 '**활동지각회로**action perception circuits(APCs)' 라고 부르는 것을 확립한다. APCs의 형성은 이러한 감각운동 작동의 영향을 받으며, 상호적 영향력을 강화하여 공동 활성화된다. 따라서 APCs와 관련된 기전은 언어의 점진적인 출현을 위한 신경해부학적 기질을 제공한다. 풀버뮐러(2018년)에 따르면, **"언어 개념과 의사소통을 위한 행동과 인식 기전에 신경 재사용이 있다 … 주의, 기억, 예측 및 조합, 언어 그리고 의미론적/화용론적 처리 과정에서 상호작용하는 방식을 포함하여 더 높은 인지 기전을 위한 기반을 제공한다"**(p. 36)라는 것이다. 풀버뮐러는 APCs가 신경 기질에 대한 환경을 지도화할 뿐만 아니라, 그것들의 본질적으로 연결된 행동과 지각의 반복 계산computation이 추상화와 창의성의 출현을 허용한다는 가설을 세운다. 또한, APCs의 공동 활성화co-activation

는 "따라서 조합의 두뇌 기반을 제공함으로써 구문론적, 의미론적 및 화용론적 형성을 포착할 수 있다. 상징 관련 APCs는 또한 뇌의 개체와 행동 표상을 연결하는데, 이것은 의미론적 접지semantic grounding를 위한 기전을 산출한다"(p. 37). 이 결합 의미 학습은 또한 의도적인 의사소통 행동의 근거를 제공하는데 풀버뮐러는 이를 화용론적 말 활동의 근거, 즉 말의 이유와 목적의 근거로 본다.

언어와 조어의 진화

언어는 의사소통의 일차적 목적을 위해 자연선택을 통해 진화했고, 보다 단순한 형태인 조어protolanguage에서 시작되었다. (1) 약 10만 년 전 한 사람의 단순한 유전적 사건에서 모든 직물cloth[29]이 생겨났다고 가정하는 것은 어불성설이며, (2) 촘스키와 동료들이 주장해온 것처럼 그 주된 목적은 의사소통을 위한 것이 아니었다(예를 들어, Bolhuis, Tattersall, Chomsky, & Berwick, 2014). 이 두 문장만으로도 이미 독자는 언어의 본질과 기원은 매우 교묘한 문제라는 것을 알 수 있으며 어쩌면 그것은 다소 뻔한 말일 수도 있다. 모든 언어학자들은 다른 언어학자들을 싫어한다. 그러나 이것은 아마도 과대평가되어 있을 것이다. 즉, 언어학자들은 종종 언어의 기원과 언어의 초기 성격에 대해 강하게 의견을 달리한다.

이 논의를 시작해보자. 미국의 언어학 교수 레이 재켄도프Ray Jackendoff(1999)의 가설은 모든 현대 언어 기능이 원래 영장류의 피질 청각-발성 네트워크를 통해 점진적으로 발전했다는 것이다. 이 책 전반에 걸쳐 지적된 바와 같이 인간의 뇌는 영장류 두뇌에 의해 크게 알려지고 영향을 받았으며(예: Aboitiz, Aboitiz, &

29) 유전자 조합이 한 번에 만들어졌다는 뜻(역자 주).

Garcia, 2010), 나아가 인간의 적응과 굴절적응은 공통의 조상들에 의해 제약된다. 다시 말하지만, 이 작은 야행성 영장류들은 약 6천5백만 년 전에 포유류 혈통으로부터 분리되었을 때, 다른 방향의 소리 외침과 그 외침들에 대한 공통된 인식을 통해 그들의 활동을 조정함으로써 다른 동물들과 열매를 얻기 위해 경쟁할 수 있었다. 다양한 울음소리는 고전적 및 조작적 조건화란 연합학습을 통해 쉽게 학습된다. 이 울음소리의 원래 목적은 아마도 *개인적*intrapersonal으로 발성자에게만 해당되었을 것이다. 앞에서 지적한 바와 같이 유기체가 소리를 사용하는 이유나 인간이 말을 사용하는 이유를 '말의 화용론pragmatics of speech'이라고 한다. 말하기의 5대 화용론, 즉 감탄어, 명령어, 평서어, 의문어, 가정법이 있다고 제안되었다. 나는 말의 최초 화용론은 감탄어로 감정을 표현했다고 가설을 세웠다. 이들 첫 번째 영장류에서는 고통이나 쾌락을 표현하거나 지배력을 행사하기 위해서였을지도 모른다. 앞에서 말한 바와 같이, 나는 이러한 감탄들 특히 고통스러운 것, 예를 들면 "으악"과 같은 것은 다른 사람에게 경고하기 위한 것이 *아니라*, 단순히 자신의 감정 상태(이 경우 고통)를 표현하기 위한 것으로 생각한다. 그러나 빨리 또 다른 영장류가 고통 속에서 외치는 소리를 듣는 것은 *대인관계*interpersonal 소통이 될 것이다. 그 외침이 고통과 연관되어 있다는 것을 증명할 수 있기 때문이다(적응된 공감의 예). 그러면 이러한 감탄의 사용은 가시, 독 또는 포식자에 대한 귀중한 경고가 될 수 있다. 그러므로 감탄어는 일반적으로 표현이나 이해에 복잡한 뇌 네트워크가 필요하지 않은 짧은 말의 발화이다. 그것들은 청각–발성 뇌 네트워크 작업에 기초한다. 사회적 계층 구조는 현존하는 모든 인간과 비인간 영장류의 특징이기 때문에, 두 번째의 화용론 말하기는 필수적, 즉 명령어이었을지도 모른다. 그래서 이동, 항복, 음식 나누기 또는 음식을 떨어뜨리기 위한 발성은 사회적 계층의 상위 계층이 하위 계층에게 성, 크기, 나이 또는 선천적인 공격성 때문에 발산했을 가능성이 컸다.

말하기의 세 번째 화용론인 평서어(사물과 행동의 이름짓기)에 대해 상세히 설명하기 전에, 일부 언어학자들과 인류학자들의 주장에서 공통적으로 치명적인 결함을 지적하는 것이 중요하다. 일부 사람들은 조어가 자발적으로 *상징적*symbolic 발성을 사용했을 것이라고 제안했다. 즉, 조어의 첫 번째 사용자는 특정 임의의 소리가 이제 어떤 임의의 사물이나 행동을 의미한다는 것에 모두 동의해야 한다(예: Deacon, 1996). 이 결점 있는 입장은 그룹의 구성원들이 임의의 소리라는 특정한 의미에 대해 만나 합의했다는 것을 더욱 암시한다. 이것은 다소 이성적으로 들리지만, 그렇지 않다. 문제는 오캄의 면도칼Occam's razor이다. 즉, 더 복잡한 설명보다 더 간단한 설명이 선호된다. 또는 가장 적은 가정으로 설명하는 것이 가장 유력하다는 것이다. 플라나리아planaria와 같은 단순하고 거의 뇌가 없는 유기체에서 증명할 수 있는 고전적, 조작적 조건화는 어떤 사물이나 행동과 어떤 자의적인 소리의 연관성을 설명할 수 있다. 이전의 임의적(중립적) 자극(종소리)이 음식과 반복적으로 짝을 이루는 파블로프의 개를 다시 예로 들겠다. 개는 음식을 좋아하기 위해 **'학습'**할 필요가 없기 때문에, 무조건자극이라고 일컬어진다. 이 음식은 냄새 때문에 무조건적 자극이라고 하며, 시각적인 존재는 개로부터 자동적인 반응(타액 분비와 각성)을 *유발한다*. 다시 말하지만, 이 자동 응답은 배울 필요가 없다. 복잡하거나 복잡하지 않은 모든 종류의 유기체는 제한된 수의 자극에 대한 내장된 또는 자동 반응(반사)을 가지고 있다. 만약 충분한 짝을 이룬다면, 중립 자극은 개의 반응을 이끌어 낼 것이다. 중립 자극은 마침내 반응을 이끌어 낼 때 조건자극이 된다. 따라서 상징성이나 상징적 발성에 대한 논의는 신중해야 하고, 다른 현명한 사람들은 종과 음식 사이의 연관성 과정이 인지적으로나 신경학적으로 단순해진 개에게 '종'이란, 음식의 상징이 되었다고 말하고 싶을 수도 있다. 따라서 디콘의 복잡하고 공유된 상징적 발성 가설을 일으키지 않으면, 사물이나 행동이 서술의 인지적 기초가 되는 단순한 조건화를 통해 특정 소리와 신뢰성 있게 연관될 수 있다. 물론 말의 화용론으로서의 평서어는 두뇌와 인지력이 훨씬 더 복잡해질 수 있기 때문에 이러한 사실의 평서어적 진술은 다른 사람을 조종하고 다른 사람에게 거짓말을 하는 데 쓰일 수 있고, 다른 악의적인 용도에 쓰일 수 있다. 특정 사물과 소리를 단순하게 연상시키는 학습이 적응이었던 반면, 평서어를 교묘하게 사용한 것이 과연 굴절적응이었는지 곰곰이 생각해 보면 도발적이다. 그러나 원시 시대의 기원에서, 평서어는 단지 현대의 버빗원숭이와 흰코원숭이의 **'어휘**vocabularies**'**를 닮았을지도 모른다. 또한, 일단 평서어가 확립되면 의문어(질문)가 뒤따를 수도 있었다. 이것은 나의 네 번째 화용론 이야기다. 그래서 특정한 소리를 과일 같은 특정한 것과 연관시킬 수 있을 뿐만 아니라, 조어를 사용하는 초기 호민인은 과일이 어디서 왔는지 물을 수 있었다.

이 시점에서 필자는 조어의 가능한 화용론 네 가지인 감탄어, 명령어, 평서어 및 의문어를 설정했다. 중요한 것은, 내가 상징, 상징화 혹은 상징적 사고의 구조에 의존할 필요 없이 그렇게 해왔다는 것이다. 게다가, 이 네 가지 말의 화용론 모두 **"오! 움직임! 사슴! 어디?**Ouch! Move! Deer! Where?**"** 같이 단음절(적어도 영어로) 이상을 필요로 하지 않는다는 점에 주목하는 것이 흥미롭다. 이 음절의 단순성은 인지적으로 단순한 유기체들이 제한된 범위의 화용론과 많은 어휘로 구성된 조어를 가질 수 있게 할 수 있다. 후자의 특성은 연합학습에 의해 제공되는 사실상, 무제한적인 학습 가능성 때문에 가능하다(예: Bronfman, Ginsburg, & Jablonka, 2016).

앞서 지적했듯이 촘스키와 동료들(Bolhuis et al., 2014)은 언어가 한 사람에게 갑자기 직물이 통째로 나타나듯 출현했다고 주장해왔다. 그들은 또한 그것이 원래 의사소통의 목적이 아니며 자연선택의 대상이 아니었다고 주장한다. 그러나 언어학자, 인류학자, 언어유전학자, 진화심리학자의 분명한 다수가 사용하는 증거는 거의 피할 수 없이 반대 입장을 드러낸다. 언어는 조어를 통해 *서서히* 진화했고, *의사소통의 목적*을 위해 진화했으며 *자연선택의 주제*였다. 효과적으로 의

사소통을 하면 번식에 성공할 가능성이 더 컸다. 더 큰 적합도를 지녔을 것 같았다. 그러나 20만 년 전에서 10만 년 전쯤 언어에 **'갑자기'** 어떤 일이 일어났을 가능성이 있으며, 이는 완전히 현대적인 사고와 완전히 현대적인 언어로 이어졌다. 그리고 이것은 나를 다섯 번째 자, 가장 인지적인 화용론으로 가정법을 말하는 것을 이끈다. 가정법은 일어나지 않았을 수도 있는 가상의 상태, 사건 또는 상황을 표현하거나 사실에 반대되는 생각을 표현한다. 때때로 그들은 사람들이 상상할 수 있는 것 또는 그들이 진실되기를 바라는 것을 표현하기도 한다. 그러나 가정법 사고는 다음에 논의될 바와 같이 특정인지 전제 조건을 요구했을 수 있다.

가정법 화용론 말하기를 위한 인지적 필요조건

촘스키와 동료들(Fitch, Hauser, & Chomsky, 2005; Hauser, Chomksy, & Fitch, 2002)은 두 논문에서 현대 인간 언어의 특징에 대해 재귀라고 제안했다. *재귀* recursion란 내장된 구문이 구문의 원래 의미를 수정하거나 추가하는 것과 같은 다른 구문에 구문을 내장한 것이다(재귀에 대한 자세한 설명은 Coolidge, Overmann, & Wynn, 2010 참조). 앞서 지적한 바와 같이 볼후이스 등 연구진(Bolhuis et al., 2014)은 언어는 자연선택을 통해 진화하지 *않았으며*, 약 10만 년 전에 재귀적 표현을 포함하는 완전히 현대적인 언어가 갑자기 등장했다고 주장해왔다. 또한, 앞에서 언급한 바와 같이, 그들은 비록 소수 언어학자에 의해서만 그들의 사고가 이루어지지만 어떤 종류의 조어에도 강하게 반대한다(조어와 문제에 대한 자세한 논의는 촘스키와 동료들의 논쟁과 관련하여, Bickerton, 2007 참조; Botha, 2002; Gärdenfors, 2013; Hurford, 2014; Jackendoff, 1999; Pinker & Jackendoff, 2005). 진화 언어학자 제임스 허포드James Hurford(2014)는 이 두 가지 다른 입장을 다섯 가지 관점에서 정량화하려고 시도했다. 그는 촘스키족의 입장을 하나의 유전자 돌연변이가 재귀와 함께 완전히 현대적인 언어의 갑작스러운 출현을 야기했고, 언어 자체가 완전히 새로운 인지영역을 구성했으며, 언어는 주로 내부 용도에 사용되었고 타인과의 의사소통이 아니었으며, 언어는 자연선택의 대상이 되지 않았다고 주장하는 것으로 특징짓는다. 허포드와 다른 현대 언어학자들의 대다수는 비록 어느 누구도 전체적인 입장으로 절대적으로 옳은 것은 아니라고 지적하면서도 반대되는 입장을 취한다(한 개인에게서 하나의 유전적 돌연변이로 느닷없는 언어의 출현은 우습게도 틀린 것이다). 내가 보증하는데, 대다수의 입장은 수백만 년에 걸쳐 일련의 돌연변이가 자연선택의 대상이었던 것이 다른 유기체와의 의사소통을 점점 더 복잡하게 만드는 결과를 낳았다는 것이다. 그것은 전문적인 신경회로를 필요로 하는 뚜렷하게 새로운 인지영역을 초래하지 않고, 오히려 기초적인 연상학습에 관여하는 이들처럼 기존의 인지영역과 신경회로를 통해 생겨났다. 기존의 또 다른 인지영역은 소리를 저장하는 능력(음운저장phonological storage)이었을 것이다. 시간이 지남에 따라, 언어의 표현도 점점 더 복잡해졌고 그 복잡성의 한 가지 결과는 더 큰 생식 적합성이었을지도 모른다.

10만 년 전, 어떤 것이 언어의 진화과정을 변화시켰나?

10만 년 전 언어의 갑작스러운 출현에 대해, 이 두 학파 사이에 수정적인 입장이 있을지도 모른다. 나는 언어가 시간이 지날수록 점점 더 복잡해졌다는 조어 이론의 본질the essence of a protolanguage theory을 믿는 언어학자들과 확고하게 굳게 서 있다. 그러나 고고학적 증거는 약 5만 년 전에 시작된 문화적 폭발이 8만 년에서 5만 년 전에 아프리카를 떠난 *호모 사피엔스*의 소행임을 시사한다. 앞서 언급한 바와 같이 그들의 문화는 오리나시안Aurignacian이라 불리며, 정교한 개인 장신구, 묘사한 동굴 벽화, 창의적인 조형물, 고도로 의례화된 매장물 등이 포함되어 있었다. 아마도 약 20만 년에서 16만 년 전에 시작된 *호모 사피엔스*가 기본 언어를 다룰 수 있는 인지 능력을 이미 지니고 있었을지도 모른다는 감질나는 암시가 있다. 이것은 호모 이달투Homo idaltu(또 다른 초기 호미닌)가 이 무렵 인간의 두개골 조각들을 다듬은 것 같기 때문이다(Wite et al., 2003). 그러나, 10만 년 전에 문화의 폭발은 나와 동료 고고학자 토마스 윈Thomas Wynn(Coolidge & Wynn, 2005, 2009; Wynn & Coolidge, 2010)에게 이 무렵 언어에 무슨 일이 일어났음을 시사하며, 우리는 인지영역 중 하나에 영향을 준 유익한 돌연변이가 있었을지도 모른다고 생각한다. 그렇다. 대부분의 DNA 돌연변이는 무해하거나 특별한 일이 없는 반면, 다른 것들은 해롭거나 치명적이다. 그러나 그들의 상대적인 희귀함에도 불구하고, 건강을 증진시키는 유익한 유전적 돌연변이가 일어난다. 우리의 향상된 작업기억 가설의 한 가지 가능성은 돌연변이 또는 후성유전적 사건이 음운저장 용량을 증가시켰다는 것이다. 앞에서 언급한 바와 같이 4가지 말의 화용론인 감탄어, 명령어, 평서어 그리고 의문어는 모두 짧은소리를 가진 현존 언어이며, 대부분의 경우 단음절로 될 수 있다. 재켄도프Jackendoff(1999)는 그것들을 **"언어 진화에 있어 한 단어의 화석 단계"**(p. 273)라고 언급해왔다. 그리고 만약 흰코원숭이가 개별적인 말을 결합하여 뚜렷하게 다른 의미를 형성할 수 있다면, *호모 사피엔스*가 약 10만 년 전에 정교한 어휘를 그리고 아마도 *호모 에렉투스*는 190만 년 전에 광범위한 어휘를 가지고 있었을 것으로 추정하는 것이 타당하다. 그러나 음운저장 용량은 말을 하기 위해 마음속에 얼마나 많이 간직할 수 있는가를 제한한다. 여기서 다시 말하지만, 촘스키인, 즉 촘스키 추종자는 부분적으로 옳을지도 모른다. 내부 대화나 내부 사고가 외부 공용어보다 선행했을 것이다. 따라서 음운저장 능력을 증가시킨 유익한 돌연변이는 거의 항상 하위 절(재귀의 확정적 특성)의 언어에서 발생하며 보통 접속사(그리고, 그러나, 그러면 등)에 의해 도입되기 때문에 말의 가정법적 화용론에 필수적이고 결정적인 인지적 전제 조건이었을 것이다.

문법과 구문의 진화

또 다른 가능성은 유익한 돌연변이가 음운저장 용량을 증가시키는 후속 효과를 가질 뿐만 아니라, 시공간 스케치 패드와 성공적 버퍼의 기능을 향상시키는 일반적인 작업기억용량에 영향을 미쳤다는 것이다. 그러나, 조어의 거의 모든 논의에서 종종 무시되는 것은 문법과 구문의 진화다. *구문*syntax은 보통 문장으로 단어를 주문하는 규칙을 가리킨다. *문법*grammar에도 이런 함축이 있지만, 단어의 순서, 어형변화inflection[30]의 사용, 음운론(소리의 관계), 의미론(의미의 인지적 구조) 등을 포괄하고 있어, 보다 포괄적인 용어이기도 하다. 다른 이들은 단어 순서에 대한 규칙이 온라인 기억 요구 사항을 최소화하도록 진화했을 수 있다는 점에 주목했다(예: Ferrer-I-Cancho, 2015). 필자도 이와 유사하게 구문이 작업기억용량 그리고/또는 음운론 저장 제한의 한계를 우회하기 위해 특별히 진화했을 수 있다고 주장해왔다(Coolidge, 2012). 만약 모든 소리가 임의로 사물(명사, 행동하는 자 또는 행동되는 자에 관계없다), 또는 행동(동사)과 연관될 수 있다면, 조어는 내재적인 한계를 가질 것이다. 즉 어떤 소리가 행위자(주어subject, S)인지, 행동(동사verb, V)인지 또는 어떤 것에 작용하는 것인지(목적어object, O)를 구문 분석해야 하기 때문이다. 문화적으로 정해진 단어 순서라면, 작업기억은 이러한 초기 구문 분석 요건을 면할 수 있을 것이다. 개인들은 그들의 문화에서 배우가 문장 안에서 1등을 하고, 행동이 2등을 하고, 대상이나 행동 되는 것이 무엇이든지 마지막에 나온다는 것을 배웠을 것이다. 얼핏 보면 모든 구성원이 특정 명령에 동의한다면 그

30) 단어의 형태변화로 man(단수), men(복수) 같은 경우다(역자 주).

행동이 처음이든, 두 번째든, 마지막으로든 상관없기 때문에, 단어 순서는 비교적 자의적으로 보인다. 그러나 작업기억용량 그리고/또는 음운저장소의 한계는 아마도 문화의 단어 순서 선택에 주요한 영향을 미칠 것이다. 페러-아이-칸초Ferrer-I-Cancho(2015)가 지적했듯이, 모든 언어와 그 화자는 **'온라인 기억**online memory' 한계에 의해 제약을 받는다. 흥미롭게도, 거의 모든 현존하는 언어는 단어 순서가 부과되어 있고, 더 많은 화자들이 SVO 단어 순서(영어처럼)를 사용하는 반면, 더 많은 언어는 SOV 순서를 사용한다. OVS와 OSV는 드물며, 이는 아마도 다른 요소들이 관련될 수 있지만, 이러한 순서에서 작업기억용량에 더 큰 수요가 있음을 나타낸다. 예를 들어, 더 많은 언어가 SOV보다 SVO로 되돌아간다는 사실은 문화 제국주의, 즉 문화에 의한 단어 순서 선호를 다른 문화에 부과한 결과일 수 있다고 페러-아이-칸초는 말한다. 그럼에도 불구하고, 나는 동사가 구문의 중심으로 되돌아가는 경향으로 배치되고, 끝으로 퇴보시키지 않는 것이 작업기억용량에 대한 요구를 가장 적게 한다는 것을 의미한다고 가정하고 싶다. 또한, 문장에서 각 소리의 위치를 구문 분석하는 데 자유로워진 용량 제한 작업기억과 동사의 자연적인 중심 복귀를 통해 재귀와 같은 고차 구문 계산에 대한 작업기억을 확보할 수 있다. 여전히 결정되어야 할 것은 언어들 사이에서 지배적인 SOV 단어 질서가 정석이고 원어와 고대 언어들 사이에서 가장 가능성이 큰 순서로 여겨지는 이유다. 또한, SOV가 SVO로 회귀하는 데 영향을 미치는 요인은 무엇이며, 그 반대는 왜 그리 드물며(SVO에서 SOV로), V가 단어 주문의 중심으로 이동함에 따라 어떤 선택적 이점이 있는가? 나는 언어 설계가 여러 가지 영향과 제약조건을 가지고 있다는 에반스와 레빈슨Evans and Levinson(2009)의 의견에 동의하지만, 앞에서 언급한 것처럼, 제한된 작업기억 그리고/또는 음운저장 용량은 단어 순서에 대한 일차적이고 지배적인 이유이며, 따라서 구문과 문법에 대한 강한 자극이 될 것으로 의심한다.

언어의 다른 목적 — 가십

*가십*gossip(남 말하기)이라는 단어는 부정적인 함축성을 가지고 있는 것처럼 보이지만, 문자 그대로의 의미는 가까운 친구나 가까운 친척들 사이에 정보를 공유하는 것을 포함한다. 인류학자 로빈 던바Robin Dunbar(2004)는 고도로 발달한 영장류 사회행동에 의한 *호모 사피엔스*의 진화에 강력한 진화적 제약을 감안할 때 언어적 정보교환(가십)이 큰 사회 집단에서 유대를 위한 수단이 되었다는 가설을 세웠다. 호모 속genus Homo(특히 *호모 에렉투스*)이 약 190만 년 전 육지 생활로의 완전한 전환을 이루었을 때, 포식을 피하고 식량과 다른 자원의 새로운 영역을 개척하는 위험을 최소화하기 위해 더 큰 사회 집단이 필요했다. 그러나 사회적 집단의 규모 증가는 사회적 비용이 없는 것은 아니었다. 개인은 더 지배적인 구성원들에 의해 희생될 수 있었고, 개인의 이득은 집단의 더 큰 이익을 위해 희생될 수 있었고, 어떤 개인은 더 큰 집단이 제공하는 익명성을 이용할 수 있었으며, 다른 구성원들처럼 열심히 또는 효과적으로 일하지 않을 수 있었다. 던바는 후자의 개인에게 *무임승차자*free riders라고 이름을 붙였으며, 가십이 그러한 구성원들을 식별하고 그들의 행동을 '**견제**in check'할 수 있는 수단을 제공한다고 제안했다. 만약 무임승차자들이 견제를 받지 않는다면, 적어도 가십에 의해 그들의 행동은 다른 사람들에게 밝혀질 것이고, 그 가십에 관계된 구성원들이 이용당할 가능성이 줄어들 것이다. 따라서 던바는 가십을 어떤 게으르고 쓸모없는 사회적 노력이라고 보기보다는 그것을 우리의 사회적 영장류 유산을 반영하는 것으로 보고, 대규모 사회 집단에서의 성공적인 삶을 위해 거의 필요한 행동이라고 본다.

언어의 또 다른 목적 — 놀래킴과 유머

> 저녁 식탁에 앉아 생선을 건네받던 한 남자가 마요네즈에 두 손을 두 번 담갔다가 머리카락을 헤치고 지나갔다. 이웃이 놀란 눈으로 그를 바라보았을 때, 그는 자신의 실수를 알아차리고 사과했다. "정말 미안해. 시금치인 줄 알았는데."
>
> – 지그문트 프로이트(1905/1960, pp. 138–139)

이 농담joke은 지그문트 프로이트가 가장 좋아하는 농담 중 하나라고 보도되었고, 그의 친구 빌헬름 플리스Wilhelm Fliess가 농담과 꿈의 유사성을 제안하자 프로이트는 그의 고전 작품 중 하나인 『농담과 무의식과의 관계Jokes and Their Relation to the Unconscious』(1905/1960)를 쓰도록 자극 받았다. 프로이트가 무의식적인 사고를 드러냈다고 생각했던 꿈, 사고, 실언처럼, 농담은 다른 곳에서 의식적으로 처리하기 어려운 마음의 심연psyche으로부터 아이디어를 노출시킬 수 있는 잠재력을 가지고 있다고 생각했다. 프로이트는 또한, 농담이 다른 문제들 중에서도 공격성이나 성적인 긴장 같은 감정적 반응을 다른 이슈로 돌리게 하는 방어 기제가 될 수 있다고 제안했다.

프로이트의 시금치 농담은 이성적으로 진행되는 농담의 결말이 비이성적으로 끝나기 때문에 놀라움의 강한 요소를 담고 있다는 점에 유의해야 한다. 인류학자 엘리어트 오링Elliot Oring(1992)은 *적합한 부조화appropriate incongruity*라는 말을 사용하며, 농담의 어떤 부분은 정상적이거나 적절하고, 또 어떤 부분은 이상하거나 일관성이 없는 상태로 정의하였다. 이러한 농담의 부분들이 결합되면, 적절한 부조리를 만들어 낸다는 점에서 흥미롭게도 인간은 *자연스럽게* 재미를 찾게 되는 경우가 많다. 일부 사람들은 적어도 초기에는 농담을 웃기게 하는 데 도움을 주는 것이 깜짝 요소라고 제안했다(예: Desales, 2010). 이 놀라운 요소는 어린 시절의 **'놀래킴**surprise' 게임에서 비롯될지도 모른다. 예를 들면, 피카부peek-a-boo[31]와 같이 변함없이 그리고 문화적으로 아이들을 웃게 만드는 것이다. 따라서 어떤 사람이 **"캥거루가 술집에 들어간다…"**라고 말할 때, 듣는 사람들은 처음에 놀라고, 훨씬 더 놀라운 결말을 맞이할 것으로 기대될 수도 있다.

유머를 연구하는 심리학자들은 오래전부터 농담에서 놀라움의 요소를 주목해 왔지만, 왜 놀람이 높이 평가되는지 자주 추측하지 않는다. 언어학자 장 루이스 데살레스Jean-Louis Dessalles(2010)는 사람들이 최근 뉴스 이벤트, 흥미진진한 가십거리, 또는 농담으로 자신을 놀라게 하는 다른 사람들을 좋아하는 경향이 있다고 언급했다. 그는 진화론적으로 다른 사람, 동물이나 사건에 놀라지 않는 것이 항상 중요했기 때문에, 인간이 그렇게 한다는 가설을 세운다. 따라서 데살레스는 사람들이 숨겨진 위험을 경고할 수 있는 다른 사람들에게 자신들을 둘러싸는 경향이 있다고 제안하고, 다른 사람들에 대한 가십과 농담은 이러한 경고 기전의 두 가지 역할을 한다. 데살레스 등에 따르면, 사람들은 위험을 예상할 수 있는 누군가를 무의식적으로 좋아하기 때문에 이제 놀랄 만한 요소 그리고 그들에게 말하는 사람들이 있는 가십과 농담이 고마워할 수 있다.

최근에는 유머와 창의성이 모두 타인에 의해 중시되고 미래의 짝에서 가장 바람직한 특성으로 여겨지기 때문에, 유머와 창의성은 불가분의 관계에 있을 수 있다는 주장이 제기되었다(예: Kozbelt, 2019). 흥미롭게도, 데이트 연구에서 나온 경험적 증거는 남성과 여성이 미래의 짝짓기 전략을 반영하면서 미래의 짝짓기에 대해 상당히 다른 가치를 가지고 있다는 것을 발견한다. 남성들은 여성의 유머 수용성을 필수적인 것으로 여기는 반면, 여성에서의 유머 생산을 일종의 보너

---

31) 어린아이에게 어른이 얼굴을 가렸다가 까꿍(peek-a-boo) 하면서 보여주는 놀이(역자 주).

스로 보는 것으로 밝혀졌다. 여성들은 유머 수용성 또한 중시되었지만, 특히 장기적인 관계를 평가하는 데 있어서 유머 생산을 필수적인 것으로 보는 경향이 있다. 경험적 연구들은 또한 유머 생산은 언어적 창의성을 포함한 일반적인 지능과 다른 인지 능력과 상관관계가 있다는 것을 발견했다. 코즈벨트Kozbelt는 유머의 성공은 종종 생산자와 수용자의 암묵적인 가치와 태도에 달려 있기 때문에, 유머가 두 사람 사이의 비교적 안전한 호환성의 지표로 작용할 수 있다고 제안한다. 예를 들어, 유머의 생산자와 수용자가 비슷한 태도를 가지지 않는 한 적대적이거나 공격적이거나 비하적인 유머는 납작하게 될 것이며, 유머 감각이 비슷한 커플은 유머 감각이 다른 커플보다 관계에 더 오래 머무르는 경향이 있는 것으로 나타났다.

요약

1. 측두엽의 주요한 적응 중 하나는 소리를 저장하고 의미를 응용하는 것이다.
2. 영장류와 후기 호미닌의 진화와 함께 측두엽은 조어를 위해 그리고 나중에는 완전히 현대적인 재귀언어를 위해 굴절적응되었다.
3. 의사소통을 위한 자연선택에 의해 언어가 진화했다.
4. 최근의 유익한 유전적 사건은 작업기억 그리고/또는 음운저장 용량을 증가시켜서, 가장 복잡한 말의 화용론인 가정법을 사용할 수 있는 재귀적 표현을 허용했다.
5. 언어 사용은 가십의 영향을 받았을 수 있는데, 이것은 더 큰 사회 집단에서 부정행위자와 게으름뱅이를 견제하는 기능을 했을지도 모른다.
6. 프로이트는 공격적이고 성적인 긴장을 완화하기 위해 농담이 일어났을 수도 있다고 제안했다. 즉, 다른 사람들이 놀라는 확률을 줄이기 위해 놀라

게 하며 어울리지 않는 농담이 등장했을 수도 있다고 제안했다. 유머는 또한 창의성과도 상관관계가 있을 수 있으며, 유머의 생산과 수용성의 성적 차이가 입증되어 아마도 진화적인 짝짓기 전략을 반영하고 있을 것이다.

제7장

소뇌

제3장에서 지적한 바와 같이 소뇌는 오랫동안 운동 동작의 원활한 타이밍 및 조정된 실행과 연관되어 있었다([그림 7.1] 참조). 기원전 4세기까지 고대 그리스인들은 소뇌를 대뇌와 해부학적으로 구별해서 라틴어로 *'작은 뇌'* 또는 *'더 적은 뇌'*를 의미하며 사용했고, 두드러지게 *'정교하게 접혀있어서'* 더 빨리 달리는 동물과 연관되어 있다는 의혹이 제기되었다(Finger, 1994). 아리스토텔레스는 아마도 소뇌를 기원전 350년경 처음으로 식별하고 이름을 지었을 것이다. 아이러니하게도 이름(작은/더 적은 뇌)과 관련된 소뇌는 뇌의 860억에서 1,000억 개 뉴런의 약 80%를 포함하고 있는 것으로 생각된다(예: Herculano-Houzel, 2016). 소뇌는 푸르킨제Purkinje와 과립granular의 두 가지 주요 세포로 구성되며 소뇌의 푸루킨제 뉴런에 있는 수상돌기 가지는 전체 뇌에서 가장 광범위하고 복잡하다. 흥미롭게도, 만약 소뇌의 표면 부분만 평평하게 된다면 그것은 어느 대뇌의 표면적인 부분보다 더 클 것이다. 그것은 또한 20세기 레코드 앨범 표지보다 약 15% 더 큰 표면적을 가질 것이다. 헤르쿨라노 후젤Herculano-Houzel은 소뇌의 뉴런이 대뇌피질보다 작다는 것을 발견했다. 왜냐하면, 소뇌의 뉴런은 이동 거리가 훨씬 짧기 때문이다. 또한, 그녀는 코끼리를 제외한 대부분의 동물보다 인간 뇌 전체 뉴런의 절대

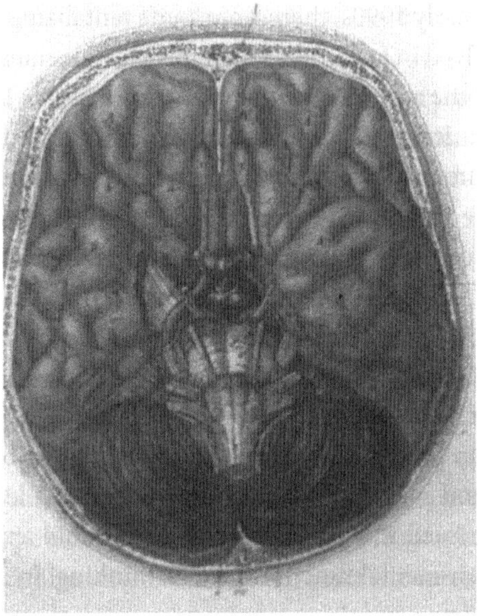

[그림 7.1] 소뇌(1890년 의학 인쇄물)

자료 출처: Frederick L. Coolidge

숫자가 더 많다는 것을 발견하였다. 코끼리는 약 2,500억 개의 뉴런을 가지고 있는데 흥미롭게도, 약 98%의 뉴런들이 아마도 기능적으로 복잡한 몸을 조정하기 위해 소뇌에 있다는 것을 발견했다.

르네상스가 되어서야 뇌 해부학자들이 소뇌에 깊은 관심을 갖기 시작했는데, 1573년 이탈리아 해부학자 콘스탄조 바로리오Constanzo Varolio가 소뇌와 상부 척수에 연결하는 구조를 정확하게 식별했다. 그 구조가 마치 다리처럼 나타났기 때문에 그는 그것을 *교뇌pons*라고 불렀다(Finger, 1994). 모든 구심성(들어오는) 그리고 원심성(나가는) 뉴런 다발은 교뇌-소뇌 연결부pons-cerebellum connection를 통해 이동한다. 제3장에서 지적한 바와 같이 1664년 영국의 해부학자 겸 정신과 의사 토마스 윌리스Thomas Willis는 대뇌가 생각의 기관이며, 소뇌와 교뇌가 비자발적인 움직임을 담당한다고 제안했다. 1700년대와 1800년대의 다른 연구들은 그 원활한 실행과 적절한 타이밍, 그리고 고유감각 평형proprioceptive equilibrium(신체의 균형)을 유지하는 데 있어서의 중요성과 같은 운동기능에서 소뇌의 역할을 더욱 확인했다. 영국의 신경학자 고든 홈즈Gordon Holmes(1917, 1922)는 소뇌 종양 환자와 소뇌 상처가 있는 제1차 세계대전의 병사에 대한 연구를 발표했다. 그는 균형, 걸음걸이 그리고 총체적이고 미세한 운동의 원활한 수행에 대한 소뇌의 중요성을 분명히 규명했다. 그러나 나중에 관찰되었던 이러한 환자들의 인지적 또는 정신적 문제에 대한 언급은 없었다. 게다가 홈즈(1939)는 소뇌가 어떤 의식적인 경험에도 관여하지 않는다는, 수십 년 동안 지속된 편견을 세웠을지도 모른다. 그는 **"그러나 인간에게는 소뇌의 광범위한 병변조차도 의식적 감각의 형태를 포함하지 않는다"**(p. 7)라고 썼다.

러시아의 신경심리학자 알렉산더 루리아Alexander Luria(1962/1966)는 고전적 저서인 『인간의 상위 피질 기능Higher Cortical Functions in Man』에서 소뇌에 대한 언급이 단 한 건에 불과했고, 그 기능에 대한 언급도 거의 또는 전혀 없었고, 심지어 『사이언티픽 아메리칸』(Llinás, 1975)에 있는 소뇌에 관한 인기 기사도 단지 **"운동 조직을 위한 중앙 통제 지점"**으로 언급했을 뿐이다(p. 66). 1980년대와 1990년대 초까지 소뇌가 타이밍 판단이나 언어적 기억의 일부 측면 등 근육운동 이외의 업무에 관여한다는 감질나는 암시가 있었다. 1986년 라이너, 라이너 그리고 다우Leiner, Leiner, and Dow는 인간과 동물 연구에 대한 임상 연구에 기초하여 **"인간 소뇌는 일반적으로 기인한 것보다 더 광범위한 기능에 기여할 수 있다 … 전두피질과의 연결은 소뇌가 그러한 프로그램된 손 또는 말 근육을 계획된 행동에 앞서 관념적 조작으로 확장할 수 있게 한다"**(p. 450)라며 주목하였다. 후기 논문(1989, 1991)에서 이들 같은 저자들은 소뇌가 인지 능력이나 언어능력과 같은 운동 이외의 기능에 관여했다는 가설을 더욱 강하게 진술했다. 1993년 일본의 신경과학자 마사오 이토Masao Ito는 소뇌란 학습된 운동을 자동화하는 역동적인 학습과 기억 체계에 비유할 수 있다고 제안했고, 또한 이 제어 체계가 어떤 종류의 신경 작용이나 사고와 같은 정신적 기능에도 적용될 수 있다고 추측했다. 2002년에 이토는 훨씬 더 구체적이었다. 그리고 선견지명이 있었다.

> 나아가 자발적인 운동이 근육과 뼈에 의해 전달된 운동계획을 조작하는 동안, 생각이 일시적인 측두두정피질 속에 부호화되어 있는 영상이나 개념 또는 사상을 조작한다는 점에서, 소뇌의 제어 체계 조작은 언어적이든 비언어적이든 자발적인 운동과 생각에서 동일할 수 있다는 것을 알게 되었다. 제어 체계가 꾸민다scheme … 동작을 위해서는 전전두피질이 제어기 역할을 하고, 측두두정피질에서 생성된 이미지, 개념 또는 아이디어의 제어 대상을 생각 과정에 적용되어야 한다. 생각 과정이 반복되는 동안, 연상 피질에서 창조된 이미지, 개념 또는 아이디어의 모델은 소뇌에 의해 복사되어 생각의 과정이 피드포워드feedforward 방식으로 수행될 수 있게 된다. 사람은 결과의 피드백feedback이나 생각 자체의 작용에 의식적인 주의를 기울이지 않아도 생각할 수 있을 것이다(p. 283).

지난 수십 년간의 많은 신경생리학 연구는 이토의 대담한 가설을 뒷받침했다. 소뇌는 이제 통찰력, 직관력, 창의력, 새로운 문제해결력, 언어, 의미론, 문법, 메타언어 기술, 일하는 기억력, 언어 유창성, 읽기, 쓰기 그리고 행동의 비율, 힘, 리듬을 포함한 매우 다양한 인지적 기능에 관여되어 왔다.

계통발생학

*계통발생학*Phylogenetics은 종들 간의 비교를 이용한 진화의 특징에 대한 연구다. 소뇌는 몸의 길이를 따라 달리는 연골 골격 막대기를 가지고 있던 척색동물의 척추 선에서 진화한 것으로 보이며, 따라서 소뇌는 아마도 4억 년 전이나 그 이전인 초기의 물고기, 양서류, 파충류로부터 추적될 수 있다. 나는 이 책을 통해 뇌가 주로 움직임을 위해 진화했다고 강조해 왔으며, 내가 주목한 바와 같이 감각세포 정보를 분석하여 적절하고 효율적인 움직임을 위해 운동세포를 지시하는 세포가 뇌의 뉴런이 되었다. 그러나 진화는 **'두 번째 뇌'**, 즉 여러 감각 정보의 출처 분석을 자동으로 이어받아, 큰 뇌로부터 상대적으로 독립적으로 정보를 통합하고 처리할 수 있는 소뇌의 개발을 선호하고 있는 것으로 보인다. 소뇌는 이러한 감각 정보 분석 처리를 완료한 후 재처리(예: 두정엽 및 측두엽)와 최종 실행(예: 전두엽 및 전두피질)을 위해 정제되거나, 다시 계산된 정보를 상부 뇌 영역으로 전달한다. 전체적인 과정 또한 매우 반복적인 것으로 보인다. 나아가 이토 등이 강조했듯이, 소뇌는 그 정보가 아이디어, 개념, 이미지처럼 운동, 비언어 또는 언어에 따라 기능을 수행한다. 따라서 움직임과 생각은 소뇌에 의해 동등하게 취급된다.

또한, *호모 사피엔스* 소뇌의 진화적 확대와 더 높은 인지기능에 대한 도약은 완전한 고립에서가 아니라 전전두피질, 대뇌피질의 다른 영역과 운동체계의 일치된 진화와 함께 발생했다는 제안도 제기되었다. 따라서 자연선택은 단순히 개별적인 뇌 영역의 모자이크진화에 작용하는 것이 아니라 기능적이고 상호 연결된 뇌 체계인 협조진화에 작용했을지도 모른다. 앞서 지적한 바와 같이, 적어도 340만 년 전에 만들어진 최초의 석기 제작 기술은 감각 인식 영역, 전두피질, 운동체계, 소뇌를 포함한 다양하지만, 구체적인 뇌 영역의 일치된 노력이 필요했다. 또한, 그들의 결합적 진화는 언어와 같은 후속적인 상위수준의 인지기능이 이미 다른 기능을 위한 다국적 두뇌 네트워크의 급증에서 어떻게 발생했는지 설명하는 데 도움이 될 수 있다.

소뇌와 신피질의 협조진화?

현대 인류의 먼 조상인 사람과Hominidae 또는 대형 유인원은 2천만 년 전으로 거슬러 올라간다. 앞 장에서 언급했듯이, 인류 영장류의 일반적인 진화 궤적은 소뇌와 신피질 모두의 결합된 협조진화concerted evolution에 의한 것이었다. 인간과 유인원의 공통 조상이던 시기에 우리의 혈통은 일반적인 영장류 경향에서 크게 벗어나 신피질에 비해 소뇌 크기가 급격히 증가하기 시작했다(Barton & Venditti, 2014). 또한, 엔도캐스트endocast에서 소뇌 대 대뇌 비율이 네안데르탈인보다 *호모 사피엔스*에서 현저하게 크다는 것을 보여주었기 때문에, 이러한 추세가 *호모 사피엔스*에서 가속화되었을 수 있다는 일부 자극적인 증거도 있다(Bastir et al., 2011; Kochiyama et al., 2018; Weaver, 2005, 2010).

뇌 물질은 화석이 되지 않기 때문에, 대뇌/소뇌의 비율을 어떻게 결정할 수 있는가? 고생물학자들은 두개골과 엔도캐스트 내의 뇌의 부피뿐만 아니라 형태도 추정하기 위해 정교한 다변량 통계 기법과 결합한 3차원(3D) 방법과 두개골의 스캐닝을 사용한다. 두개골 안쪽 바닥에는 앞쪽, 중간, 뒤쪽 등 크게 세 개의 오목하게 들어간 곳fossa이 있으며, 각각 전두엽, 측두엽, 소뇌/교뇌의 기초를 형성한다. 뒤쪽 오목부위는 그 안에 들어 있는 소뇌의 크기를 예측하는 놀라운 힘을 가지고 있다(즉, r=0.88로 매우 강한 예측 관계를 나타낸다; Kubo et al., 2014). 따라서 *호모 사피엔스*와 네안데르탈인의 두개골 뒤쪽 오목부위의 크기와 깊이의 차이(Cabestre-Rincon, Balzeau, & Lorenzo, 2018)를 근거로 신피질에 상대적인 더 큰 소뇌의 궤적이 *호모 사피엔스*에서 계속되었지만, 네안데르탈인에서는 계속되지 않았을 가능성이 있다. 더 나아가, 앞에서 지적한 바와 같이 소뇌에 있는 푸르킨제 뉴런의 수상돌기 가지는 전체 뇌에서 가장 복잡한데, 만약 *호모 사피엔스*가 네안데르탈인보다 더 큰 규모의 집단에서 더 복잡한 사회적 상호작용을 했다면, 더 큰 소뇌에서 얻은 정보처리는 놀랄 일이 아닐 것이다.

인간과 인간이 아닌 영장류에서 소뇌의 앞부분은 운동을 조절하지만, *호모 사피엔스*에서 소뇌의 가로 부분과 세로 부분은 크기와 기능범위에서 확장된 것으로 보인다. 소뇌의 측면과 위쪽 뒷부분은 계통발생학적으로 젊고 뚜렷하여 *신소뇌*neocerebellum(Schlerf, Verstynen, Ivry, & Spencer, 2010)라고 표기되어 있다. 이러한 소뇌의 새로운 부위는 여전히 운동의 실행과 관련되어 있지만, 그들은 또한 다중의 감각적 입력과 분석을 수반하는 보다 복잡한 운동과제를 처리한다. 예를 들어, 슐러프 등(Schlerf et al.)은 성인 대상자들에게 자신의 서명을 쓰기 위해 발가락을 사용하라고 요구했을 때, 이러한 지역이 활성화되었다는 것을 발견했다. 단순히 발가락을 지그재그로 움직이는 것은 소뇌의 전통적이고, 계통발생학적으로 더 오래된 앞부분만을 자극했다. 그들은 신소뇌의 기능 중 하나가 단순히 감각적 입력을 처리도 하지만, 그보다는 더 높은 인지적 수준의 운동계획을 반영한다고 결론을 지었다. 그러나 그것은 여전히 감각적 입력의 처리와도 관련되어 있다.

인지신경과학자 겐지 도야Kenji Doya(2000) 및 다른 학자들(예: Caligiore et al., 2017; Moberget & Ivry, 2016)은 소뇌가 수행하는 신경계산neural computation을 위해 가장 잘 이해할 수 있다고 주장하면서 소뇌의 기능을 잘 나타내었다. 그들의 소뇌 기능 모델에서, 소뇌는 이후의 예측 제어를 위한 환경의 내부 모델을 만들어 내므로, 소뇌는 감독 된 학습을 수행하는 장치에 비유할 수도 있는 반면, 신피질은 감독 되지 않은 학습을 수행할 수도 있다.

소뇌, 기저핵 그리고 신피질

또한, 소뇌와 기저핵이 신피질과 결합하여 작용한다는 증거가 증가하고 있다. 기저핵은 소뇌, 신피질, 시상 및 뇌간과 연결된 피질 뉴런의 집단이다. 기저핵 신경세포군집의 한 집단은 흑색질로 의도적인 운동과 사회 정서적으로 관련된 행동을 크게 조절하는 주요 신경전달물질인 도파민을 생성하는 곳 중 하나이다. 파킨슨병은 초기에는 흑색질의 세포를 파괴하도록 편향되었는데, 그 증상은 자발적인 운동 수행 능력에 지장을 준다. 기저핵의 선조체 부분에 따라 실행이 달라지며, 선조체의 성능이 도파민에 매우 의존적이어서 중요하다. 소뇌는 또한 시상을 통해 선조체와 상호 신경통로를 가지고 있다. 기저핵은 절차적 학습과 기억 그리고 기타 학습 또는 일상적인 습관에 관여하며, 이러한 작업의 부드럽고 원활한 실행을 규제하는 것으로 보인다. 기저핵은 또한 전전두피질 및 소뇌와 함께 어떤 작용을 수행할지를 선택하는 데 관여하는 것으로 보인다.

소뇌와 고전적 조건화

최근 소뇌가 고전적 조건화에서 중요한 신경학적 요소라는 사실이 밝혀졌다. 고전적 조건화에는 식욕과 혐오라는 두 가지 일반적인 형태가 있다. 제2장에 나오는 파블로프의 개 이야기는 식욕(원하는) 조건화의 예로서, 개는 새로운 형태의 보상에 반응하는 법, 즉 음식과 짝을 지어 성취반응consummatory response을 이끌어내는 종소리에 반응하는 법을 배운다. 혐오 조건화에서 유기체는 그것을 예고하는 조건자극conditioned stimulus(CS)에 방어적으로 반응함으로써 무조건자극unconditioned stimulus(UCS)을 피하는 법을 배운다. 두 형태 모두 유기체의 생존에 매우 중요하다는 점을 유념해야 한다.

마틴 소엘치, 린티쿰 그리고 에른스트Martin-Soelch, Linthicum, and Ernst(2007)는 사람과 다른 동물에서 편도, 앞쪽띠피질, 안와전두피질, 선조체 그리고 다른 기저핵 구조가 모두 식욕 학습의 성립에 관여한다는 것을 보여주었지만, 혐오 조건화보다 덜 연구됐다. 이러한 뇌 구조는 직접적으로 소뇌 기능을 수반하지는 않지만, 대부분의 뇌 구조는 소뇌와 밀접한 호혜 관계를 가지고 있다. 저자들은 **"이 식욕 조건화 과정은 신경영상 연구에서 입증된 바와 같이 소뇌와 같은 더 많은 영역과 관련이 있지만, 식욕 관련 학습에서 그들의 특정 역할에 대해서는 알려진 바가 거의 없다"**(p. 10)라고 지적한다.

혐오 조건화와 관련하여, 폴로스와 톰프슨Poulos and Thompson(2015)은 아마도 인간을 포함한 모든 척추동물에서 혐오의 고전적 조건화 **'학습'** 과정에 소뇌가 직접 관여한다는 것을 입증했다. 토끼를 이용해, 그들은 소뇌가 단순히 혐오적 UCS[또는 US(눈꺼풀을 감을 수 있는 공기 펌프)]를 알리는 CS(빛이나 소리)에 반응하는 것뿐만 아니라, CS와 UCS 사이의 정확한 타이밍에 반응하는 것을 학습하는 데 특별히 관여한다는 것을 보여주었다. **"눈꺼풀 감기 반응**conditioned response(CR)**은** *매우 정확하게 시간이 정해져서*(이탤릭체는 저자가 표시했음) **공기 펌프 또는 충격**(US)**이 발생하는 시간에 대해 최대로 닫힌다"**(p. 253)라는 것이다. 그들은 또한 이러한 형태의 소뇌 학습이 물고기에게서까지 증명되었듯이 유전학적으로 매우 오래되었다고 결론지었다.

소뇌의 처리 — 정방향과 역방향의 내적모델

이토(1970, 1984, 1993, 2008)는 신경과학자로서는 처음으로 소뇌에 대한 가공의

'내부 모델internal model'을 제안한 사람 중 한 명이었다. 이토에 따르면, 소뇌는 그들의 환경과 상호작용할 때 신체 부위의 동적 작용의 모델을 형성하고 부호화하도록 진화했다. 각 신체 부위에 대한, 이 내부 모델은 움직임이 반복될 때 지속적으로 조정된다. 뇌는 전두엽, 특히 전두피질, 측두엽, 두정엽의 상호 상응성이 높은 신경망을 통해, 소뇌를 통해 지속적으로 조정된 내부 모델을 사용하여 점점 더 정밀하게 움직임을 수행한다. 이토는 더 나아가 움직이는 신체 부위로부터 피드백을 받을 필요가 줄어들 것이라고 주장하는데, 이것이 왜 움직임이 점점 연습에 능숙해지는지를 설명해 줄 수 있는 이유일 수도 있다. 또한, 이 내부 모델이 미래의 감각 상태를 예측하기 위해 현재의 감각 정보를 사용할 수 있다고 주장하는데, 이것은 이 대뇌-소뇌 체계가 운동과 그 결과에 대한 명령들 사이의 관계를 시뮬레이션하는 법을 배운다는 것을 암시한다. 유기체 환경과의 상호작용에 대한 맥락별 역학관계는 이토의 내부 모델 내에서 개념화된다. 그러므로 운동의 내부 모델이 운동의 감각적 영향에 대한 예측을 생성할 수 있듯이, 보다 추상적인 개념, 아이디어 및 생각을 위한 내부 모델이 생성될 수 있다. 후자는 소뇌가 생각을 운동처럼 취급할 수도 있다는 이토의 주장의 근거다. 슈마만Schmamann(1991)은 소뇌가 속도, 일관성, 심지어 인지과정의 적합성까지 조절할 것을 일률적으로 제안했고, 이후 연구는 이에 대한 강력한 지원을 제공한다.

이토의 앞 내부 모델은 대뇌피질이 외현적으로, 의식적으로 작용하고 소뇌는 암묵적으로, 무의식적으로 작용한다고 근본적인 가정을 한다. 외현적 사고는 내부 목표와 동기 부여에 부합하는 특정한 정신적 모델을 형성한다. 전전두피질의 세 가지 주요 영역인 등가쪽, 배안쪽 그리고 안와 전전두피질은 모두 측두엽 및 두정엽 영역의 입력을 통해 이러한 외현적 정신모델을 형성하는 데 도움이 되며, 측두엽 및 두정엽 영역은 일화 및 기타 시각화와 시각공간 능력을 고려할 때 실제로 초기 모델을 예시할 수 있다. 뇌 영역을 명시하지 않는 배들리의 작업기억 모델에서, 이 외현적인 정신모델은 아마도 일화완충기에서 형성될 것이다. 암묵적 내부 모델은 그 후 외현적 모델에 근거한 소뇌에 의해 형성되며, 의식적 인식이나 인식의 대상이 아니라고 생각되지만, 사람은 자신이 무엇인가를 생각하고 있다는 것을 자각할 수도 있다. 뇌에 구축된 외현적 모델과 암묵적 모델 사이의 차이인 오류 신호는 소뇌가 암묵적 모델을 수정하는 데 도움이 되며, 직관적인 합리적 느낌으로 만족할 때 내부 모델은 최종 실행을 위해 전두피질에 전달된다.

소뇌에 의한 내부 모델 생성에 대해서는 논쟁의 여지가 없다. 그러나 모델의 특성에 대한 약간의 논쟁이 있다. 즉, 모델은 앞으로 또는 반대로 처리되는가? 정방향 모델은 움직임 명령이 움직임 생성의 감각적 결과에 대한 예측으로 변형된다고 주장한다. 추측하건대 역방향모형은 이와 같은 정보 흐름을 반전시킨다. 또한, 결정되어야 할 것은 대뇌-소뇌 네트워크의 계통발생학적으로 더 새로운 부분만이 이러한 정방향 또는 역방향 방향 모델을 제공하는가 하는 것이다. 단지 운동 제어(즉, 사지 운동)의 관점에서, 정방향 모델은 상당한 경험적 지지를 가지고 있는 것으로 보이지만, 역방향 모델을 선호하는 연구도 있다. 또한, 두 모델 모두 소뇌에 거주하지만 다른 지역에 거주할 가능성도 있다. 논쟁은 계속되지만(Ishikawa, Tomatsu, Izawa, & Kakei, 2016; Koziol et al., 2014), 나는 여기서 모델들의 궁극적인 결과물 및 대뇌-소뇌 신경망 작업에 대한 함의에 초점을 맞추려고 노력했다. 움직임과 인지 양면에서 소뇌의 역할과 아직 해결해야 할 많은 문제들을 잘 요약한 광범위한 합의서 또한 이용할 수 있다(Koziol et al., 2014).

새로운 문제해결과 직관

이 대뇌-소뇌 체계가 어떻게 새로운 문제를 해결할 수 있고, 어떻게 직관이 설명될 수 있을까? 이토(2008)는 새로운 문제에 직면했을 때, 만족스러운 해결책은 처음에 발견되지 않을 수 있다고 제안했다. 생성된 모델과 새로운 문제 사이의 인식된 불일치는 주로 해마와 기저핵의 일부에 위치하는 뇌의 **'새로움 체계**novelty system' (아마도 도파민 체계와 동의어, 예: Schmajuk, Lam, & Gray, 1996)를 활성화시키고, 이러한 영역들은 차례로 배들리의 중앙집행기를 활성화시킨다. 모든 새로운 인지 작업은 해마 기저핵, 편도와 관련이 있는 것으로 보인다. 이러한 활성화의 결과는 중앙집행기 구성 요소가 해결책 찾기에 보다 집중적이고 주의를 기울이며 그렇지 않은 경우, 더 많이 관여하게 된다. 만일 대뇌-소뇌 네트워크의 상호적이고 반복적인 작용을 통해 만족스러운 해결책이 발견되면, 새로운 모델은 중앙집행기인 전전두피질 앞으로 공급된다. 만족할 만한 해결책이 나오지 않으면, 새로운 문제에 대한 중앙집행기의 관심은 결국 시들해진다. 이토(2008)는 중앙집행기가 '**간헐적으로 그리고 덜 주의를 기울이면서**' 정신모델에 대해 계속 행동할 것을 제안했다(p. 308). 그의 견해로는 만족스러운 해결책에 도달할 때까지 모델의 암묵적 처리가 소뇌 내에서 계속된다. 따라서 이 과정은 반복적이며 앞서 언급한 모델 신호의 차이점에 기초한다. 그 과정은 암묵적이며 의식의 지도나 제약에 의해서가 아니기 때문에 이토는 정답을 직관적으로 보이는 것 같지만, 실제로는 외현적이고 암묵적인 모델링의 대뇌-소뇌 상호작용의 기능이며, 특히 소뇌에 의한 해결의 암묵적인 사고와 모델링이 지속적으로 이루어지기 때문이라고 말했다.

소뇌와 자폐증

인지 처리에서 소뇌의 역할에 대한 가장 강력한 증거 중 하나는 소뇌 장애와 자폐증 사이의 연관성에서 온다. *자폐 스펙트럼 장애*Autism spectrum disorder(ASD)는 현재 뇌, 면역체계, 위장관 그리고 사회적, 감정적 기능에 영향을 미치는 다체계 장애로 정의되고 있다. ASD에는 (1) 사회적 그리고 감정적 장애와 (2) 반복/상동증 행동 두 가지 주요 증상 군집이 있다. 소뇌 기능장애는 다른 어떤 뇌 부위보다 ASD와 지속적으로 연결되어 왔다. 이 증거는 신경영상 연구와 다수의 유전학 연구를 포함한다. 흥미롭게도 신경영상 연구들은 신소뇌(전전두피질로부터 입력을 받는 소뇌의 측면과 뒤쪽 부분)가 ASD에 가장 자주 관여한다는 것을 보여주었다. 주요한 사회적 어려움 중 하나는 다른 사람의 생각과 태도를 측정하는 능력인 마음이론의 결함이다. 내부 모델링 관점에서는 ASD를 가진 사람들이 타인의 생각을 정확하게 반영하는 내부 모델을 형성할 수 없다고 가정할 수 있다. 이는 외현적 모델은 전두피질, 측두두정엽 피질에 의해 형성될 수 있지만, 오류 검사 기전을 포함하는 보완적 암묵적 모델에 대한 소뇌의 기여는 생성될 수 없기 때문에 발생할 수 있다.

ASD를 가진 사람들의 마음이론 결핍에 대한 지지는 반 오버펄, 배텐스, 마리엔 그리고 밴데커크호브Van Overwalle, Baetens, Mariën, and Vandekerckhove(2014)가 소뇌와 사회인지 과제의 신경영상 연구 350건을 메타분석한 연구에서 나온다. 그들은 대부분의 사회인지영역에 소뇌가 관여했다는 한계적 증거만을 발견했지만 심오한 예외가 있었다. 아래와 같은 상황에서 소뇌가 보편적으로 높은 활성을 보였다. (1) 정신화가 매우 추상적인 과제를 다룰 때이다. 예를 들어, 타인의 행동 집단이 특정한 특성이나 성격(즉, 정형화된 집단)을 언제 포함하는지 결정하는 일, (2) 과거의 개인적인 사건을 상상하거나 미래 사건을 상상하거나 시뮬레이션하는 일, (3) 가설적인 사건들을 상상할 필요가 있는, 사실과 반대되는 과제들이다. 다시 말하지만, 이 발견은 대뇌-소뇌 네트워크 내 소뇌의 암묵적인 모델링과 오류 수정 기능 그리고 이 체계가 기능장애일 때의 정신병리학적 반향이라는 장점을 뒷받침한다.

ASD는 다체계 장애일 뿐만 아니라 표현형, 유전자형 가변성이 높다는 점도 다시 강조해야 한다. 따라서 웬 등(Yuen et al., 2017)은 ASD의 유전적 성향은 **"거의 모든 개인마다 다를 수 있다"**(p. 603)라고 하면서, 이것이 ASD가 각각 다른 유전자형을 가지며 다양하게 구별되는 아형을 가질 수 있다는 것을 입증하는 데 도움이 된다고 주장한다. 따라서 일부 유형의 ASD와 소뇌 기능장애를 연결하는 것은 건전한 기초를 가질 수 있지만, 모든 형태의 ASD와 소뇌 기능장애를 연결하는 것은 정당화되지 않을 수 있다.

소뇌인지정서증후군

신경정신학에서 *운동측정장애*dysmetria(문자적으로 **'잘못된 길이'**라는 뜻)는 환자가 의도된 운동을 제대로 수행할 수 없는 특정 종류의 운동실조(운동 제어 상실)로, 목표물을 지나치거나, 모자라거나 부적절한 속도나 빈도로 오판하는 경향을 말한다. 슈마만Schmahmann(1991)은 **'생각의 운동측정장애'**도 존재한다고 주장했다. 그는 나중에(2004) *소뇌인지정서증후군cerebellar cognitive affective syndrome*(CCAS)을 주장했는데 다음과 같은 증상이 나타난다.

(1) 계획성 결여, 추상적 추론 부족, 작업기억 문제, 다중 작업 및 설정 변경 문제, 언어 유창성 감소 등 집행 기능의 문제.
(2) 시각공간 기억의 혼란과 부족을 포함한 시각공간 인지의 손상.
(3) 감정의 둔마 또는 편평, 탈억제, 행동의 부적절 등과 같은 성격 변화.
(4) 열악한 환경 조건과 관련이 없이 언어의 어려움으로 운율prosody에 문제가 있어, 말의 멜로디, 음색, 음질 그리고 억양에 적절한 변형을 사용하지 못

하고 단어를 찾지 못하고 문법적 오류들을 포함.

그는 또한 이 증후군이 전반적으로 낮은 지적 기능과 관련이 있다고 결론지었다. 슈마만이 소뇌의 뇌졸중, 종양, 위축, 또는 감염 환자에 기초하여 특징지어졌다는 점에 유의해야 한다. 향후 연구의 흥미로운 한 분야는 소뇌 손상이 의심되지 않은 모집단에서 CCAS를 선별하여 소뇌가 정상으로 보이는 곳에 CCAS가 나타날 수 있는지를 판단하는 것이다. 즉, 소뇌 손상을 의심받지 않는 사람들 그러나 어느 정도 해부학적 수준에서 손상이 있다고 여겨지는 사람들에게서, 단어 유창성 문제, 불충분한 추상적 추론, 부적절함, 충동적 또는 변덕스러운 행동, 불량한 문법과 이상한 단어 선택, 신조어증, 또는 매우 피상적인/최상급 반응(예: *굉장하고, 훌륭하고, 완벽한 대화, 최고, 크게*)이 여전히 가능할까?

소뇌와 창의성

미국의 신경과학자 래리 반데르베르트와 동료들Larry Vandervert and his colleagues(Vandervert, 2003, 2015, 2016; Vandervert, Schimpf, & Liu, 2007)은 창의성과 혁신에서 소뇌의 역할을 지지하는 강력한 지지자였다. 그들은 *소뇌 창의성 가설* cerebellar-creativity hypothesis로 알려진 창의성 기원을 설명하기 위해 정방향 및 역방향 내부 모델을 모두 언급한다. 그들은 정방향 모델(예측 모델 또는 외현적 모델이라고 알려졌음)의 경우 운동이나 사고의 결과를 예측하고 그 후에 그 예측은 결과의 감각적 결과에 의해 확인된다고 제안한다. 반복이나 연습 후에, 운동 작용의 성패를 평가하는 추가 교호작용을 우회할 수 있도록 예측 변수 모델에 기초하여 역방향 모델이 형성된다. 그러면 역방향 모델은 어떤 의식적인 노력도 없이 자동적으로(적극적으로) 임무를 완수할 수 있다. 이러한 방식으로 모델은 **'자동화의 확립'**을 허용한다(Vandervert et al., 2007, p. 7). 또한, 소뇌에 의해 복수의 예측 모델이 생성되는 것으로 추정되며, 이를 결합하여 이미지나 생각, 아이디어의 대규모 레퍼토리를 연출할 수 있다. 반데르베르트는 소뇌가 움직임을 위한 내부 모델을 형성하고, 그다음 그 단일 궤적을 여러 궤적으로 일반화할 수 있는 것처럼(또한, 이토의 모델에서), 소뇌는 이 내부 모델링 기능을 이미지, 정신적 공간, 아이디어에도 적용할 수 있으며 이는 새롭게 형성된 내부 **'정신 공간'** 모델을 만들어낸다. 또한, 이 과정은 이 내부 **'아이디어'** 모델을 다른 내부 모델과 혼합할 수 있다. 따라서 대뇌-소뇌 네트워크는 이전에 학습한 모델과 새롭게 형성된 모델을 검토하고 비교하여 새로운 문제에 대한 해결책을 만들며, 이것은 본질적으로 창의성이라고 할 수 있다. 이러한 방식으로 반데르베르트와 동료들은 본질적으로 다양한 수준의 추상화로 모델의 계층 구조가 만들어질 것을 제안했다. 작업기억의 중앙집행기 구성 요소가 이러한 모델의 평가와 조작에 관여하는 경우, 그들은 시공간 스케치 패드 내에서 정신적 이미지, 반성 또는 백일몽을 경험할 수 있다. 또한, 대뇌-소뇌 네트워크에 의해 확립된 의식 없는 자동성은 중앙집행기 구성 요소를 주위의 요구와 행동으로부터 해방시켜, 복합적인 정신모델이나 새로운 정신모델이 발생할 수 있는 환경을 조성한다고 가정한다. 그 의식적인 결과는 **'갑작스러운 통찰'** 또는 **'직관'**으로 경험될 수 있다.

최근, 예술적 창의성의 신경 상관관계에 관심이 있는 사가르 등(Saggar et al., 2015)은 fMRI 스캐너 내의 태블릿에서 행해지는 영리한 단어 추측 게임(Pictionary™)[32]에서 창의성과 소뇌 가설을 시험했다. 그들은 더 높은 **'창의적인'** 콘텐츠를 가진 것으로 평가된 단어들이 실제로 소뇌의 양쪽 부분을 포함한다는

32) 그림을 보고 단어를 맞추는 어휘게임의 상품명(역자 주).

것을 발견했다. 그들은 소뇌에 의해 만들어진 단어표상의 암묵적 모델들이 **"여러 가지 방법으로 주어진 단어의 스케치를 시뮬레이션하고 병렬화함으로써 표상 조작을 용이하게 한다. 다음에는 그러한 시뮬레이션을 통해, 참가자는 목표 세상을 더 효율적으로 그릴 수 있다"**(p. 7)라고 추측했다. 그러나 여전히 불명확한 것은 이러한 효율성이 어떻게 더 큰 창의성으로 전환될 것인가 하는 것이다. 다시 말해, 대뇌-소뇌 네트워크에서 모델의 기능으로서 발전하는 효율성이나 자동성은 일차적인 주의 의무의 중앙 집행부 구성 요소를 자유롭게 하고, 다시 백일몽과 같은 다른 인지과정에 주의를 집중할 수 있게 하는 것으로 보인다.

소뇌의 추상화 능력 증거

발스터, 윌런, 로버트슨 그리고 램나니Balsters, Whelan, Robertson, and Ramnani(2013)는 소뇌가 행동을 특화시키는 전전두피질 정보만 처리하는지(1차 규칙), 또는 비록 행동의 특성과 무관하게 매우 추상적일지라도 전전두 정보를 처리하는지(2차 규칙)를 시험하기 위해 fMRI 연구를 설계했다. 그들은 전전두피질로 투사되는 소뇌 부분이 1차 및 2차 추상 규칙에 관여한다는 가설에 대한 강력한 지지를 발견했다. 이는 소뇌가 운동 제어와 무관하게 추상적 인지제어에 기여한다는 것을 암시한다. 그들의 연구 결과는 소뇌 및 대뇌-소뇌 네트워크의 주요한 굴절적응이 단어 학습과 같은 언어적 수준의 인지과정에 관여한다는 가설에 대한 전반적인 지지를 강화시킨다. 전반적으로, *호모 사피엔스* 계보에서 소뇌의 크기가 커지는 것뿐만 아니라, 더 높은 수준의 인지 처리에서 점점 더 중요한 역할을 한다는 진화 궤적에 대한 의문은 거의 없는 것 같다.

요약

1. 소뇌는 라틴어에서 **'작은 뇌'** 또는 **'더 적은 뇌'**를 의미한다. 뇌의 모든 뉴런의 약 80%를 포함하는 것으로 추정되며, 원래의 적응은 운동이 원활하고 매끄럽게 실행되는 것으로 보인다.
2. 소뇌 푸르킨제 뉴런의 수상돌기 가지는 뇌에서 가장 복잡하고 광범위하다.
3. 현대 인간 소뇌의 측면과 뒷부분은 다른 호미닌의 계통보다 최근의 계통발생적 기원을 가지고 있다.
4. 인간 소뇌의 굴절적응은 낮은 수준과 높은 수준의 추상적 사고를 포함한 높은 인지기능의 인지제어 및 정제이다.
5. 수많은 경험적 연구는 통찰력과 창의성을 소뇌에 연결한다.

제8장

해마

드 로렌조de Lorenzo(2014)의 이기적 신진대사 가설(제2장)에 근거해 보면, 생물발생 이전의 세계에서조차도 유기체가 신진대사를 위해 환경(초기에는 해양, 화학적 환경)을 탐구하는 능력이 복제보다 더 중요했을지도 모른다. 뇌가 효과적인 움직임을 이끌기 위해 진화함에 따라, 어디로 가야 하고 어디로 가지 말아야 하는지를 기억하는 것 그리고 그것과 연관된 진화적 적합도 결과는 운동을 지도하는 데 필수적인 부분이었다. 따라서 뇌의 구조가 자신의 환경을 탐색하고 자신의 환경을 기억하기 위해, 선택적 압력 그리고 더 구체적으로는 그 구조를 개발한 유전자를 받게 되었다는 것은 놀라운 일이 아니다. 공간적 내비게이션이 일차적으로 적응한 그 구조물은 해마와 관련 네트워크였다([그림 8.1] 참조). 흥미롭게도, 내비게이션의 초기 진화에 있어서 한 가지 결정적인 감각은 후각이었고, 인간의 후각 망울과 해마 사이에 밀접한 뉴런 관계가 남아있다. 앞서 지적했듯이, 모든 포유류는 물고기, 파충류, 조류에 비해 해마가 잘 발달 되어 있지만, 후자의 동물들도 상동적 구조를 가지고 있다. 심지어 해마의 세포도 다른 역할을 한다. 장소세포place cell는 활동적이 되고, 새로운 환경에서 재정렬하여 그 환경의 새롭고 안정적인 지도를 만든다(Burgess, Becker, King, & O'Keefe, 2001; Burgess, Maguire,

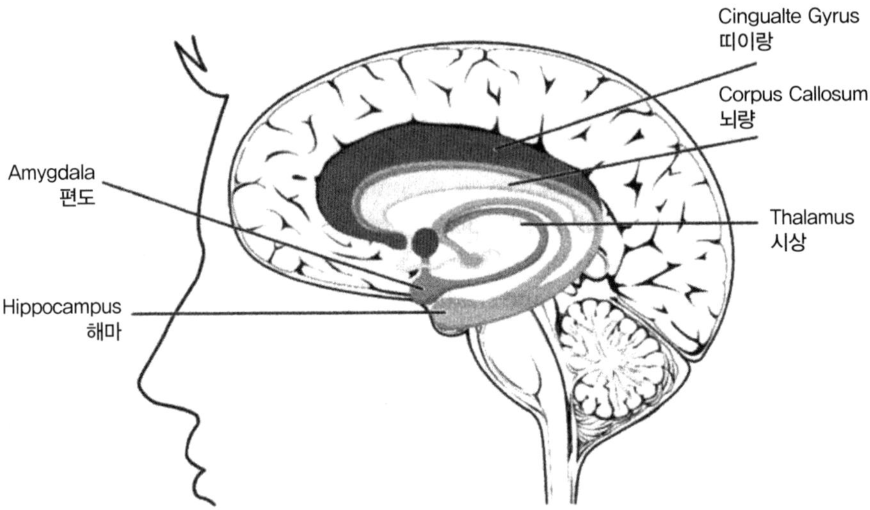

[그림 8.1] 해마와 편도

자료 출처: Wikimedia Commons by Tara Dieringer

O'Keefe, 2002). 다른 전문 세포인 격자세포grid cell는 대략적인 거리를 측정할 수 있어, 공간 내비게이션에 대한 부가적 신경 기반을 형성한다(Moser & Moser, 1998; Solstad, Boccara, Kropff, Moser, 2008).

제2장에서 지적한 바와 같이, 두 가지 주요한 기억 체계가 있는데, 외현적(서술적, 의미적)과 암묵적(절차적/운동, 일화적)[33]이다. 과제의 성격(지각, 운동, 인지)에 따라 구별이 다소 모호할 수 있지만, 초기 부호화와 저장에 서로 다른 신경 경로를 수반하는 것으로 보인다. 또한, 해마는 앞에서 언급한 바와 같이 시각 공간 위치 및 움직임의 효과적인 지침과 같은 암묵적 기억의 부호화 저장에 맞

33) 저자는 2장에서 일화기억을 외현기억으로 분류했는데, 이 부분에서는 암묵기억으로 분류하였다. 일반적으로 외현기억으로 분류한다(역자 주).

게 변형된 것으로 보인다. 물론 이러한 절차적 능력에는 다른 뇌 구조와 신경망, 특히 소뇌(제7장), 전두엽(제4장), 두정엽(제5장)이 필요했다. 하지만, 약 6천5백만 년 전 영장류가 포유류 혈통으로부터 분리되었을 때, 뇌 구조와 신경망이 소리와 그 의미를 부호화하여 저장해야 한다는 주요한 선택적 압력을 받았을 것으로 추측할 수 있다.

해마의 진화에 있어서 주요한 도약은 서술기억declarative memory이란 *의미기억*semantic memory, *언어기억*verbal memory 또는 *외현기억*explicit memory의 형성을 위한 신경적 재사용이었다. 양전자방출단층촬영positron emission tomography(PET), 기능성 자기공명영상functional magnetic resonance imaging(fMRI) 등 뇌의 더욱 정교한 신경생리학적 측정이 개발되기 전에는 신경과학자들이 EEG 평가와 동물 모델에 의존했다. 인간의 뇌 연구에는 보통 뇌 손상이 있는 환자들이 참여했는데, 뇌 질환이나 부상의 특성 때문에 위험했다. EEG 연구는 항상 뇌의 표면인 피질의 기능을 찾아내는 데 있어서 피질하 기능보다는 효과적이었다. 신경과학자들은 쥐와 다른 동물들의 해마를 연구하기 위해 사실상 원하는 것은 무엇이든 할 수 있었지만, EEG 문제와 인공물(뇌파는 전압이 극히 낮고 많은 전기적 간섭의 원인이 된다) 때문에 그들의 가정은 종종 위험할 정도로 결함이 있었다. 동물의 해마에 대한 연구는 성과가 있었지만, 그 기능에는 연구할 수 없는 중요한 측면이 하나 있었는데, 바로 서술기억이었다. 그리고 곧 논의하겠지만, 신경과학 역사상 가장 유명한 환자 중 한 명인 H.M.은 서술기억의 형성과 저장에 해마의 중요한 중요성을 과학계에 밝혔다. 또한, 피니어스 게이지의 이야기와 비슷하게 자전거에서 떨어진 것처럼 악의 없이 시작되었을지도 모르는 사고의 비극적인 결과가 있었다.

제2장에서 지적한 바와 같이 해마는 *변연계*라고 불리는 네트워크의 일부로 간주되며(이 네트워크에 다양한 뇌 영역이 포함되는 것은 다소 자의적이긴 하지만), 변연계는 기억 형성, 감정 처리 및 공포에서 그 역할을 하는 것으로 잘 알려져 있

다. 게다가 반복적으로 지적했듯이 감정 상태와 기억 사이의 연관성에 과실은 있지 않다. 인간과 많은 다른 동물들은 강한 감정가emotional valence를 기억하고 그렇지 않은 것들을 잊어버리는 경향이 있다. 어떤 사건의 감정가는 기억의 강도를 결정하게 될 것이다. 이러한 현상은 일부 인간에게서 외상 후 스트레스 장애post traumatic stress disorder(PTSD)의 발달을 설명하는 데 도움이 된다. PTSD의 진화적 기원은 제10장에서 논의될 것이다.

안쪽 측두엽의 다른 기관들

해마는 해마곁이랑parahippocampal gyrus(근접적으로 BA 27, 28, 34, 36, 37)에 둘러싸여 있으며, 변연계의 일부로 간주되기도 한다. 해마곁이랑 앞부분은 내후각피질entorhinal cortices과 주변후각피질perirhinal cortices을 포함한다. 해마곁이랑의 한 영역인 해마곁이랑 장소영역parahippocampal place area은 장소에 대한 인식을 한다. 인접한 방추형이랑fusiform gyrus은 얼굴과 물체에 대해 인식을 한다. 방추형이랑은 해마곁이랑 장소영역 바로 아래, 아래측두이랑의 바로 위에 있다. 해마곁이랑 장소영역은 부호화(뉴런이 사용할 수 있는 형태로 변환)하는 것처럼 보이며, 환경적 지형과 장면을 인식하기 때문에 일화기억에서 중요한 역할을 한다. 해마곁이랑 장소영역이 손상되었지만, 방추형이랑은 손상되지 않은 경우는 드물다. 하지만 이 부위 뇌가 손상된 어떤 환자는 지형이나 장면에서 개별 얼굴과 사물을 인식할 수 있지만, 지형이나 장면을 시각적으로 인식할 수는 없다.

내후각피질(BA 28 및 34)은 해마곁이랑 앞쪽 끝에 위치하며, 그 측면과 안쪽 부분은 다른 기능에 전용된 것으로 보인다. 다음의 논의를 참조하라. 내후각피질은 모든 피질엽과 해마에 강한 상호 연결을 하고 있어 모든 피질엽과 해마 사이의 주요 접속 역할을 한다. 또한, 서술적/의미적, 일화적 및 자서전적 기억을 부호화, 처리, 최적화 및 불러오기 위한 광범위한 네트워크 일부를 구성하며, 공간 탐색을 돕는다. 내후각피질의 안쪽 부분은 격자세포에 의해 외부 환경의 신경 지도가 형성되는 곳으로, 신경과학자 에드바르드와 메이 브리트 모서Edvard & May-Britt Moser가 노벨상을 받았다(제3장에서 언급된 것). 또한, 내후각피질의 안쪽 영역은 격자세포의 발화율에 기초하여, 고유감각(관절, 근육, 결합조직과 같은 감각으로부터 얻은 정보, 몸의 위치 및 움직임)으로부터 방향 이동을 유도하는 데 도움을 준다. 그러면 해마는 그 일반적인 정보를 동물의 환경에 대한 독특한 표상으로 처리한다고 생각된다. 내후각피질의 측면 뉴런은 공간 선택성은 거의 보이지 않지만 비공간적 정보를 나타내는 것으로 생각되며, 이는 결국 공간 표상과 결합되어 다른 피질하 영역으로 전달된다(Hargreaves, Rao, Lee, & Knierim, 2005).

단조, 도요이즈미 그리고 후지사와Danjo, Toyoizumi and Fujisawa(2018)의 최근 연구는 해마세포의 환경주의적 관점allocentric(또 다른 사람의 관점에서)과 동종의 관점conspecific(자신의 종을 인식하는) 특성을 입증했다. 구체적으로, 그들은 해마의 특정 세포 집합이 자기 자신이나 다른 사람들이 움직임에 관여할 때에도, 자기 자신과 다른 사람들을 인식하기 위한 공간적으로 수용적인 영역을 가지고 있다는 것을 발견했다. 공간에서 타인의 위치를 알아차리는 이 능력은 관찰을 통해 배울 수 있고 적절히 관여할 수도 있다. 집단생활을 하는 동안 사회적 상호작용과 내비게이션에 성공하기 위해서는 모든 사회적 동물, 특히 영장류에 대단히 중요하다. 나는 또한 인간의 유아와 아이들이 종종 연장자들보다 자신의 나이의 다른 사람들에게 더 많은 관심을 기울이기 때문에, 해마세포의 이러한 공통점은 나이가 들면서 생기는 것일 수도 있다고 추측하고 싶다.

두더지와 인간 — *호모 사피엔스*의 후각망울의 진화

후각망울olfactory bulbs은 면봉(Q-Tip®)의 끝처럼 보이는 양측 구조로 후각피질과 변연계의 중요한 부분으로 간주된다. 고생물리학자 마르쿠스 바스티르와 동료들Marcus Bastir and his colleagues(2011)은 후각망울의 크기가 네안데르탈보다 *호모 사피엔스*에서 더 컸다고 주장했다. 후각수용체는 체판cribriform plates 바로 위에 있으며, 감각 정보를 후각망울에 전달한다. 따라서 그들은 체판이 클수록 후각망울이 더 크다고 추론했다.

이 절의 부제에 말재간을 부렸는데, 두더지(포유류의 아집단으로, 곤충을 주식으로 하는 식충목)는 네안데르탈인이 아닌 *호모 사피엔스*와 흥미로운 공통성을 가지고 있기 때문이다. 두더지와 현대의 *호모 사피엔스*는 뇌의 다른 부분들에 비해 후두엽(즉, 시각적 피질)이 감소하고, 확대된 후각망울을 공유한다. 종종 간과되기는 하지만, 후각 작용은 진화에 결정적인 역할을 해왔고 생식 성공과 면역체계 기능에서 중요한 역할을 계속해오고 있다. *호모 사피엔스*의 후각망울 크기가 후각 성능, 즉 냄새 역치 검출과 상관관계가 있는 것으로 나타났기 때문에 네안데르탈인이 갖지 못한 후각 증진에 진화적 이점이 있었을 가능성이 있다.

후각 신경회로가 높은 인지기능, 특히 기억과 감정이 얽혀 있는 변연계에 관여하는 뇌 영역에 고도로 밀접하게 통합되어 짝짓기, 공포, 보상, 동기 등에 관여하는 뇌 영역(또는 안와전두피질, 해마, 편도)에 투사된다는 것이 입증되었다. 자극 평가 체계(즉, 현저성 또는 좋은 편, 나쁜 편)에 따라서 후각은 인지기능이 더 높고 단순한 냄새보다 훨씬 더 정교한 역할을 한다고 주장할 수 있다. 후각망울절제 동물 연구는 그러한 손상이 면역 반응과 질병 면역의 원인 인자가 된다는 것을 보여주었다. 인간의 후각장애는 루푸스와 같은 자가면역질환과 마찬가지로 연관되어 있다. 인간의 연구는 또한 후각장애가 파킨슨병과 알츠하이머병을 포함한 많은 신경퇴행성 질환을 예고한다는 것을 보여주었다. 후각장애는 조현병이나 강박성 강박장애 등 사회적 정서적 상당한 장애가 있는 것으로 알려진 질환에서도 입증됐다. 흥미롭게도, 선천적으로 후각이 무감각한 그리고 부족한 사람들은 선천적 시각장애인이나 청각장애인보다, 훨씬 더 많은 사회적, 생식적 문제를 가지고 있는 것으로 보인다(이것이 실증적으로 잘 입증되지는 않았지만). 이러한 복잡한 관계에 대한 두 가지 가능한 가설은 후각피포세포olfactory ensheathing cell에 초점을 맞추는데, 후각은 차등 재생 능력을 가지고 있을 수 있고 후각과 염증 작용과의 관계에 관여할 수 있는데, 후각은 신경 퇴행성 질환의 원인 중 하나로 보여왔다. 따라서 *호모 사피엔스*에서 후각수용체의 미세하게 큰 후각망울과 더 나은 차별적 힘은 일반 면역, 자가면역질환에 대한 저항성, 사회적, 정서적, 성/짝짓기 기능에 관한 유의미한 행동적 결과를 초래했을 수 있다.

또한, 독소 검출에서 후각의 진화적 역할을 상상해보라. 독소를 만지는 것은 그 치사성을 판단하는 데 좋지 않은 방법인데, 이것은 시각적(안 좋아 보인다)이나 청각적(부글부글 끓는 소리를 내고 있다) 차별에 해당한다. 그리고 치사율을 결정하기 위해 독소를 맛보는 것은 치명적일 수 있다. 감각들 중에서, 후각 작용은 어떤 물질이 해로운지 아닌지를 판단하는 가장 안전한 수단일 것이다. 또한, 흥미로운 사실은 성인의 뇌 신경발생neurogenesis(어른에서 신경의 창조)이 해마와 후각망울의 두 영역에만 국한된다는 것이다. 아마도 이것은 다른 구조보다 생존에 있어서 그들의 결정적인 역할 때문일 것이다. 독소뿐만 아니라 페로몬과 같은 화학 물질(어떤 동물은 다른 동물의 행동에 영향을 미치는 환경으로 방출되는 화학 물질)의 성공적인 이동과 내비게이션 그리고 냄새를 탐지하는 능력을 유지하는 것은 인류의 진화에 중요한 역할을 했을 것이며, 그러한 능력은 현대 인류의 삶에서 계속해서 중요한 역할을 하고 있을 것이다.

후각수용체 진화

진화에 있어 후각의 중요성을 감안할 때, 후각수용체가 모든 포유류의 유전체 genome에서 가장 큰 유전자군에 의해 부호화되고 통제된다는 것은 놀라운 일이 아니다. 그러나 흥미롭게도, 유전자 연구는 현대의 *호모 사피엔스*에서 후각수용체 유전자의 절반 이상(약 55%)이 기능을 상실했다는 것을 보여주었다. 이러한 유전자 기능의 상실은 대개 특정 생태적 지위에 대한 적응으로서 발생하는데, 예를 들어, 온도 조절을 위한 유전자 부호화는 열대나 추운 지역에서 서로 다르다. 현대 *호모 사피엔스*, 네안데르탈스, 데니소바인의 후각수용체 유전자에 대한 연구에서, 후자 두 그룹이 추운 환경에 적응하여 악취의 영향을 감소시키는 것으로 의심되는 후각 유전자 기능의 경과적 상실을 보인다는 연구 결과가 나왔다(Hughes, Teeling, & Higgins, 2014). 이 발견은 바스티르 외 연구진(Bastir et al., 2011)의 후각 성능이 네안데르탈 혈통에서 손상되었을 수 있다는 연구 결과를 끈질기게 뒷받침한다.

편도

편도는 해마의 앞쪽 끝에 쌍방향으로 앉아 있는 아몬드 모양의 구조물이다. 그 이름은 **'아몬드**almond'를 뜻하는 그리스어에서 유래되었다. 많은 특수한 편도핵 amygdalae nuclei(신경 다발 또는 군집)이 발견되어(예: 측면, 기저, 부속 기저, 중심, 안쪽, 피질) 전체 편도에 공통적인 기능을 설명하기 어렵다. 편도의 행동 기능이 복잡함에도 불구하고 공포 조절, 감정 조절, 성적 행동, 배고픔에 대한 역할로 오랫동안 잘 알려져 있다(예: Delgado, Nearing, LeDoux, & Phelps, 2008; LeDoux, 1996). 그러나 편도의 과대평가된 대다수의 연구는 오직 두려움만을 다룬다는 점을 유념해야 한다.

동물의 진화에 있어 공포가 절대적으로 중요할 것이기 때문에 편도는 인간에게서 태어날 때 완전하게 기능하며, 성인기보다 유년기와 청소년기에 더 반응하는 것으로 나타나는데(Tottenham & Sheridan, 2010), 이는 어린이와 청소년기들이 물리적으로 더 취약하기 때문에 말이 된다. 편도는 뇌의 다른 부분과도 잘 연결되어 있으며, 해마, 모든 감각(시상을 통해), 배안쪽 전전두피질, 후각피질 등과 주요한 직접 연결된다. 이들 지역은 긍정적이고 부정적인 감정의 인식과 규제 등 감정 자극의 현저성saliency을 처리하기 위한 복잡한 신경망을 집합적으로 형성한다.

해마의 결정적 기능의 인식 — H.M. 이야기

1953년 9월 1일이었다. 이후 자신의 이니셜인 H.M.[34]으로만 알려진 27세의 남성은 양측 해마절제술과 양측 편도절제술(양반구 뇌 조직 제거술)을 받으려고 했다. H.M.은 당시 신경학적 검사와 신체검사가 정상이었지만, 9살 때 자전거 사고로 의식을 잃은 적이 있는 상태였다. 흥미롭게도, 그의 사고에는 목격자가 없었고, 최소한 심한 뇌진탕을 겪었기 때문에 그리고 보통 피해자들의 모호한 보고가 수반되기 때문에 자전거 사고가 실제로 그의 머리 부상의 원인이었는지 확실하지 않다. 10살 때, 약 40초 동안 **"머리가 하얘진다**blank out**"**며 반응하지 않는 가벼운 발작을 일으키기 시작했다. 16살 때 H.M.은 심각한 발작을 일으키기 시작했다. 혀를 깨물고, 의식을 잃고, 요실금이 되고, 그 후에 깊은 잠에 빠지곤 했다. 뇌파

34) 헨리 몰래슨, Henry Molasion의 약어이다(역자 주).

검사 결과는 발작의 가능한 원인으로서 어떤 단일 영역도 밝혀내지 못했다. 간질 발작의 대다수는 약물치료를 통해 조절할 수 있지만 H.M.의 발작은 아니었고, H.M.이 모터 코일 원더motor coil winder(코일을 감는 작업자)로서 더 이상 일을 할 수 없을 정도로 더욱 심해지고 빈번해졌다. 따라서 1953년 신경외과 의사 윌리엄 스코빌William Scoville은 해마와 대부분의 편도를 제거하여 발작을 완화하려고 시도했다.

이전에 스코빌은 주로 심각한 장애가 있는 정신질환자(조현병 환자)의 심리적 기능을 향상시키기 위한 시도로 전두엽절개술을 포함한 수많은 정신외과psychosurgery[35] 수술을 수행했다. 신경외과 의사 월터 프리먼 2세Walter Freeman II와 함께, 이 환자들에게서 다양한 형태의 뇌엽절개술을 실험했다. 뇌엽절개술은 환자의 성격을 바꾸는 데 크게 성공하지 못했다. 결국, 심각한 부작용 중 하나인, 심각한 감정둔마가 잘 알려지게 되었다. 그 결과 수술의 인기는 떨어졌다. 뇌엽절개술 후 심한 감정둔마를 제외하면 조현병 환자들은 정신이상적 사고과정 면에서 좀처럼 악화되지 않는 것으로 나타났다. 더구나 전두엽절개술은 환자의 지적 추론이나 지능에는 영향을 미치지 않는 것 같았다. 그러나 사실, 뇌엽수술을 받은 환자들은 심리적인 혹은 인지적인 문제에 대해 나중에 검사를 받는 경우가 거의 없었다.

스코빌은 길이 약 30cm(12인치)의 **'얼음 픽**ice pick**' 절개술**이라고 알려진, 얇은 스테인리스 스틸을 도구([그림 3.5] 참조)로 사용하는 프리만의 절개술을 좋아하지 않았다. 스코빌은 그 방법이 엉성하다는 것을 알았기 때문에 해마와 편도의 안쪽에 위치한 전두엽의 안쪽과 뒤쪽 그리고 측두엽 일부를 절제(제거)하는 실험을 하기 시작했다. 우선 전두엽 대신 측두엽을 절개하여 얻을 수 있는 치료 효과가 있는지 알아보고 싶었다. 이때 간질 발작의 심함을 줄이거나 완전히 멈추기

35) 뇌수술로 정신장애를 치료(역자 주).

위해 측두엽의 일부를 제거하는 것도 인정된 의료 절차였지만, 발작의 원인이 단일한 간질 유발 초점(발작을 일으키는 부위)으로 확인될 수 있는 경우에만 허용되었다. 또한, 다른 간질 환자들에서는 측두엽, 해마, 편도가 간질유발성 영역으로 가장 많았다. 따라서 스코빌에게는 해마(편도의 대부분을 포함)를 양방향으로 제거하면 발작을 줄일 수 있다는 것이 타당해 보였다. 파괴적인 발작에 의해 지속적으로 방해를 받는 것이 아니라 최소한 반정상적인semi-normal 생활로 돌아가게 해줄 것처럼 보였다. 수술 중 그리고 어떤 조직도 제거되기 전에 H.M.의 측두엽 안쪽 표면이 노출되어 간질 유발 성질을 시험했다. 다시 말하지만, 발작에 책임이 있는 것으로 밝혀진 곳은 단 한 군데도 없었으나 그럼에도 불구하고 제거되었다.

수술 후 H.M.은 완전히 온전한 이해와 말, 추리 즉 뇌가 제 기능을 하는neurotypical 정상적인 성인으로 보였다. 그는 조용하고 예의 바른 사람으로 묘사되었다. 마비나 시각적, 지각적 문제와 같은 명백히 **'확고한'** 신경학적 결함은 없었다. 그러나 H.M.은 더 이상 수술 전에 그렇게 쉽게 해왔던 병원 직원의 이름이나 얼굴을 알아보지 못했다. 화장실로 가는 길을 찾을 수 없었다. 수술 약 3년 전부터 있었던 사건들도 기억하지 못했으나, 그의 초기 생애의 기억은 분명하고 온전했다. *부분 역행 기억상실증*이라고 부른다. 약 2년 반 후, H.M.은 임상 신경심리학자 *브렌다 밀너*Brenda Milner 그리고 다른 사람에게 검사를 받았다. 그들은 뇌손상이나 뇌 질환의 결과로 성격, 지적 기능, 기억력 등의 평가를 전문으로 하는 사람이었다. 수술 한 달 전쯤 H.M.의 IQ는 104로, 평균보다 약간 높은 수준이었다. 밀너의 검사 동안 IQ는 112였다. IQ가 증가한 것은 H.M.이 더 이상 심한 일상 발작을 일으키지 않았기 때문이다. 불행히도 H.M.은 여전히 심한 *대발작*이라고도 하는 심한 발작을 일으켰지만, 빈도는 크게 줄어들었다. 수술 전에는 하루 종일 10분 간격으로 소발작 또는 결신 발작인 경미한 발작도 겪었지만, 수술 후 이런 발작은 하루 한두 번으로 줄어들었다.

현재 평균 지능을 약간 상회하고 있음에도 불구하고, 언어기억력 테스트는 평균보다 최소한 두 개의 표준 편차에 있었다. 기억은 새로운 언어 학습 영역인 *전향성 기억상실증*에서 가장 심하게 방해를 받았다. 어려운 신조어 학습에 **'0점'**, 쉬운 단어 학습에도 낮은 점수를 받았고 연습으로 성적이 오르지 않았다. 게다가, H.M.의 어머니는 이 발견들을 시험 장소 밖에서 확증했다. 그녀는 그의 수술 후 약 2년 후에 새로운 집으로 이사했다고 말했다. 이사 후 10개월 동안 H.M.은 새 주소를 기억할 수도 없었고, 새집으로 가는 길을 찾을 수도 없었다. 하지만, 옛 주소는 정확히 기억할 수 있었다. 잔디 깎는 기계를 사용한 지 하루 만에 찾을 수 없었다. 같은 잡지를 이미 읽었다는 사실을 기억하지 않고 계속해서 읽곤 했다. 같은 조각 그림 퍼즐을 맞추고 풀었지만, 연습에서 어떤 발전도 보여주지 않았다. 십자 말 퍼즐을 좋아하는 것은 나중에 알려졌다. H.M.은 82세, 수술 후 55년 살았다. 하지만 정밀 검사 결과 퍼즐을 종종 시작했지만 거의 완성하지 못한 것으로 드러났다. 또한, 점심을 먹고 30분밖에 지나지 않아도, 단 한 가지도 먹은 것을 묘사할 수 없었다. 흥미롭게도, H.M.은 배가 고프거나 두통이나 복통이 있다고 불평한 적이 없다. 그는 음식을 앞에 놓고 음식이 늦어지더라도 정상적으로 먹었지만, 배고픔에 대한 불평은 없었다. 편도가 배고픔을 촉진하거나 억제하는 역할을 감안할 때 흥미로운 특성이다. 또한, 밀너의 1955년 4월 26일 평가에서 H.M.은 1953년 3월(수술 6개월 전)이라며 27세라고 했다. 실제로는 대략 30세였다. 나중에 H.M.은 **"내가 즐거웠던 것과 슬픔이 있든, 매일 매일은 혼자야"**라고 다시 표시하게 되었다. 그리고, 불행히도, 의사들은 낮 동안 그의 경험의 대부분이 하루가 끝나기 훨씬 전에 희미해진다는 인상을 받았다. 그는 종종 자신의 정신 상태를 **'꿈에서 깨어난 것'**으로 묘사했다.

밀너와 동료들은 1962년에 H.M.을 재평가했고, 수술 약 14년 후인 1966년에 평가를 다시 했다. 어머니는 그가 최근 호전된 모습을 보였지만, 여전히 심한 기억상실증을 앓고 있다는 사실을(실험을 통해) 보고했다. 그는 여전히 수술 후 만난 사람이나 그 이름(예: 이웃, 친구, 병원 직원)을 기억할 수 없었다. 생년월일, 성장기 행사, 고교 시절 경험, 20대 때 가졌던 직장 등은 늘 기억할 수 있었다. 그러나 현재 날짜를 기억하지 못하고 엉뚱한 추측만 할 뿐, 때로는 바깥 날씨를 단서로 삼기도 했다. 또한, 수술 전 약 2, 3년 전에 일어났던 사건들을 기억하는데 여전히 어려움을 겪었다.

1966년 평가에서 아이큐는 계속 향상(118)됐지만, 언어기억력은 여전히 형편없이 낮았다. 어머니는 그가 퍼즐을 한 것을 기억하지 않고 같은 퍼즐을 계속해서 풀었지만, 여전히 퍼즐을 좋아한다고 보고했다. 그는 또한 블록 설계 테스트에서 서로 다른 패턴의 빨간색과 흰색 블록을 시간제한 내에 조립해야 하는 데 손상을 받지 않았다. 아마도 예상보다 적은 수치였지만, 현재 평균을 훨씬 웃도는 IQ를 감안하면 앞뒤로 숫자를 반복하는 능력(즉, 음운저장 용량)도 손상되지 않은 것 같았다. 어머니의 보고서가 자주 사용됐다는 점도 유의해야 한다. H.M.의 부모는 그가 독립적으로 살 수 있는 능력이 없어서 수술 후 돌보아야 했기 때문이다.

놀라운 기억발견

가장 극적인 놀라움 중 하나는 H.M.이 역으로 거울 그리기 작업reverse mirror-drawing task을 통해 절차적 기억력을 시험받은 것으로, 거울로 손을 보면서 별의 윤곽 안에 그려야 한다는 것이었다. H.M.은 이 과제를 학습하고, 정상적으로 수행하며 후속 시험에서 이 능력을 유지할 수 있었다. 그러나 후속 시험에서는 그 전에 그 일을 했는지 기억이 나지 않았다. 그는 자신의 실행으로 그 일을 기억한다는 것을 증명할 수 있을 뿐이었다.

H.M.의 신경심리학자들이 그가 전기충격의 고통에 둔감한 것처럼 보였다는

것(왜 어떻게 전기충격으로 그를 실험했는지는 좀 당황스럽다) 그리고 그는 매우 차분하고 성적인 흥미가 부족했다는 보고도 흥미롭다. 특히 사람과 동물의 편도에 대한 연구에 관한 현재의 생각은 공격성, 성행위, 섭식장애 그리고 감정에 심오한 역할을 할 수 있다는 것이다. 편도의 전기적 자극이 공격성, 과다한 성행위, 폭식, 비만, 부적절한 감정 등을 유발할 수 있다는 가설을 뒷받침하는 연구도 있다. 편도를 제거하면 적어도 동물 모델에서는 수동성, 성적 흥미나 추진력 부족, 식욕 부족, 무관심, 때로는 차분한 성질을 유발할 수 있다.

요약하면, H.M의 양방향 해마절제술과 편도절제술은 약간의 미묘하면서도 심오하게 파괴적인 효과를 가지고 있었다. 1970년대 초 대학원에 다닐 때 신경생리학 교수가 있었는데, 그는 **"최근 기억의 손상은 해마 손상의 특징이 아니다"**(Isaacson, 1972, p. 53)라고 썼다. 그래서 H.M. 수술이 있은 지 거의 20년이 지난 그 당시 과학계는 해마가 서술적(의미론적) 기억을 확립하는 데 중요한 역할을 했다는 것을 아직도 깨닫지 못하고 있었다. 물론 문제의 일부는 동물들에게 절차적, 공간적(미로 달리기) 기억력을 테스트할 수 있다는 것이었지만, 대부분의 동물들(쥐와 같은)은 서술적 또는 의미적 학습과 기억력을 위해 훈련되거나 테스트 될 수 없다는 것이었다. 또한, 일상적인 만남에서 H.M.은 사실상 정상으로 보이리라는 것을 기억하는 것이 중요하다. 그의 말이나 추리력, 지각력으로는 누군가에게 주목하게 할 만한 것이 아무것도 없었다. 그는 예의 바르고, 대화 중에 남의 이름을 잊어버렸다면 사과할 것이었다. H.M.은 **'넓은 걸음걸이'**로 조심스레 걸었지만, 그의 검사관들은 그것이(아마 그의 자전거 사고로 인한) 척수 손상 때문일지도 모르는, 기존의 상태일 수도 있다고 결정했다. 그러나 파괴적인 인지장애의 불행한 성격은 수술 후 14년이 지난 지금, 그는 부모님의 보살핌과 함께 살아야 했고 집으로 가는 길조차 찾지 못했다는 것이었다. 그는 직업이 있었지만, 인지적 장애가 있는 성인들을 위한 보호 작업장에서 일했다. 진열대에 담배 라이터를 두는 것이었다. 또한, 주목할 점은 당시 IQ가 일반 인구의 약 85%보다 높았다는 것이다.

H.M의 편도제거는 그의 순종, 침착성 유지, 배고픔 및 성에 대한 관심 부족을 설명했는가? 이런 행동들은 시험하기가 더 어렵기 때문에 그리고 H.M.의 병전(수술 전) 행동을 평가하기도 어렵기 때문에 추측하기가 더 어렵다. 그러나 일부 과학자들(예: Corkin, 2013; Dittrich, 2017)은 그가 수술 전 이랬기에 그의 현재 행동은 극적인 변화를 반영하지 못했을 수도 있다고 의심했다. 그러나 편도에 대한 경험적 연구의 현재 실체를 볼 때, H.M.의 행동은 적어도 편도의 부재에 의해 유지되었을 가능성이 있다. 흥미롭게도, 2008년에 사망한 후 MRI 스캔과 뇌 부검(Augustinack et al., 2014)에 따르면, 그의 편도의 늘어진 부분이 살아남았다는 것을 보여주었다. 게다가, 그의 부검을 하는 동안 그의 후각망울과 후각로olfactory tract가 완전히 손상되지 않은 것으로 판명되었다. 그러나 그의 후각피질(BA 28과 34)은 그의 수술 중에 제거되었기 때문에 H.M.은 완전한 후각상실증을 보였다.

해마기능의 요약

신경과학자들은 마침내 H.M의 경험으로부터 무엇을 배웠는가? 첫째, 해마는 언어적 기억의 형성에 결정적인 역할을 한다. 둘째, 새롭게 획득한 언어기억을 장기기억 저장장치로 옮기는 데 중요한 역할을 한다. 이제 기억 자체가 해마 자체에 저장되어있는 것이 아니라, 대뇌피질 전체에 저장되어있는 것으로 알려져 있다. 셋째, 1~3년 전의 H.M.의 기억은 여전히 잊혀지기에 취약한 상태로 남아있었기 때문에, H.M.의 기억은 뇌에 어떤 심각한 형태의 육체적 혼란도 갑자기 일어나지 않는 것으로 보인다. H.M.의 정신수술, 머리에 타격, 전기충격, 혹은 심지어 노화까지도 장기 저장으로 기억의 전달에 부정적인 영향을 미칠 수 있다.

H.M.은 완전히 새로운 서술기억을 배울 수 없었을까? 배울 수 없었다. 비록 집중적인 연습이 필요했지만, 그때까지도 이 기억은 얼룩덜룩했다. 분명히 그는 부모가 이사한 후에 바로 주변 이웃을 배울 수 있었지만, 이것 또한 엄청난 양의 연습이 필요했다. 게다가, 의사들로부터 집으로 그들을 안내해 달라는 요청을 받았을 때, 그는 그들을 그의 오래된 이웃으로 안내했다. 따라서 그는 새로운 서술기억을 완전히 배울 수 없었던 것은 아니지만, 과도한 연습이 필요했고 새로운 기억의 질이 저하되었다. 넷째, 신경과학자들은 H.M.이 역방향 거울 그리기 과제를 배울 수 있었기 때문에 절차적 기억은 아마도 그들의 형성이나 저장의 해마에 의존하지 않으리라는 것을 배웠다. 그러나 H.M은 자신이 기억한 일이 손상되었다고 구두로 진술하는 능력 때문에, 거울 그리기와 같은 간단한 일조차도 절차적 기억 요소와 서술기억 요소를 모두 가지고 있는 것으로 보인다. 또한, H.M.은 전두엽 작업에 대해 끈기 있게(같은 실수를 반복해서) 하지 않았기 때문에, 해마 손상이 전두엽 손상과 질적으로 다르다는 것을 알고 있었다. 이러한 발견은 H.M.이 저조한 성과를 거두었고 전두엽 손상 환자가 손상되지 않은 안면인식 기억력 과업에도 적용되었다. 다섯째, 인간에게 적어도 두 개의 강력하지만 서로 다른 기억 체계, 즉 서술적(외현적) 기억과 절차적(암묵적) 기억력이 작용하고 있다는 것 그리고 이들 체계 각각에 대해 서로 다른 신경학적 기초가 존재한다는 것이 충분히 분명해졌다. 또한, 해마의 원래 적응기능은 인간에게 유지되었다. 즉, 공간적 능력과 장소인식이 그것이다. 냄새에 대한 기억은 인간에게도 보존되었다. 인간의 진화에서 그것의 역할은 이전에 논의되었다. 그러나 해마의 세포는 영장류의 출현으로 이러한 체계에 대한 의존이 더욱 심해지면서 언어적, 음향적acoustic 기억의 처리를 위해 더욱 강화되었다.

기억은 해마, 피질 그리고 수면과 상호작용한다

H.M.의 기본적인 음운저장 체계는 온전했기 때문에(숫자 순방향과 역방향의 과제 수행에 따르면), 그가 새로 듣거나 본 정보를 뇌 피질에서 유지할 수 있었다고 가정하는 것이 타당하지만, 물론 일시적으로만 가능하다. 이는 피질과 해마 모두 초기 학습에 역할이 있다는 것을 암시하지만, 뒤따르는 것(즉, 해마 통합)은 기억력 통합과 장기 저장으로 이어진다. 겐젤과 바타글리아Genzel and Battaglia(2017)는 최근 연구에서 최근 일화기억의 재생 후 수면시간(2시간 이상)이 경과 하면, 피질의 기억 통합으로 이어진다는 사실을 밝혀냈다. 그러나 추가적인 자극(새로운 환경이나 새로운 인식)에 따른 최근의 기억은 해마 기억 형성과 통합을 강화한다. 또한, 그들은 잠자는 동안 통합된 기억은 추가적인 자극이나 학습이 뒤따르는 기억보다 간섭이 적고 안정적이라는 것을 발견했다. 전반적으로, 이러한 발견은 수면이 기억의 통합에 중요한 기능을 한다는 일반적인 가설을 강화하며, 실제로 제9장에서 좀 더 충분히 논의된 바와 같이 수면은 기억의 통합과 강화에 이상적인 상태일 수 있다. 또한, 해마와 피질 영역 사이에 역동적인 상호작용이 있는 것으로 나타나 수면 상태와도 매우 유익한 방식으로 상호작용을 한다.

요약

1. 모든 영장류에서 잘 발달 된 해마를 가지고 있다. 어류, 파충류, 조류에서 해마의 공간인지에 대한 상동적 구조로 되어 있지만, 덜 발달되었다.
2. 해마의 세포는 서로 다른 역할을 한다. 장소세포가 활성화되어 새로운 환경에서 재배열되어 그 환경의 새롭고 안정적인 지도가 만들어진다. 격자

세포는 대략적인 거리를 측정할 수 있어 공간 탐색을 위한 추가적인 뉴런 기초를 형성한다.

3. 해마와 후각망울은 밀접한 관계가 있다.
4. 환자 H.M.의 이야기는 서술기억은 해마에 의해 통합되지만, 절차기억은 해마에 관여하지 않고도 성립할 수 있다는 것을 밝혔다.
5. 서술기억은 붕괴에 취약하고 암기 후 3년 정도까지 잊어버린다.
6. 잠자는 동안 통합된 기억은 비록 추가적인 자극이나 학습이 뒤따르는 기억보다 약한 기억 흔적을 만들지만, 간섭이 적고 안정적이다.

제9장

수면과 꿈의 진화

수면 연구자 앨런 레흐츠차펜Allen Rechtschaffen(1971)은 **"수면이 절대적으로 중요한 기능을 수행하지 않는다면, 그것은 진화과정이 지금까지 만들어 낸 가장 큰 실수"**(p. 88)라고 지적했다. 그러나 물론 진화적인 막다른 골목은 많지만 진화는 실수를 범하지 않았다. 수면 진화의 중요한 목적이 완전히 정착되지 않을 수도 있지만, 수면과 꿈은 여러 가지 이유로 진화했다고 진술해도 무방하다. 또한, 진화과정 내내 이 *'조용한'* 상태의 많은 다른 굴절적응이 있었던 것으로 보인다.

지구의 기원으로 다시 돌아와서, 지구는 태양 주위를 돌면서 24시간마다(실제로 23시간 56분마다) 축 위에서 완전히 회전하기 때문에, 모든 생명체는 12시간 동안(평균적으로), 밝음-어둠의 순환(일명 일주기 리듬)으로 발달했다. 만약 화성에 생명체가 진화했다면, 화성은 24시간 37분마다 축을 중심으로 회전하기 때문에 이러한 일주기 리듬은 비슷할 것이다. 금성은 243일마다 완전히 자전하기 때문에 생명체가 진화한다면 그것은 매우 다를 것이다! *수면*sleep은 정지, 움직이지 않는 기간 그리고 자신의 환경에 대한 상대적으로 고의적인 접촉 부족의 기간으로 정의될 수 있지만, 내부 자극에 대한 반응도 포함한다. 만약 *각성*wakefulness이 활동 기간, 이동성, 내부 및 외부 자극에 대한 반응으로 정의된다면, 사실상 모든 동물은 수면-각성 일주기 리듬을 나타낸다. 게다가, 동물, 식물, 곰팡이, 심지어 박테리아를 포함한 사실상 모든 살아있는 유기체들은 생리학적 진행을 이 일주기 주기에 적응시켰다. 그러나 일부 박테리아가 일정한 활동 상태에 있다고 할 수 있기 때문에, 모든 살아있는 유기체가 실제로 잠을 잔다고 단정할 수는 없다.

원시적인 수면 상태는 의심할 여지 없이 자연적인 빛과 어둠의 순환으로부터 발전했고, 그것은 빛 기간 활동과 어둠 기간의 비활동으로 제한했다. 원시적인 수면 상태도 아마도 계절에 의해 제약되었을 것인데, 따뜻한 계절에 활동할 가능성이 컸고 추운 계절에는 활동하지 않을 가능성이 더 컸다. 즉, 동면이다. 물론 그러한 생태적 지위niche(적절한 장소)가 생기자마자 어떤 유기체는 포식성을 개선하거나 피하기 위해 이러한 패턴을 역전시켰다. 아마도 원시적인 수면 상태는 약 5억 4천5백만 년 전에 나타난 최초로 헤엄치는 후생동물인 단순한 납작벌레로 거슬러 올라갈 수 있을 것이다. *예쁜꼬마선충Caenorhabditis elegans*과 같은 회충에 대한 연구는 그들이 탈피 동안 잠을 자는 것과 유사한 휴식 상태를 가지고 있다는 것을 보여준다(Raizen et al., 2008), 반면에 *초파리Drosophila melanogaster*를 이용한 연구는 서로 다른 활동 휴식 기간을 보여주었다(Cireli & Bushey, 2008). **'조용한'** 시기에는 초파리들이 더 자극하기 어렵고, 포유류와 마찬가지로 수면-각성-휴식 주기 같은 일주기성 인자chronotype에도 개별적인 변동성이 있으며, 신진대사 활동과 일주기성 인자의 원동력이 되는 유전자 발현도 일정한 변화가 함께 한다. 초파리는 최소 4억 년 전으로 거슬러 올라가는 곤충(육상 갑각류)의 후손인 만큼, 현대인 수면의 근본적 특징 중 상당수가 5억 4,500만~4억 년 전이었을 것으로 추정할 수 있다.

약 3억 년 전에 진화를 시작한 현대의 파충류도 수면-각성 주기가 있다. 그들의 뇌는 포유류와 영장류의 서파수면slow-wave sleep(SWS)과 비슷하지만 같지 않은 깊은 수면 상태를 보인다. 유사성은 이 수면 상태에서 높은 각성의 임곗값이다.

그러나 현대의 파충류는 인간의 현대 서파수면과 관련된 약 1~3헤르츠(Hz)의 느린 EEG 파동이나 큰 진폭을 보여주지 않는다. 현존하는 모든 조류 종은 서파수면과 렘rapid eye movement(REM)수면을 보여주는데, 약 2억 5천만 년 전 공룡과 같은 파충류에서 새들이 진화했기 때문에 이 두 가지 근본적인 수면 특성은 약 2억 년 전 포유류가 진화하기 전부터 자리 잡고 있었다. 이 두 수면 단계의 진화가 파충류의 깊은 잠과는 별개로 진화했을 가능성은 있지만 모든 포유류는 서파수면과 REM수면을 잘 정의하고 있다.

제3장에서 지적한 바와 같이, 포유류는 파충류에 비해 피질과 해마가 넓어 SWS와 REM수면의 진화는 파충류 뇌의 얇고 3층 표면보다 6층 표면이 두꺼워서, 더욱 정교한 대뇌피질 때문이었을 가능성이 있다. 진화생물학자 캐버나우 J. Lee Kavanau(2002)는 SWS와 REM수면의 진화가 포유류에서 발생한 온혈의 진화와 동반된다고 주장해왔다. 그의 가설은 새로운 정보(기억)를 배우고 저장하며, 기억을 유지하고, 옛 기억과 새로운 기억 사이의 연계를 강화하는 유기체의 중요성에 크게 의존하고 있다. 앞서 지적했듯이 포유류의 이 새롭고 확장된 피질인 신피질은 비록 두 동물 모두 학습과 지속적인 기억을 뒷받침하는 생리학적 체계를 필요로 하지만, 더 반사적인 파충류들에 비해 훨씬 더 큰 행동 유연성을 그들에게 주었다. 이러한 학습과 기억 지원 체계가 밝음-어두움 주기에 대응하여 함께 진화했다는 것은 전혀 놀라운 일이 아니다.

깨어있는 상태와 원시적인 수면(휴식 또는 비활동, 그러나 반드시 SWS 또는 REM은 아니다) 사이에 순환성이 발달했다고 추측할 수 있다. 잠에서 깨는 것의 진화에 영향을 준 환경 조건들은 새로운 문제들, 즉 고도로 효율적인 두뇌 기능을 해결하기 위해 지속적인 주의력, 감각과 지각 처리, 새로운 학습, 그리고 기억의 적절한 회상을 필요로 했다. 휴식과 비활동의 조건은 처음에는 신진대사에너지를 보존하고 야행성 활동의 위험에 대한 방어기제의 역할을 하는 적응으로서 진화했을 수 있다. 그 자체가 동물을 포식하기에 더 취약하게 만들었을지도 모르는 이 원시 수면 상태의 진화적 가치는 비활동의 적합도 비용(책임liability)을 초과해야 했다. 그러므로, 이 원시적인 휴식 상태가 새롭게 학습된 정보의 처리, 저장 그리고 이전의 기억과의 통합에 이용되기까지의 적응은 유기체가 휴식 상태와 관련된 취약성을 극복하는 데 도움을 주었다.

카바나우Kavanau(2002)는 빠른 피질 뇌파(즉, 15Hz 이상)와 자발적 근육 마비(근육 무긴장증)를 동반하는 REM수면은 체온 조절에 근육수축이 필요하지 않았을 때, 온혈동물에서 진화했을 수 있다고 추가로 제안했다. 이것은 예를 들어 황혼과 새벽과 같은 동물의 중심 온도와 대략적으로 같을 때 발생한다. 더 나아가 카바나우에 따르면, 잠에서 깨는 것과 동반되는 빠른 피질 파동은 **'조정된**coordinated' 방식으로 기억을 묶고 강화하는 데 도움을 준다. SWS의 물결은 **'조정되지 않은** uncoordinated' 방식으로 그리고 일관성 있는 정신작용mentation을 억제하는 방식으로 기억을 강화시킨다. 비동기적이고 강제적이지 않은 생각의 어떠한 기억도 본질적으로 무의미하다. 이것은 SWS에서 깨어났을 때, 반드시 꿈이나 일관된 생각을 가졌던 것을 부인하는 인간의 수면 대상자들에게서 관찰될 수 있다.

그렇다면, 꿈은 어떻게 REM수면에서 생겨났을까? 캐버노우는 정신작용을 동반하지 않은 SWS 기간 동안 기억 회로의 비조정적 강화가 REM수면 중 기억의 조정적 강화에 따른 것으로, 현재는 무의식적 인식이나 꿈과 관련돼 있었다고 가설을 세운다. 마지막으로 현대적인 인간의 수면 패턴은 SWS에 의해 특징지어지며, 수면 기간이 진행됨에 따라 수면은 REM이 아닌 비REM수면 기간으로 대체될 것이다. 따라서 카바나우는 비REM 4, 5주기와 REM수면의 순서는 기억의 조정된 강화에 이어 기억의 조정되지 않은 강화와 관련된 추가적인 인지적 이점을 가지고 있었을 것이라고 생각했다.

수면과 단계

수면 단계

현재 수면 단계 분류에는 두 가지 체계가 있다. 오래된 체계는 편안하지만 깨어 있는 단계(0단계), 4개의 비REM단계(1단계부터 4단계까지) 그리고 REM으로 구성되었다(Rechtschaffen & Kales, 1968). 새로운 체계는 3단계와 4단계를 비REM 3단계로 결합하여, 4단계 비REM을 3단계로 축소한다[자세한 내용은 미국 수면 의학 아카데미American Academy of Sleep Medicine(AASM), Silber et al., 2007 참조]. 다음의 토론

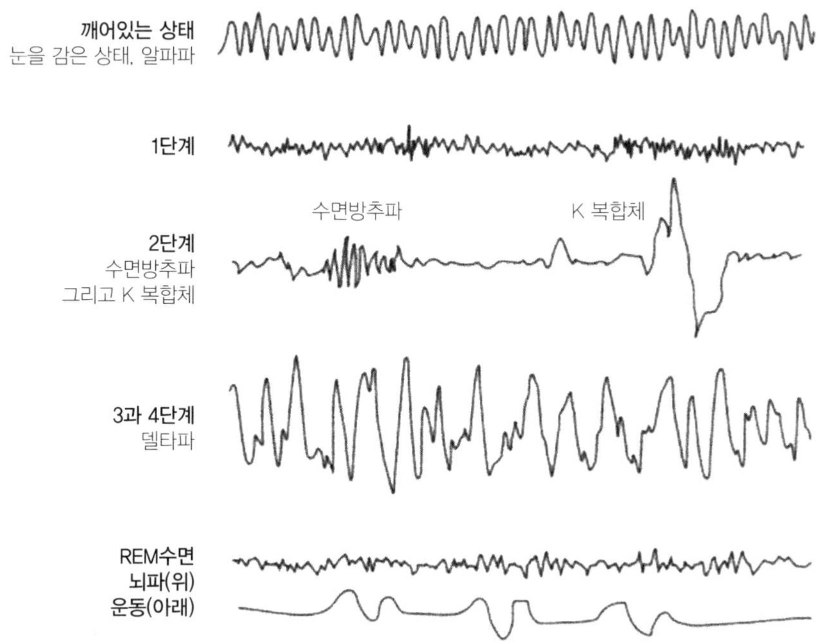

[그림 9.1] 수면 단계 뇌파

자료 출처: Holly R. Fischer, MFA

에서, 나는 두 체계(괄호 안의 AASM 지정과 함께)를 혼용할 것이다(수면뇌파 예들은 [그림 9.1]을 보시오).

0단계(W 또는 각성 상태)

인간과 다른 많은 동물들은 눈을 감고 쉬는 것으로 수면 기간을 시작한다. EEG에서는 비교적 높은 진폭과 반대칭파semi-symmetrical인 알파파가 나타나며, 이러한 파동은 약 8~12Hz의 범위에 있다(단, 한 사람 내에서는 파동 주파수가 일관적일 것이다). 알파파는 1929년 독일의 정신과 의사인 한스 버거Hans Berger에 의해 처음 기술되었는데, 그는 또한 EEG를 발명한 공로를 인정받고 있다. 알파파는 머리나 두개골에 놓인 전극에 의해 측정되며, 후두엽(일차 시각피질) 위에 전극을 놓았을 때 가장 쉽게 볼 수 있다. 알파파는 보통 사람이 쉬거나 공상에 잠길 때 발견되고, 명상과 같은 편안한 의식 상태와 연관되기 때문에 단계 0으로 지정되었다. 흥미롭게도, 약 3분의 1의 사람들이 눈을 감고 쉬는 동안 알파파를 생성하지 않는데, 이것은 알파파가 허울 좋은 휴식 상태를 나타내는 것이라고 주장하게 한다. 또한, 생물 피드백을 통해 알파 상태를 유도하는 것은 편안한 상태를 만드는 것과 유사하다는 주장도 있다. 알파파가 자연적으로 발생하지 않는 이유에 대해서는 좋은 설명이 없지만, 실제로 수면 상태에 들어가면 더 쉽게 판별할 수 있기 때문에 **'알파 지배적'**인 사람들은 수면 연구용으로 선호된다. 대부분의 알파 지배적인 인간들은 몇 초 혹은 그 이상 밤 동안에 약간의 알파 폭발을 할 것이다. 이것은 그들이 잠시 깨어났다는 것을 나타낸다. 사람들이 나이가 들면서, 잠의 단계들 사이에 일어나는 이러한 기간들은 더 빈번해진다.

1단계(N1)

1단계는 보통 수면 단계 중 가장 처음이자 가장 가벼운 단계(깨어나기 가장 쉬운 단계)이다. 그것은 인간의 총 정상 수면의 약 10~15%를 차지한다. 1단계는 세타파(4~8Hz), 베타파(12~30Hz), 감마파(25~100Hz)로 구성되며, 보통 진폭이 낮고 불규칙하며 비동기화된다. 이 모든 뇌파는 각성 동안에도 발생하는데, 이것이 1단계가 각성에서 잠으로 가는 전환 단계로 간주되는 이유 중 하나이다. 거의 모든 영장류에서 수면이 시작되는 동안 일어나는 한 가지 흥미로운 현상은 수면 건반사hypnic jerk나 입면 건반사hypnagogic jerk인데, 이것은 잠자는 사람을 자주 깨우는 갑작스러운 반사적인 근육 운동이다. 비록 수면 건반사의 궁극적인 원인은 알려져 있지 않지만, 일반적인 가설은 잠자는 영장류가 나무에서 떨어지는 것을 **'생각하는'** 신호로 수면의 시작을 수반하는 근육 이완을 뇌가 잘못 해석하는 것에 대한 구식 반사archaic reflex작용이라는 것이다. 그 반사작용은 또한 잠자는 사람들이 둥지나 나뭇가지에서 수면 위치를 재조정하거나 재점검하게 하여 낙상에 대비하도록 하는 적합도의 장점을 가졌을 수 있다(Coolidge, 2006).

2단계(N2)

2단계도 1단계와 비슷한 뇌파로 수면의 가벼운 단계로 꼽힌다. 또한, 그것은 인간의 전체 수면의 약 50~55%를 차지할 정도로 가장 보편적인 수면 단계다. 2단계에서는 수면방추파와 K복합파K-complex의 두 가지 추가 파동이 특징이다. 수면방추파는 알파파(8~12Hz)보다 주파수가 약간 높으며(13~16Hz), 1~2초 폭발로 1분에 한두 번 나타난다. 또 다른 특징적인 2단계는 K복합파인데, 단일의 큰 음성적인 편향과 그다음에 더 작은 양성적인 편향으로 구성되어 있다. K복합파는 깨어있을 때 발생할 수 있지만 대개는 일부 외부 자극에 반응할 때만 발생할 수 있으며, 때로는 2단계 수면 중 외부 자극도 수면방추파를 유도한다. 방추파들은 시상하부에서 유래된 것으로 보이는 반면, K복합파는 피질과 시상하부의 상호작용으로 발생하는 것으로 보인다. 그들 둘 다 기억력 통합과 사람을 잠들게 하는 역할을 하는 것으로 의심받고 있다.

3단계와 4단계(N3)

3단계와 4단계는 AAMS 체계에서 결합 되었으며, 이 결합 단계는 SWS와 동의어다. 모든 뇌파 중 가장 느린 주파수로 진폭이 가장 높은 델타파(0.5~3Hz)의 출현 때문에 SWS라고 불린다. 델타파 활동은 이 단계를 지배한다(1분 동안 뇌파의 50% 이상이 델타파가 될 것이다). SWS 단계는 인간의 전체 수면의 약 15%를 차지하며, 앞에서 언급한 바와 같이 모든 포유류, 조류 그리고 일부 물고기 및 파충류에서 관찰되었다. 인간에게 있어서 SWS의 대부분은 수면 기간의 첫 3분의 1 동안 발생한다. SWS는 또한 이 단계에서 그것을 나타내는 모든 동물들이 가장 높은 각성 역치를 가지고 있기 때문에, 수면의 깊은 단계로 간주된다. 하지만 흥미롭게도, 알락돌고래porpoises는 한 반구에서만 서파수면을 나타내지만 다른 반구는 깨어있다. 인간의 경우, SWS 동안 깨어났을 때, 거의 모든 수면자들은 생생하거나 그렇지 않은 어떤 꿈도 꾸지 않았다고 일관되게 밝혀왔다.

SWS 기간 동안 부교감계(소화와 같은 자율 기능을 조절하는 자율신경계의 일부)가 지배하며 위장계통이 더욱 활발해진다. 심혈관계는 심장박동수, 혈압, 호흡의 감소와 함께 느려진다. 인간의 경우 SWS의 비율은 수명 전반에 걸쳐 감소하며 감소는 여성보다 남성이 더 크다(Moser et al., 2009). SWS의 이러한 감소가 인지, 학습 또는 기억의 변화와 관련이 있는지는 알려지지 않았다.

REM(R)

1953년까지, 1단계는 전체 수면 기간의 약 33%를 차지하며, 이러한 첫 4단계 수면만이 있을 것으로 추정되었다. 당시 시카고대학교의 수면 연구실에서 근무하던 연구자 유진 아세린스키와 나타니엘 클라이트만Eugene Aserinsky and Nathaniel Kleitman은 눈 움직임이 느리게 구르는 것을 보고하는 초기 연구(~1922년)를 알고 있었다. 그래서 그들은 20명의 성인 대상자들에게 각각의 눈 궤도 위와 측면에 전극을 배치했다. 그들은 수면 기간 내내 이 눈 굴림의 네 가지 뚜렷한 기간을 관찰했고, 그들은 이 기간 동안 잠을 자는 사람들을 깨웠다. 그들은 깨어있는 것의 약 75%에서 잠자는 사람들이 **"일반적으로 시각적 이미지가 포함된 자세한 꿈을 보고했다는 것을 발견했다"**(Aserinsky & Kleitman, 1953, p. 273). 그 후, 아세린스키와 클라이트만은 REM수면을 발견한 공로를 인정받았다. 또한, REM 기간 동안의 피질 활동은 1단계 수면(저진폭, 고주파)과 유사하여 1단계 REM이라고 처음 불리게 되었지만, 연구자들은 그것이 뚜렷하게 다른 수면 단계라는 것을 깨닫게 되었다.

생리학적으로 REM수면은 편안해 보이지 않는다. 심박 수와 혈압은 크게 변동한다. 남성의 경우(꿈의 내용과 무관하게) REM은 음경 발기반응을 동반하며, 여성은 비슷한 음핵 반응을 보인다. 생각, 덧없는 이미지, 아이디어는 대부분의 수면 단계(SWS에서는 드물지만)에서 일어날 수 있지만, 고도로 세밀한 시각적 이미지, 이야기, 주제는 거의 REM수면과 연관되어 있다. 인간의 유아에서 REM수면은 전체 수면 기간의 약 75%를 차지할 수 있지만, 청소년기에는 그 비율이 약 20~25%로 떨어진다. 이 비율은 남은 수명 동안 상당히 안정되어 있으며, 60세가 지나면 약간 감소한다. 비록 일부 도마뱀에서 관찰된 적이 있지만, 유전학적으로 REM수면은 포유류와 조류에서 가장 보편적이다. 따라서 REM의 기원은 적어도 2억 년 전으로 거슬러 올라갈 수 있는데, 아마도 현존하는 파충류의 조상 때문일 것이다.

REM수면의 한 가지 흥미로운 특징은 수반되는 근육 무긴장증(근육 긴장의 손실 또는 근육의 '마비')이다. 프랑스의 수면 연구자 미셸 주베트Michel Jouvet(1972, 1980)와 동료들(Rampin, Cespuglio, Chastrette, & Jouvet, 1991)은 잠자는 사람들에 의해 꿈이 실행되지 않도록 하는 데 있어 자발적 근육계에 대한 억제뉴런의 역할을 탐구했다. 그들은 또한 REM수면이 인간과 다른 동물들의REM 박탈의 파괴적인 심리적 영향을 보여주는 연구에 기초하여, REM수면이 한 사람의 정신의 진실성을 보존하는 데 도움이 된다고 제안했다. 모리슨[Morrison](1983)은 이러한 억제 뉴런의 선택적 파괴가 고양이들이 포식적인 행동을 할 수 있게 해주었고, 이것은 아마도 그들의 REM 꿈의 내용을 나타낸 것으로 추측된다. 사람들이 REM수면 중에 이 근육 마비를 알고 있다는 일화적 보도가 수없이 많은데, 이들이 동반한 꿈 주제는 외계인에 의해 마비되거나 귀신에게 짓눌리는 등 근육 무긴장증의 해석을 반영하는 경우가 많다. 윙, 리 그리고 첸[Wing, Lee, and Chen](1994)은 중국 대학생 603명 중 93% 이상이 유령이 꿈을 짓누른다는 사실을 알고 37%가 이 꿈을 경험했다고 주장했다. 또한, 성인 꿈의 가장 일반적인 주제 중 하나인 추락은 부분적으로 REM수면 시작에 수반하는 완전한 근육 무긴장증에 대한 잠자는 자의 해석 때문에 발생할 수 있다는 가설이 제기되었다(예: Van de Castle, 1994). 물론 또 다른 의혹은 나무에서 떨어지는 것은 초기의 영장류가 가볍게 여기지도 않고 쉽게 잊어버릴 수도 없는 사건이었기 때문에 떨어지는 꿈의 주제가 우리의 수목 영장류 기원과 연결되어 있다는 것이다(예: Sagan, 1977). 일부 현대의 수면 연구자들은 심지어 그것을 의식의 제3의 상태라고 부르기도 하며, 깨어있는 상태, 수면, REM수면으로 상정했다. 이 삼위일체는 사실 고대의 것이다. 초기 힌두교 저술에 바이스와나라[vaiswanara](깨어 있는 상태), 프레이즈나[prajna](꿈이 없는 수면), 타이자사[taijasa](꿈이 있는 수면)를 묘사한다.

또한, 외계인 납치에 대한 보고와 납치된 외계인 실험은 근육 무긴장증 동반한 REM 꿈이라는 주장도 제기되었다(Coolidge, 2006). 외계인 납치를 보고하는 사람들에 대한 연구는 종종 보고하지 않는 사람들과 성격에 대한 어떤 표준적인 척도도 다르지 않다. 그들은 외계인의 존재에 대한 강한 신념이 다를 뿐이다. 내 생각에 프로이트는 옳았다. 어떤 꿈은 소원을 가득 채우는 것이다(Freud,

1900/1956. 그는 모든 꿈은 소원을 성취하는 것이라고 주장했지만 나중에 그러한 입장을 수정했다). 흥미롭게도, 이러한 외계인 납치 신고는 항상 밤중에 일어났다고 한다. 사람들이 잠을 자고 꿈을 꾸고 있을 가능성이 가장 클 때다. 따라서 외계인 납치를 보고하는 사람들은 그러한 꿈에 의해 그들의 소원을 성취하고 있을지도 모르며, 외계인 실험 중 그들의 마비는 REM 동안 근육 무긴장증에 의해 설명될지도 모른다. 나는 외계인이 몽상가의 생식기나 다른 구멍을 조사하는 보고서에 대해 더 이상 추측하지 않을 것이다.

유기체가 수면을 취하는 주요 이론들

에너지 요구의 감소

수면이 왜 진화했는지에 대한 여러 이론이 있는데, 나는 이미 여러 이론들을 암시했다. 수면과 그 단계가 하나 이상의 이유로 진화했다는 것을 다시 한번 강조하는 것은 시작부터 중요하다. 수면의 진화가 지나치게 결정되었다고 말할 수 있다. 즉, 수면은 많은 요인에 의해 야기되었다. 앞에서 언급한 바와 같이, 수면과 그 단계에 영향을 미치는 많고 두드러진 진화적 적응이 있었을 수 있다. 따라서 *"수면의 목적이 무엇인가?"*라고 묻는 것은 약간 오해의 소지가 있을 수 있는데, 그 이유는 첫째, 수면과 그 단계의 진화에 대한 여러 가지 이유가 있을 것이고, 그 결과 다수의 제안된 수면 표현형(즉, 육체적 그리고 행동적)을 초래하게 될 것이기 때문이다. 둘째, 수면을 위한 진화론적 목적이 하나 있었다고 해도 6억 년 동안의 동물 진화에 따라 달라졌을지도 모른다.

그럼에도 불구하고, 한 가지 두드러진 이론은 항상 수면이 에너지 수요를 감소시킨다는 것이었다. 쉬지 않고 계속 작동하는 유기체는 휴식 기간을 가진 유기체보다 더 큰 에너지 요구조건을 가지고 있다. 대부분의 상어 종처럼 쉬지 않는 종들이 있지만, 그들의 지속적인 활동은 대가를 치르게 된다. 일반적으로 다른 종류의 조직보다 신진대사적인 욕구가 더 큰 그들의 피질은 몸의 부피에 비해 극히 작다. 이것은 상어가 반사적인 동물로 만들며 피질이 조심스럽게 절제된 상어는 죽기 전에 며칠 동안 여전히 수영하고, 호흡하고, 먹이를 먹을 수 있다. 공기로 일부 호흡을 하는 바다 포유류인 알락돌고래porpoises, 고래whales와 고래목의 포유동물cetaceans은 상어의 뇌보다 훨씬 큰 뇌를 가지고 있어 반사성이 훨씬 떨어진다. 게다가, 고래목의 포유동물은 값비싼 신진대사 뇌 조직이 번갈아 잠을 자고 깨어있을 수 있도록 하는 체계를 진화시키는 데 성공했다. 앞서 언급한 바와 같이 알락돌고래는 한 반구는 다른 반구가 깨어있는 동안 잠을 잘 것이며, 이는 약 15분마다 발생한다. 흥미롭게도, 이러한 교대-뇌반구 수면은 하나의 시야를 무시하는 결과를 낳기 때문에, 알락돌고래들은 맹목적인 측면 보호를 위해 보통 그들의 무리pod에서 좌우로 움직인다.

우리가 공통 조상의 뇌를 공유하는 두 동물 계통인 포유류와 영장류는 SWS와 REM수면을 보여준다. 게다가, 그러한 단계들은 종종 현대 인간들의 그것과 비슷한 비율로 일어난다. 그들의 수면과 인간의 수면의 유일한 주요한 차이점은 그들이 야행성 수면 패턴을 가지고 있느냐 하는 것이다. SWS와 수면의 가벼운 단계는 신진대사 수요를 덜 수반하는 것으로 보여, 그들의 진화는 에너지 수요 감소 가설과 일치한다. 대부분의 종에서 REM수면은 다른 단계보다 더 많은 에너지 소비를 요구한다. 그러나 곧 논의될 것처럼, REM수면의 다른 진화적 이점은 증가 된 에너지 비용과 REM수면 근육 무긴장증에 수반되는 포식 취약성을 능가할 수 있다.

학습과 기억력의 촉진

고전적인 수면 연구에서, 두 명의 코넬 교수(Jenkins & Dallenbach, 1924)는 단어 목록에 대한 기억력이 잠을 잔 후의 기간이 깨어난 후의 기간보다 낫다는 것을 보여주었다. 그들은 **"수면 중에는 거의 잊히지 않았으며, 깨어났을 때 학습자가 새로 고쳐진 활력으로 과제를 처리할 수 있다"**라고 결론지었다(p. 611). 그들의 발견으로부터, 망각은 깨어있는 동안 **'간섭, 억제 또는 소멸'**의 문제라고 해석했다(p. 612). 후속 경험적 연구는 그들의 연구 결과를 뒷받침했다. 이러한 연구 중 얼마나 많은 수가 수면 박탈 패러다임을 사용했는데, 문제가 많았다. 그런데 이것은 관찰된 기억의 붕괴가 단지 수면 박탈 때문이었고, 수면 단계, 수면 단계의 순서 또는 하나의 수면 기간 동안 통합성 사이에 좀 더 많은 친밀한 연관성을 보여주지 않았기 때문이다. 지난 20년 동안의 연구는 수면이 기억의 통합뿐만 아니라 기억의 향상에 영향을 주면서 둘의 관계가 더 심오하다는 것을 분명히 보여준다(예: Diekelmann & Born, 2010; Sigel, 2009; Tucker, Nguyen, & Stickgold, 2016). 또한, 수면은 추가 저장을 위해 관련 없는 최근의 기억을 제거하거나 가지치기를 하여, 더 목적 적합하고 적절한 기억만 장기 저장에 접근할 수 있게 한다(Stickgold & Walker, 2013).

이 분야의 초기 연구에 따르면 REM은 쥐에서 달리는 미로 같은 절차적 기억만을 향상시켰다는 것을 밝혀냈다(예: Winson, 1990). 워커[Walker](2005)는 절차적 기억 통합과 강화가 SWS 및 기타 단계와 수면 단계 순서 패턴에 의존한다는 증거를 제공했다. 실제로, 미로 달리기뿐만 아니라 시각 및 운동 기술 학습에 대한 절차적 기억력 향상에 대한 증거가 있다(예: Brawn, Fenn, Nusbaum, & Margoliash, 2010). 또한, 최근 수면이 음악과 관련된 운동 기술을 향상시키는 역할을 할 수 있다는 증거가 있다(즉, 학습된 손가락 순서의 반복; Tucker et al.,

2016). 다양한 연구에서 서술기억(부호화를 위해 해마에 의존)도 수면 중에 통합되고 강화되었다는 것이 입증되었다(예: Diekelmann & Born, 2010; Marshall & Born, 2007).

스틱골드와 워커Stickgold and Walker(2013)는 깨어있는 동안 생성된 기억이 깨어있는 **'현저성 꼬리표**salience tags'를 기반으로 오프라인(수면) 처리에 선택될 수 있도록 수면 의존형 기억의 선별적 분배triage가 존재한다고 제안했다. 그 개념은 제2장에서의 나의 주장과 완전히 일치한다. 기억(특히 무엇, 장소, 그리고 시간에 대한 일화적 종류)은 그들의 감정가emotional valence의 강력한 기능이다. 구체적으로 어떤 말, 생각, 경험이 그 본성, 동기, 또는 흥분 수준에 기초하여 감정적으로 자극된다면 그 기억은 지속될 것이다. 만약 기억에 그러한 특성이 없다면, 그것은 대부분 잊혀질 것이다. 스틱골드와 워커에 따르면, 수면 중에 선택되고 재활성화된 기억들은 최근에 형성된 다른 기억들과 결합하며, **'개별 항목 기억에서 사용할 수 있는 것 이상으로 새로이 시작하는 지식**de novo knowledge**이 창조되어지는'**것과 같이 통합된다고 한다(p. 144). 만약 그들이 다른 기억들과 결합하지 않는다면, **"수면 의존적 처리는 최근에 부호화된 항목-기억 자체의 비교적 간단한 통합 및 향상으로 제한될 수 있다"**(p. 144). 이러한 새로운 지식 및 창의성에 대한 증거는 카이, 메드닉, 해리슨, 카나디 그리고 메드닉Cai, Mednick, Harrison, Kanady and Mednick(2009)과 바그너, 가이스, 하이더, 베를레 그리고 본Wagner, Gais, Haider, Verleger, and Born(2004) 등의 연구에서 비롯되었다.

수면과 시냅스 항상성 가설

수면의 세 번째 이유는 수면이 신경가소성에 대해 뇌가 지불하는 대가라는 토노니와 시렐리Tononi and Cirelli(2014)의 제안에서 비롯된다. 그들은 학습과 기억의 형성에 의해 깨어있는 동안 시냅스가 강화된다는 가설을 세운다. 그러나 시냅스의 이러한 강화는 관련된 뉴런들과 그들의 지원하는 신경교에 추가적인 요구를 한다. 그 결과, 뇌세포는 학습과 기억 기간 동안 **'세포 스트레스'**(p. 12)를 받는다. 수면과 외부 환경과의 분리 동안에 시냅스 강도는 다시 정상화되어 신호 대 잡음 비에서 신호를 학습하고 향상시키는 후속 능력을 회복한다. 그들의 이론을 지지하기 위해, 다른 사람들은 인간과 다양한 다른 종들에서 수면 중 및 특정 수면 단계(예: REM) 동안 다수의 유전자가 발현을 변화시킨다는 것을 증명했다(예: Mikhail, Vaucher, Jimenez, & Tafti, 2017; Ribeiro, Goyal, Mello, & Pavlides, 1999; Zhang, Lahens, Ballance, Hughes, & Hogenesch, 2014). 신경가소성에 대해 지불한 가격이 수면이라는 이론에 대한 추가 지원은 신경가소성이 최대인 유아기 및 초기 아동기의 삶의 기간 동안 수면 및 REM수면의 백분율이 가장 크다는 발견에서 비롯된다.

수면에 대한 뉴런 설명과 관련 DNA가 수면과 각성에 대한 지침을 제공하는 것은 분명하다. 단, 수면의 근접 물리학적 논리적 근거는 깨어있는 동안 축적되는 신진대사물(세포의 폐기물)의 제거로 나타난다(Xie et al., 2013). 시와 동료들Xie and his colleagues은 이러한 통제를 용이하게 하는 것은 수면이라고 주장해왔다. 그러나 어떤 것은 독성이 있고 어떤 것은 아데노신처럼 수면 중에 있기 때문에, 신진대사물의 성질은 다양하다. 허큘라노후젤Herculano-Houzel(2015)은 수면을 유도하는 신진대사물이 뉴런 밀도와 뇌의 총 표면적에 의존한다는 가설을 세운다. 그녀는 또한 그러한 뇌의 변화(즉, 뉴런 밀도를 증가시키고 표면적을 증가시키는 것)가 포유류와 *호모 사피엔스*의 진화론에서 수면의 비율을 감소시키고 먹이 활동을 증가시키는 데 도움이 되었다고 주장한다. 그러나 다시 한번 유의해야 할 것은 수면의 구조가 지나치게 결정되어 있고, 잠에서 깨는 비율도 여러 요인의 기능이 될 가능성이 훨씬 크다는 것이다.

점화

전통적인 인지적 점화priming 효과는 자극에 대한 의식적 인식이 있었는지에 관계없이, 자극에 대한 사전 노출이 나중에 인식과 성능을 강화하거나 변화시킬 때 발생한다고 한다. 이러한 전통적인 점화 효과는 수면 및 학습 연구에서 입증되었다(예: Stickgold, Scott, Rittenhouse, & Hobson, 1999). 그러나 나는 잠자는 동안 일어나는 생각과 꿈의 내용에서 비롯되는 점화 효과를 언급하고 있는데, 앞에서 논의한 바와 같이 새로운 창작이 될 수 있다. 이것이 수면과 꿈의 진화에 대한 나의 네 번째 이유다. 점화는 꿈과 수면 생각 같은 **'상상적인'** 자극에서도 일어날 수 있다. 마무리 심리학자 앤티 레본수오Antti Revonsuo(2000)는 꿈의 주요 생물학적 기능이 위협적인 사건을 시뮬레이션하는 것이라고 하는 *위협 시뮬레이션 가설threat simulation hypothesis*을 제안했다. 그는 아이들의 무서운 꿈, 아이들과 어른들의 악몽, 트라우마 이후의 꿈 그리고 현대 사냥꾼들의 고조된 공격성 꿈의 전조로부터 자신의 가설에 대한 지지를 찾았다. 그는 조상 인간들의 환경이 *'짧고 위협으로 가득 차 있다'*(p. 793)라고 생각한다. 따라서 깨어나기 전에 꿈에서 이러한 위협들을 시연함으로써 얻을 수 있는 어떤 이점도 그러한 인간들을 상대적인 적합도 우위(예: 생존과 생식)에 놓이게 했을 것이다.

프랭클린과 자이푸르Franklin and Zyphur(2005)는 레본수오의 가설을 확장하여 꿈이 보다 일반적인 가상 리허설 기제virtual rehearsal mechanism의 반영일 수도 있다고 제안했는데, 이는 이후의 깨어있는 노력의 성공을 높이고 이후의 행동적 편애에도 영향을 미칠 수 있다. 프랭클린과 지퍼Franklin and Zyphur는 가상 시연 기전의 경계를 밀어내면서, 그들은 꿈을 꾸는 동안 어떤 시뮬레이션도 현실로 인식되어야 하고 다른 현명한 시뮬레이션은 단순히 깨어있는 삶에서 성공하는 데 필요한 그 이후의 감정적 용기를 수반하지 않는 '꿈'으로 무시될 수 있다고 지적했다. 실제로 제

3장에서 지적한 바와 같이, 등가쪽 전전두피질은 REM 동안 비교적 활동적이지 않았다. 그렇지 않으면 꿈을 비현실적이고 중요하지 않은 것으로 치부할 수 있다. 그들은 또한 꿈이 **'동일한 유형의 꿈을 반복하기보다는 시뮬레이션할 수 있는 광범위한 시나리오와 새로운 시나리오를 제공할 수 있기 때문에'**(p. 67) 꿈의 무작위로 보이는 꿈과 때때로 기괴한 내용 및 종종 놀라운 시나리오를 잠재적으로 적응시킬 수 있다고 해석했다. 이 생각은 꿈이란 깨어있는 마음보다 생각 사이를 더 넓게 연결해 준다는 하트만Hartmann(1988)의 생각과 전적으로 일치하며, 종종 꿈은 감정적 용기와 관심사에 의해 인도된다. 그는 **"꿈은 마음의 '긴밀하게 짜여진' 혹은 '지나치게 학습된' 영역(읽기, 쓰기, 산술에 관계된 영역 등)을 피한다"**(p. 3)라고 말한다. 나아가, 그는 새로운 소재가 기존의 기억력 연결에서 상호 결합 되도록 꿈속에서 처리될 수 있다고 제안했고, 후자는 새로운 문제해결, 과학적 노력, 예술적 노력(나는 곧 검토할 것이다)에 매우 유용하다고 제안했다.

레본수오, 투오민 그리고 발리Revonsuo, Tuominen and Valli(2015)는 이후 위협 시뮬레이션 가설을 넘어 이러한 사상을 확장하고, 꿈을 꾸는 것이 깨어있을 때 마주칠 수 있는 사회적 상호작용, 기술, 유대감을 모사한다는 *사회 시뮬레이션 이론*social simulation theory을 제시했다. 그들은 꿈속의 인간 요소를 *아바타*avatars라고 언급했고, 아바타가 꿈을 꾸는 인간에게 **"사회적 인식과 사회적 유대관계의 다양한 진화적으로 중요한 기능을 유지하고 실천하도록 강요를 한다"**(p. 28)라는 가설을 세웠다.

창의성

수면과 꿈이 진화하는 다섯 번째 이유 역시, 인간이 잠을 잘 때 생기는 생각, 이미지, 생생한 이미지의 내용에서 비롯된다. 메소포타미아인들과 이집트인들과 같은 역사 문명의 처음 보존된 저술은 꿈에 대한 언급으로 가득하다(본 문헌의 리뷰는 Van de Castle, 1994 또는 Coolidge, 2006 참조). 더 최근에, 예술에는 꿈에서 오는 영감에 대한 수많은 일화적 보고가 있었다. 그림에 대한 아이디어가 꿈에서 나왔다고 주장해 온 예술가들에는 살바도르 달리Salvador Dali, 프란시스코 고야Francisco Goya, 르네 마그리트René Magritte 등이 있다. 피카소의 가장 유명한 그림 중 하나인 「르레브Le Rêve」(*The Dream*: 그것은 초현실적이고 꿈같은 그의 여주인 그림이다)는 제목이 분명 그랬지만, 꿈에서 영감을 얻었을 수도 아닐 수도 있다. 남아프리카의 고고학자 데이비드 루이스 윌리엄스David Lewis-Williams(2002)는 후기 구석기 동굴 예술(3만 년 전)이 식물에서 나온 약물에 의해 유도된 샤머니즘 트랜스와 환각 상태에서 영감을 얻었을 것이라고 제안했다. 그러나 내 생각에 그는 상상력이 풍부한 동굴 이미지, 즉 꿈, 특히 반인반수therianthropes(반 인간, 반 짐승)의 훨씬 흔한 근원을 무시하거나 간과하고 있다. 더 중요한 것은, 꿈이 마약을 한 사람들뿐만 아니라 모든 사람들에게 더 쉽게 그리고 꾸준한 영감의 원천이 되었을 것이다.

꿈에서 영감을 얻었다고 주장하는 음악가들은 볼프강 모차르트Wolfgang Mozart, 독일 작곡가 리차드 바그너Richard Wagner, 빌리 조엘Billy Joel 등이 있다. 꿈에 의해 자극된 음악 작품 중 특히 설득력 있는 이야기는 이탈리아의 작곡가이자 바이올리니스트인 주세페 타르티니Giuseppe Tartini의 삶에서 나온다. 그는 악마가 꿈에서 나타났다고 말했다. 이 꿈에서 타르티니는 악마에게 바이올린을 건네주었고, 악마는 너무나 전문적이고 아름다운 곡을 연주하였다. 깨어난 타르티니는 유명한 G단조 또는 「**악마의 트릴 소나타**Devil's Trill Sonata」를 작곡했다. 이 소나타와 이야기는 의심할 여지 없이 시골 록 뮤지션 찰리 대니얼스Charlie Daniels가 1979년 인기곡, 「**악마는 조지아로 갔다**The Devil Went Down to Georgia」를 작곡하도록 영감을 주었다.

작가들은 오래전부터 영감이 꿈에서 나온다고 주장해왔으며, 이 작품 중 상당수는 거의 2세기 동안 큰 영향력을 행사해 왔다. 1897년(1916년까지 출판되지 않음)에 사무엘 테일러 콜리지Samuel Taylor Coleridge가 단편적인 고전 시 「쿠 블라 칸Kubla Khan」을 썼다. 아편도 어느 정도 영향을 받았는지는 알 수 없지만, 그는 자기의 영감이 꿈에서 나왔다고 보고했다. 메리 셸리Mary Shelley는 1818년 『프랑켄슈타인Frankenstein』을 출판했는데, 그중 하나는 출산 직후 사망한 아이의 부활과 그의 창조에 소름이 끼친 과학자의 또 다른 꿈이었다고 주장했다. 1866년 로버트 루이스 스티븐슨Robert Louis Stevenson은 『지킬 박사와 하이드The Strange Case of Dr. Jekyll and Mr. Hyde』를 출간했는데, 이 사건은 현재 해리성 정체성 장애(즉, 다중성격)로 인식되고 있는 것으로 인해 고통 받는 사람 내에서의 선악의 싸움이었다. 스티븐슨은 그의 영감이 그의 악몽 중 하나에서 나왔다고 주장했다. 스티븐 킹Steven King과 같은 현대 작가들도 그들의 아이디어의 많은 부분이 꿈에서 나온다고 주장한다. 특히 킹은 1987년 저서 『미저리Misery』(나중에 영화로 제작)에 대한 아이디어가 대서양 횡단 비행에서 낮잠을 자던 중 꿈에서 나왔다고 말했다.

또한, 과학자들은 그들의 많은 영감이 꿈에서 나온다고 주장한다. 과학적인 발견과 연관된 가장 유명한 꿈 이야기 중 하나는, 독일의 화학자 아우구스트 케쿨레August Kekulé(1829~1896)의 덕분인데, 그는 1865년에 벤젠 분자의 고리 모양의 성질을 처음으로 출판했다. 수년 후, 그는 반지 모양에 대한 아이디어가 뱀이 자신의 꼬리를 잡는 공상이나 백일몽을 하는 동안 나왔다고 주장했다. 러시아의 화학자 드미트리 멘델레예프Dmitri Mendeleev(1834~1907)가 화학적 성질을 바탕으로 원소를 분류하는 체계를 연구하고 있을 때, 주기율표가 꿈속에서 자신에게 찾아왔다고 보고했다. 그는 깨어났을 때 자신의 비전을 종이에 적었고, 이후 단 한 번의 수정만이 필요했다고 말했다. 뛰어난 인도 수학자 스리니바사 라마누잔Srinivasa Ramanujan(1887~1920)은 자신의 이론과 방정식이 가족이 가장 좋아하는 여신 마할락슈미Mahalakshmi[36]로부터 꿈속에서 자신에게 주어진 것이라고 주장했다. 현대 수학자들의 일화적인 보고와 인터뷰는 대다수가 꿈속에서 문제를 풀었거나 가능성이 있다고 생각했다고 말한다(예: Coolidge, 2006; Krippner & Hughes, 1970). 내가 우리 대학의 수학 교수에게 더 많은 증거를 찾았을 때, 그는 꿈속에서 수학 문제를 푼 적이 없다고 말했다. 그러고 나서 그는 잠시 멈추었고, **"하지만 나는 가장 멋진 문제들을 꿈꾼다!"**라고 말했다.

꿈에서 비롯되었을지도 모르는 놀라운 발견들에 관한 이 리뷰에서, 사실상 모든 보고는 그들의 분야나 기술 전문가였던 사람들로부터 온 것이라는 것을 주목하는 것이 중요하다. 더구나 그들의 꿈의 아이디어는 깨어있는 동안 격한 일과 오랜 시간 동안 전문가의 노동을 거친 후에야 나왔다. 마지막으로, **'꿈에서 얻은 영감'** 가설에서 각성과 수면을 의식의 연속성으로 보는 것이 중요하다고 제안한다. 각성 상태에서의 경험, 생각 그리고 아이디어들이 종종 꿈으로 전달되고 반대의 경우도 있다. 그러므로 깨어있는 동안 몇 년 동안 격렬하고 의식적인 작업을 한 후에, 이러한 생각들이 수면의 독특한 수준의 의식으로 옮겨지지 않을 가능성이 매우 낮은 것으로 간주될 수 있다. 최근 동료 고고학자 토머스 윈과 나(Coolidge & Wynn, 2018)는 약 190만 년 전 처음 등장한 대칭적인 잎 모양의 석기 도구인 아슐리안 주먹도끼의 디자인이 석기 도구 전문가의 꿈으로 다가왔는지 곰곰이 생각해 보았다. 그 디자인은 분명 매우 유용해서 적어도 150만 년 이상 지속되었다. 아마도 원래의 디자인은 떨어지는 나뭇잎의 꿈에서 온 것인지도 모른다. 그 잎의 모양은 그때 돌에 부과되었다.

수면통찰과 창의성의 경험적 실험

독일의 심리학자 울리히 바그너와 동료들Ullrich Wagner and his colleagues(2004)은 수면 기간 동안 창의성의 잠재력에 대한 최초의 경험적 실험 중 하나를 발표했다. 그들의

---

36) 아름다움, 행운과 부의 여신(역자 주).

연구에서, 106명의 성인은 자극-반응 시퀀스를 학습해야 하는 인지적 과제(암묵적 절차적 기억 과제)를 받았다. 향상은 반응 시간을 줄임으로써 측정되었다. 참가자들은 숨겨진 추상적인 것에 대한 통찰력을 얻으면 갑자기 향상될 수 있다. 훈련 후 8시간 동안 잠을 잔 참가자가 훈련 후 8시간 동안 깨어있는 참가자에 비해 2배나 많은 것으로 나타났다. 저자들은 참가자들의 더 큰 통찰력이 절차적 기억력 자체의 강화가 아니라, 원래의 표상에 대한 실제의 새로운 재구성이라고 가설을 세웠다. 이들은 구조조정이 해마, 관련 안쪽 측두엽 구조, 전전두피질에 의해 중재된 것으로 추측했다. 이러한 구조들은 기억 속에서 의식을 발생시키는 데 중요한 역할을 하는 것으로 보인다. 바그너 외 연구진은 수면 중에 새롭게 학습된 작업을 부호화하는 세포 조립이 해마 구조물에 의해 재활성화되었고, 그 후 신피질에 의해 기존의 장기기억으로 통합되었다고 의심하고 있다. 이들은 이러한 장기 저장에 통합되는 과정이 리모델링의 기초를 형성했고, 기억 속의 표현에 대한 질적으로 다른 구조조정이었다는 가설을 세운다. 따라서 그들의 생각으로는 수면이 통찰력의 촉매 역할을 할 수도 있다.

수면과 호모 에렉투스 재방문

제1장에서 지적한 바와 같이, 약 190만 년 전 *호모 에렉투스*의 출현과 함께 주요 등급 이동(즉, 한 집단이 완전히 새로운 행동과 적응을 전개할 때)이 일어났다. *호모* 종의 진화 궤적이 비교적 급변한 데는 적어도 세 가지 주요한 이유가 있다. *호모* 속Genus은 약 250만 년 전에 *호모 하빌리스*로부터 시작되었는데, 이 속은 최초의 석기 즉, 몸돌, 망치 돌, 날카로운 격지와 명확한 연관성을 가지고 있었고, 뇌 크기가 거의 두 배나 증가했다. 석기 제조와 훨씬 더 큰 두뇌에도 불구하고, 하빌린

은 오스트랄로피테신처럼 대체로 수목적인 생활 방식과 제한된 범위를 유지하는 것처럼 보였다. 후자의 가정은 대체로 하빌린의 팔다리와 신체 비율에 기초하고 있는데, 오스트랄로피테신과 비슷한 더 긴 팔다리와 더 짧고 가벼운 몸으로 나무에서 생활할 수 있도록 설계되었다. 게다가, 고고학자들은 원래 최초의 석기들이 *호모 하빌리스*와 연관되었을 뿐이라고 생각했지만, 오스트랄로피신들이 가끔 날카로운 조각들을 만들어 사용했을 수도 있다는 최근의 증거가 있다. 2015년 케냐 서투르카나의 로메크위Lomekwi에서는 334만 년 된 석기가 발견됐는데, 돌멩이가 어떻게 부서지는지와 몸돌에서 날카로운 조각을 내는 방법에 대한 이해가 어느 정도 있었던 것으로 보인다. *호모 하빌리스*가 약 80만 년 후에야 등장했기 때문에, 이것은 훨씬 이전에 어떤 호미니드가 *호모 하빌리스*와 같은 석기 떼기 능력을 가지고 있다는 것을 의미했다. 그러나 현재까지 이 석기들과 관련된 뚜렷한 호미니드 해골은 발견되지 않았으나, 오스트랄로피테신 탓으로 추정되고 있다. 이 발견의 의미는 흥미롭다. *호모* 속genus Homo은 석기를 만든 최초의 것으로 여겨지며 하빌리스Habilis에 속했기 때문에, *오스트랄로피테쿠스* 속genus Australopithecus은 *호모*Homo로 변경되든가 또는 호미닌 *호모 하빌리스*Hominin Homo habilis는 *오스트랄로피테쿠스 하빌리스*Australopithecus habilis로 변경되어야 한다. 또 다른 원격 가능성은 로메키안Lomekwian 석기가 *호모 하빌리스*의 산물이지만, 현재 그 하빌린이 일찍 등장했다는 증거는 없다.

그러나 *호모 에렉투스*가 호민닌의 진화에 있어서 주요한 도약이었다는 데에는 의심의 여지가 없다. 2백만 년 전보다 조금 더 최근에 시작한 *호모 에렉투스*는 이전의 오스트랄로피테신과 하빌린보다 신체적으로 훨씬 더 컸다. *호모 에렉투스*는 키가 거의 2m(약 6피트 1인치)에 달했고 몸무게는 약 54~64kg(120~140파운드)이었다. 이것은 *에렉투스*가 지상 생활로 완전히 전환하여 더 이상 나무에서 살지 않았다는 것을 의미한다. 또한, 그들의 뇌는 더 크고 무거운 신체에 비해 더 컸다. 약 950cc(범위 850cc~1,100cc)였다. 뇌화지수(EQ)는 약 5.0인 반면 오스트랄로피테신의 EQ는 약 2.2~2.5(현대 인류의 EQ는 약 7.5)이다.

*호모 에렉투스*의 진화론적 궤도에서 갑자기 바뀐 두 번째 이유는 그들의 석기들이 대칭성, 아름다움, 복잡성의 급격한 증가를 보였기 때문이다. 그들은 처음에 언급했듯이 잎 모양과 손 크기의 주먹도끼를 생산한 최초의 호미닌이었다. 그것은 더 큰 격지에서 분명하게 떼냈다. 즉, *호모 에렉투스*가 더 큰 돌의 핵심 성질을 관리하고 큰 격지를 떼기 위해 준비한 다음, 물결모양의 날, 대칭적 양날 주먹도끼로 성형하여서 그 격지로 부수고, 잘라내고, 긁어내어, 다른 방법으로 소비할 다양한 음식을 준비하는 데 사용될 수 있다는 것을 의미한다. 석기의 대칭성, 아름다움, 복잡성의 증가가 극적으로 작용한 것도 의심할 바 없지만, 우리가 현대의 *호모 사피엔스*에게만 귀속해 온 **'향상된'** 작업기억의 특징을 반드시 필요로 하는 것은 아니었다(Coolidge & Wynn, 2018; Wynn & Coolidge, 2016).

아마도 *에렉투스*의 가장 큰 도전(따라서 종의 적응을 형성하는 환경적 장애물)은 땅 위에 사는 것에서 비롯되었을 것이다. 왜냐하면, 오스트랄로피테신과 하빌린들은 포식으로부터 보호하기 위해 나무에서 살고 잠을 잤기 때문에(비록 고기를 찾기 위해 돌아다니고, 죽은 동물의 사체를 뒤지며 보냈지만), 얼마나 많은 개체가 나무에 둥지를 틀 수 있는가에 한계가 있었을 것이고, 또한 그렇지 않았으면 과도한 수의 둥지가 포식자들을 유인했을 것이다. 집단의 평균 크기가 40여 명인 현존 침팬지들도 둥지를 틀고 나무에서 잠을 잔다. 흥미롭게도, 침팬지의 집단의 크기가 80명 이상일 때 그 집단은 둘로 나뉘게 된다. 지상에서의 삶은 명백히 포식할 위험이 더 크기 때문에 *호모 에렉투스* 집단은 오스트랄로피테신이나 하빌린보다 더 컸을 것이다. 인류학자 로빈 던바(1998)의 연구에 따르면, *에렉투스*의 집단의 크기가 오스트랄로피테신과 하빌린보다 훨씬 컸다고 추측할 수 있으며 해부학적인 현대적 인간은 약 150명의 집단으로 구성되었을 수도 있다고 추정하였다.

그러나 지상에서 생활하고, 자고 있을 때 포식의 위험 이외에 다른 문제들을 상상해 보라. 나무의 둥지는 지상의 어떤 은신처로 대체되어야 했다. 비록 대부분의 인류학자들이 **'동굴인**cavemen' 그리고 동굴여자cavewomen에 대한 일반적인 개념을 고수하고 있지만, 암석 돌출부와 작은 동굴들이 종종 *호모 에렉투스*의 피난처였을 가능성이 크며 개울이나 강과 같은 수원 근처에 있을 가능성이 크다. *호모 에렉투스*의 키로 보아 달리도록 설계되어 있고 아마도 장거리를 달릴 것 같은 신체였다(Bramble & Lieberman, 2004). 편리한 상수원은 절대적으로 필요한 것이었다. 이들이 돌을 떼어내는데 사용한 암석 및 돌의 재료는 먼 거리에서 나온 경우가 많아, 인류학자들은 이들의 영토 확장(약 260km^2, 100제곱마일)이 아마도 오스트랄로피테신이나 하빌린보다 약 10배 정도 넓었을 것으로 추정하고 있다. 어쩌면 더욱 도발적인 것은 첫 등장 후 불과 수십만 년 만에 *호모 에렉투스* 집단이 아프리카, 중동, 유럽, 남부 아시아, 인도, 동남아시아와 인도네시아의 다른 지역으로 확대되기 시작했다는 점이다. 앞에서 지적한 바와 같이 카셀과 해리스Cachel and Harris(1995)는 *에렉투스*가 멀리 넓게 퍼져있지만, 결코 밀도가 높은 수가 아니기 때문에 *에렉투스*를 '잡초종'이라고 지칭했다. 그들은 또한 *호모 에렉투스*가 약 170만 년 전에 시작된 **'파괴된'** 환경을 침입하는 데 특히 능숙했다고 제안한다. 이러한 특성화는 웰스와 스톡Wells and Stock(2007)에 의해 지지되지만, 그들은 *에렉투스*의 신체 크기와 문화 증가에 초점을 맞추고 뇌의 크기 증가에 따른 인과 관계를 무시했다. 내가 곧 논하고자 하는 것처럼 생물학은 문화와 강한 연관성을 가지고 있으며, 뇌 크기와 뇌 모양 변화가 문화에 미치는 영향을 무시하는 것은 근시안적이다.

내 생각에는 표현형에 대한 많은 문화적(학습 기반) 설명에 공통적인 결함이 있다. 미국 생물학자 윌슨E. O. Wilson(2012)이 지적했듯이, 생물학과 유전자는 문화에 목줄을 매고 있다. 확실히, 문화는 생물학과 유전자에 다시 상호 간 영향을 미치지만, *에렉투스*의 행동의 등급 변동에 영향을 미치는 것으로서 *에렉투스*의 뇌 크기 증가 그리고 뇌화지수 증가를 *무시하*는 *것*은 특히 정직하지 않다. 아마도 가장 생생한 예는 현대의 인간 문화에서 태어나서 자란 침팬지들의 표본일 것이다. 아무리 많은 인간과 교류하거나 현대적인 인간 문화에 몇 년씩 노출되어도 인간 언어에 **'응답'**을 하지만, 읽거나 쓰거나 말할 수는 없다. 그들이 음식이나 다른 동물과 같이 유형적인 것을 대표하는 몇몇 임의의 징후를 배우고, 현대 인간의 언어의 소리에 반응하는 것은 단순히 고전적이고 조작적인 조건화 때문이며, 앞에서 지적한 바와 같이 초보적인 두뇌를 가진 납작벌레에서 관찰될 수 있다. 침팬지가 인간의 언어를 **'이해한다'**라는 가정은 단순히 정당하지 않지만 인간의 언어에 반응한다는 가정은 정당하다. 이 문제와 관련하여, 제10장 마지막에 나겔과 비트겐슈타인Nagel and Wittgenstein의 논평에 대한 나의 이야기를 보라. 요약하자면 침팬지의 일차적인 행동 방식은 그들의 유전자와 그들의 고유한 생물학에 의해 확고하게 **'속박**leashed**'** 상태로 남아있다. 따라서 카셀, 해리스, 웰스 그리고 스톡Cachel, Harris, Wells and Stock이 *호모 에렉투스*의 급격한 행동 변화로 오스트랄로피테신이나 하빌린에 비해 단순히 그룹 구성원 수의 증가에 기인한 것이라고 보는 것은 말 앞에 마차를 놓는 것put the cart before the horse이다. 아무리 인간의 양육과 인간 문화에 노출되어도, 침팬지들이 2살짜리 인간 수준에서도 언어를 말하고 이해할 수 있도록 허락하지 않았다. 생물학은 그들의 문화에 매우 엄격한 끈을 매었다.

나무에서 지상으로의 이행은 무수한 방법으로 호미닌에 도전했다. 먹이 사냥에 대한 방어로 피난처를 제공하고 집단 구성원을 늘리는 것은 매우 새로운 요구를 했다. 제2장에서 지적한 바와 같이, 고전적 볼드윈 효과는 유대관계를 배우고 행동적으로 더 유연해진 것은 보다 빠르고, 똑똑하고, 적응력이 뛰어난 호미닌을 선택하는 데 도움을 주었다. 게다가, 이러한 적응에 의해 발생하는 건강상의 이점들은 그들을 설명하는 유전자가 그들의 자손에게 전달되었다는 것을 나타낸다.

더 큰 뇌는 더 많은 칼로리를 필요로 하기 때문에, 육식 식단으로의 전환도 그들의 급속한 팽창에 한몫했을지도 모른다. 앞서 언급했듯이(DeLouize, Coolidge, & Wynn, 2016) 고기는 운동 행동과 탐색적 행동과 같은 인지행동 선천적 기질에서 중요한 역할을 하는 신경전달물질 도파민의 수치를 증가시킨다. *에렉투스*의 진화, 즉 불의 관리(생산이 아닐 경우)와 다목적 주먹도끼, 장거리 달리기 그리고 육류를 단순히 시체 고기에서 구하는 것에서 사냥하는 고기로의 변화 등 여러 가지 새로운 행동들이 나타난 것은 단순한 우연이 아니다. 따라서 이러한 지상 생활로의 전환은 먹잇감에서 포식자가 되는 변화일 가능성이 가장 크다.

인지적 재귀

지금까지, 나는 *호모 에렉투스*의 인지기능에 대해 불쑥 들어오는 논평에 저항하였다. 제2장의 학습과 기억 체계에 대한 나의 리뷰에서, *에렉투스*는 비연합적(습관화와 민감화)과 연합적(고전적 및 조작적 조건화) 학습능력을 모두 가지고 있었음이 틀림없다고 했다. 게다가 앨런과 포틴Allen and Fortin(2013)은 심지어 수억 년 전 동물들에게 일화기억을 부여했기 때문에, *에렉투스*는 일화기억 능력을 가지고 있었을 것이다. 내가 이 능력에 대해 가질 수 있는 유일한 질문은 그들의 일화기억이 자서전적으로 어느 정도 영향을 받았는가 하는 것이다. *에렉투스*는 특히 약 170만 년 전, 진정한 모드 2 주먹도끼의 등장과 남서부와 동남아시아와 인도(150만 년 전 인도 아티르카팜에서)를 채울 수 있는 능력과 함께 일화기억에 자기 감각sense of self을 가지고 있었을까? 더 나아가서 내가 앞에서 언급한 바와 같이 현대의 버빗원숭이들이 포식자를 위한 다른 소리를 가지고 있고, 현대의 흰코원숭이가 새로운 의미를 갖는 소리를 결합할 수 있다면, 분명 *호모 에렉투스*는 서로 소리 내어 의사소통을 했고, 이러한 의사소통 능력은 아마도 이전의 어떤 호미니드와도 견줄 수 없을 것이다. *에렉투스*가 언어와 같은 소리를 내는 목소리와 호흡 기관apparati을 가졌다는 주장을 뒷받침하는 많은 연구가 있다(예: Walker & Leakey, 1993). 그러나 *에렉투스*는 진짜 언어를 가지고 있었을까? 그들의 인지 능력의 한계가 어떻든 간, 나는 *에렉투스*가 유인원 급 생활 방식에서 좀 더 인간적인 생활 방식으로의 전환을 진정으로 이루어냈다는 사례를 만든 것 같다.

그러나 제6장에서 지적한 바와 같이 언어에 대한 논의와 기본적 정의는 매우 논쟁적이다. 그러나 언어학자의 대다수는 현대의 인간 언어 이전에 조어protolanguage가 있었다고 믿고 있으며(예: Bickerton, 2007; Bothera, 2002, 2006, 2012), 많은 학자들이 *에렉투스*가 조어를 지녔다는 의견을 가지고 있다. 또한, *에렉투스*의 뇌는 약 190만 년 전 이 종이 처음 등장했을 때 현대 인간의 두뇌의 약 65% 크기였다는 것을 기억하라. 이후 약 150만 년 전, 그리고 *에렉투스*의 복잡한 주먹도끼가 출현한 후, 그들의 뇌는 현대 인간의 뇌 크기의 80%에 근접했다. 물론 내가 전체적으로 분명히 밝혔듯이, 복잡한 인지기능(신체 크기의 증가에 상대적으로)은 뇌의 크기 기능으로서뿐만 아니라 그 형태의 기능으로서도 발생하는데, 이는 단순한 뇌화지수(EQ)보다는 *에렉투스*의 뇌 형태가 훨씬 더 중대하다는 것을 보여주고 있다. 고생물학자들은 *에렉투스*의 뇌 형태(예: Bruner, 2004, 2010; Bruner & Holloway, 2010)가 하빌린과 오스트랄로피테신의 뇌와 비교했을 때 변화하고 있다는 것을 보여주었는데, 이는 다시 유인원과 같은 존재에서 더 인간적인 존재로의 변화를 암시하고 있다. 브루너와 할로웨이는 *에렉투스*가 오스트랄로피테신에 비해 측두엽과 두정엽의 하부 양쪽 측면 부위가 증가했다고 보여주었다. 그들은 또한 *에렉투스*에서 약간 더 넓은 전두엽이 있었을지도 모른다고 의심한다. 앞서 제3장에서 지적한 바와 같이, 이러한 뇌 영역은 모두 현대 인간의 인지에서 두드러진 역할을 해 왔다. 전두엽은 의사 결정, 순서, 마음이론의 요소, 돌 쪼개기의 안내에 관여한다. 측두엽은 언어 이해(전두엽의 말 생산에 짝을 지어 소리에 의미를 부여)에 주요한 역할을 한다. 마지막으로, 두정엽의 아래는 모서리위이랑과 각이랑을 이루며 내부 말과 다양한 양식, 높은 수준의 인지 처리 그리고 수학의 측면에서 중요한 역할을 한다. 모서리위이랑 앞부분이 *에렉투스*에서 또한 긍정적인 선택을 받기 시작했을지도 모른다는 생각은 매우 흥미롭다. 오르반과 카루아나Orban and Caruana(2014)는 뇌 영상을 통해 *에렉투스*가 사물을 조작하고 후자가 도구를 사용할 때 현대 원숭이(마카크)와 현대 인간의 신경 활성화 패턴이 동일하다는 것을 보여줬다. 활성화에 있어 몇 가지 차이점 중 하나는 행동의 순서에 관여하는 모서리위이랑 앞부분에 있었고, 그것은 방추형이랑으로부터 물체의 모양에 대한 입력을 받는다. 브루너와 할로웨이의 연구는 오스트랄로피테신의 모서리위이랑의 앞부분이 확대되었다는 구체적인 가정은 확인할 수 없지만, 그것이 팽창하기 시작했다는 것은 흥미로우며, 이것은 확실히 더 복잡한 모드 2 돌도끼의 생성에 도움이 되었을 것이다(곧 논의할 것이다). 그러나 *에렉투스* 뇌와 후기 *호모* 뇌 사이에는 여전히 상당한 차이가 있으며 이러한 차이점들은 아마도 상당한 인지적 차이도 예고했을 것이다.

또 다른 논쟁적인 언어의 구분은 현대 언어가 촘스키와 동료들이 표방하는 것처럼, 갑자기 등장하여 전체 직물cloth인 도약 진화론saltationism으로 나타났는가(Bolhuis, Tattersal, Chomsky, & Berwick, 2014) 아니면 조어에서 점차 진화해 왔는가 하는 것이다. 내가 제6장에서 가설을 세웠듯이, 양쪽 모두 부분적으로 옳고 부분적으로 틀렸다. 확실히 10만 년 전에는 언어가 없었다는 촘스키의 입장은 어처구니없고 하나의 유전적 돌연변이로 인해 언어가 한 사람에게 발생했다는 유전적 증거는 전혀 없다. 불행히도 촘스키의 언어학에서의 이전 명성 때문에 그의 서투른 설득력 없는 만족감은 과도한 영향을 끼친다. 그럼에도 불구하고, 대부분의 과학자들은 약 5만 년 전(동굴 예술, 조각, 매우 의례적인 의식, 개인적 장식 등)에 시작된 문화적 폭발이 더 정교한 언어 체계의 산물이었을지도 모른다고 생각하게 만드는 일이 10만 년 전에 일어난 것으로 보인다. 나의 동료 고고학자 토마스 윈Thomas Wynn과 나는 이 문화적 폭발을 언어에 의한 것이 아니라, 작업기억 능력을 향상시킨 유전적 또는 후성유전적 사건에 기인한다(Coolidge & Wynn, 2001, 2016, 2018; Wynn & Coolidge, 2010, 2016). 반복적으로, 우리는 **'단일'** 유전자가 *호모 사피엔스*에게 현대적인 마음을 주었다고 말한 것으로 잘못 인용되고 오해되어왔다. 첫째, 하나의 유전자가 뇌에 그리고 인지에 과도한 영향을 미칠 가능성이 있다. 에반스 등(Evans et al., 2005)은 약 37,000년 전에 뇌의 크기가 향상되고 강력한 긍정적인 선택 하에 인류에 빠르게 퍼진 것으로 보이는 단일유전자 자리 *마이크로세팔린Microcephalin*(MCPH1)이 급속도로 진화한 것을 발견했다. 최근, 훨씬 더 일찍 더 큰 뇌를 움직였을지도 모르는 다른 유전자를 찾아본 결과, *NOTCH*라고 불리는 유전자 그룹이 인간의 태아 조직에서 확인되었다는 것이 밝혀졌다. 이 작은 유전자 그룹은 인간의 태아 두뇌의 빠른 성장에 직접적으로 관여하는 것으로 보인다. 그 후, 이 연구원들은 세포들 사이에 정보를 전송하는 데 특정한 유전자가 관여하고 있으며, 유인원과 인간 그리고 우리의 멸종된 사촌인 네안데르탈인과 데니소바인에 존재한다는 것을 발견했다. 중요한 것은 침팬지에게서 발견되지 않았기 때문에 이러한 유전자를 만들어 낸 유전자 복제 DNA 과정은 약 6백만~1천만 년 전 침팬지와 현대 인류의 혈통이 분화된 후 어느 시기에 일어났을지도 모른다는 것이다.

따라서 현대 두뇌의 창조에서 단일유전자 사건의 타당성에 대한 논쟁은 어느 정도 고려가 되지만, 긍정적인 선택 가치를 갖는 것은 유전자가 아니라 그들이 통제하는 표현형(즉, 행동)이다. 윈과 나는 단일유전자 사건 가설single-gene event hypothesis을 제안한 적이 없다. 우리가 제안했던 것은 약 20만 년 전보다 더 최근에, 어떤 인지 능력이나 기능(즉, 집행 기능, 작업기억용량, 음운저장 등)을 향상시킨 어떤 유전적 사건이 발생했다는 것이다. 하지만 나는 주제에서 벗어났다. 후자의 논의는

*호모 에렉투스*가 진화한 지로부터 오래된 문제에 초점을 맞추고 있다.

나는 *호모 에렉투스*가 그들의 세계에 있는 많은 다른 사물들과 생각들을 위해 많은 다른 소리를 가진 조어의 형태를 가지고 있다고 제안한다. 또한, 나는 그들이 현대 인간이 가지고 있는 많은 명백한 화용론(말의 추론)을 공유했다는 강한 직관을 가지고 있다. 다른 사람들에게 경고하고 그들의 감정을 표현할 수 있다고 생각한다(감탄어). 예를 들어, 경종을 울리고 고통과 즐거움에 비명을 지르는 것처럼 말이다. 젊은 구성원들에게 움직이거나 양보하라고 말하는 것과 같이, 그들이 지배력을 발휘하고 순종하는 다른 사람들에 대해 의지를 발휘하기 위해 소리를 이용할 수 있다고 생각한다(명령어). 나는 그들이 태양, 물, 고기를 위해 일관된 소리 이름을 가지는 것들을 이름 지을 수 있다고 생각한다(평서어). 가능성은 적지만 그래도 가능하기 때문에 고기를 먹는 사람이 고기를 어디서 얻었는지, 색깔 있는 돌을 어디서 얻었는지를 묻는 것과 같은 질문을 던질 수 있다고 생각한다(의문어). 앞에서 언급했듯이, 이 네 가지 화용론은 모두 영어와 많은 다른 언어들로 표현될 수 있다. **"아야!" "움직여!" "태양" "어디서?"** 또한, 던바(1998, 2013, Dunbar & Schultz, 2007)가 사회적 그루밍grooming[37]이 신체적인 그루밍을 대신할 것을 제안했다는 것을 기억하라. 그것은 또한 *호모 에렉투스*의 증가하는 집단 규모와 그들의 지상 생활에서 필수 불가결하였다. 사회적 그루밍과 신체적 그루밍은 공격성을 줄이고 사회적 유대감을 높이는 것으로 나타났다.

*에렉투스*가 가지고 있는 말의 화용론 중에서 내가 의심되는 부분은 가정법으로, 사실과 반대되는 **'만약의 경우**what if' 진술과 생각들이다. 그리고 간단히 여담으로 말하자면, 지난 20만 년 동안 어떤 유전적 혹은 후성유전적 사건이 일어났을 때, 어떤 식으로든 집행 기능이나 작업기억용량을 향상시켰을 때 가정법적인

37) 영장류의 털 손질 행위로 몸단장의 뜻도 있다(역자 주).

화용론이 사용되었다고 제안한다. 나는 가정법은 음운저장 증가와 같은 높은 인지 능력의 묶음(**'만약**ifs'을 적용할 수 있을 만큼 충분히 오랫동안 **'무엇**whats'을 염두에 두거나, **'그때**thens'를 적용할 수 있을 만큼 충분히 오랫동안 **'만약**ifs'을 염두에 둔다) 그리고 더 높은 수준의 마음이론("내가 그녀에게 이것을 말하면, 그녀는 긍정적으로 반응할 것인가, 안 그러면 내가 이런 방식으로 말해야 할까?")이 필요하다고 생각한다. 나는 가정법적인 사고가 재귀적 생각이거나 필요하다고 생각한다. 그리고 촘스키와 언어 도약 진화론자들이 부분적으로 옳을 수 있는 곳이 바로 여기에 있다. 유전자적 사건은 약 20만 년 전 또는 최근에 일어났을지도 모른다. 어떤 식으로든 작업기억을 향상시켜 언어를 완전히 현대적으로 만들었다. 현대 언어의 품질증명이 재귀(구문 안에 구문 포함, 재귀의 개요는 Coolidge, Overmann, & Wynn, 2010 참조)이고, 재귀적 사고가 가정법적 말에 대한 필수 불가결하다면, 실제로 현대 언어의 재귀적 고고학적 결과는 동굴 벽화, 조각상, 높은 의례적 매장에 반영될 수 있다.

호모 에렉투스에서 좀 더 복합적인 생각에 대한 고고학적 증거

약 170만 년 전에 *호모 에렉투스*와 함께 처음 등장한 모드 2 주먹도끼의 인지적 함의를 무시하는 것은 아마도 현명하지 못한 일일 것이다. 나는 앞서 *호모 에렉투스*에서 모서리위이랑이 확장될 가능성에 주목했는데(Bruner & Holloway, 2010), 이 이랑은 현대 인류가 돌로 두드렸을 때 특히 그 앞부분이 활성화되는 것을 보여주는 충분한 증거가 있다. 앞쪽 모서리위이랑이 순서에 관여하고 있으며 형상 인식에 대한 방추형이랑으로부터 입력을 받는다는 점을 고려할 때, 이 네트워크(전두엽, 두정엽 및 측두엽)가 모드 2 주먹도끼의 정교화에 책임이 있었다는 것은 전적으로 타당하다.

최근 내 동료 토마스 윈Thomas Wynn과 고고학자 존 고울렛John Gowlett(2018)이 주먹도끼의 본질적 특징을 설명했다. 즉, 프랑스 생 아줄Saint-Acheul에 의해 처음으로 인정된 아슐리안 주먹도끼로 [그림 1.3]을 보라. 첫째, 그들은 그것이 인체공학적으로 생겼다고 주장했다. 그것은 효율적인 도구였고 손에 편안하게 들어맞았다. 흥미롭게도, 그것의 모양은 *반무한대hemilemniscate*라고 이름 붙여졌는데, 이것은 무한대 기호(∞, 일반적인 잎 모양)를 나타내는 기호의 2분의 1이라는 것을 의미한다. 후자는 모드 2 돌도끼의 하단에 중력기반이 있었고, 옆면과 끝부분을 향해 얇아졌음을 암시한다. 둘째, 이 돌도끼는 양쪽에 훨씬 더 긴 절단면을 제공했던 단순한 모드 1 돌 찍개(더 둥글고 더 작음)와 달리, 앞쪽으로 확장되어 양쪽에서 훨씬 더 긴 절단면을 제공했다. 측면에서 볼 때, 돌 깨는 자가 가장자리를 따라 작업함에 따라 작은 조각이 양쪽에서 번갈아 떼어지며 완곡하게 절단된 가장자리를 쉽게 볼 수 있다. 나의 전 제자 중 한 명인 클린트 야눌리스Klint Janulis는 전문적인 돌 깨는 자, 구석기 기술 강사로, 나에게 영국 부싯돌의 복제품을 만들어 주었다. 그것의 뾰족한 끝부분은 골판지상자, 특히 그들을 묶는 무거운 테이프를 쉽게 잘랐다. 그렇다. 죽은 코끼리(불행히도)는 작은 날카로운 조각만으로 고기를 벗겨낼 수 있다는 것이 증명되었지만, 이것은 주먹도끼로 하는 것에 비해 매우 비효율적이고 시간이 많이 소요된다. 또한, 손잡이를 아래에서 볼 때, 번갈아 쪼개진 면은 양쪽 면에 렌즈 모양의 곡률을 생성한다.

윈과 고렛Wynn and Gowlett(2018)은 주먹도끼가 끝을 향해 뻗어 나갈 때 너무 뾰족하게 만들 수 없다고 제안했다. 왜냐하면, 그것은 불안정한 상태이고 거칠게 사용 시 비틀릴 수 있기 때문이다. 이들은 이 기능이 무게와 함께 인체공학적 기능이기도 하고 주먹도끼의 두께를 모니터링하며 돌 깨는 자들에 의해 만들어졌다고 제안했다. 마지막으로, 가장 흥미로운 특징은 대부분의 손잡이가 약간 뒤틀린 모습을 보인다는 것이다(오른쪽 또는 왼쪽으로 약간 기울임). 이 특성은 손의 편향을 반영한다. 초창기 주먹도끼조차도 대다수의 *에렉투스* 돌 깨는 자들이 오른손잡이로 보여주며, 최근의 주먹도끼는 오른손잡이에 대한 편향이 더 뚜렷하게 나타난다. 이는 초기 형태의 *에렉투스*조차 오른손을 선호했음을 암시한다. 그러나 손 선호와 언어 편측화는 아마도 독립적으로 파생된 특성일 것이기 때문에, 언어 편재화와 관련하여 이러한 편향을 거의 또는 전혀 만들 수 없다(Fitch & Braccini, 2013). 서로 얽혀 있다고 주장하는 것에 대한 가장 강력한 반증으로는 오른손을 선호하는 사람의 95% 이상이 좌뇌에서 말을 한다는 것이지만, 왼손을 선호하는 사람들의 대다수도 그러하다.

아마도 더욱 흥미로운 것은 윈과 고렛(2018)의 제안으로 주먹도끼가 **'과잉결정 되었다**over-determined'는 것이다. 고고학적 맥락에서 볼 때, 돌 깨는 자들은 유용하고 인체공학적으로 생긴 주먹도끼를 만드는데 필요한 시간보다 더 많은 시간을 소비한다는 것을 의미했다. 대칭인식은 포유류에서의 인지 능력인데, 돌 깨는 자들이 대칭을 위해 노력을 했다. 특이한 것은 **'인공물에 대칭'**(p. 9)을 부과했다는 것이다. 윈과 고울렛의 **'과잉결정론**over-determinism' 가설의 한 측면은 이 완제품을 즐겼을지도 모른다는 것이다. 윈과 고울렛은 이를 **"미적 구성 요소"**라고 부른다. 그들은 심지어 170만 년 전만 해도, 전부는 아니지만, 일부 주먹도끼들이 지나치게 결정적이고 미적으로 만족스러웠다는 점에 주목한다. 실제로, 어떤 주먹도끼는 실제로 사용하기에 너무 컸고, 주먹도끼는 사용되지 않은 것으로 보인다! 특히 후자의 아이디어는 주먹도끼가 성적 선택의 산물이라는 매우 자극적인 가설을 낳게 했다. 즉, 돌 깨는 자들의 우세는 짝으로서 호의적인 관심을 끌기 위한 기술력으로, 여성들을 감동하게 하려 했던 남성들이었다(예: Kohn & Mithen, 1999). 정자와 난자의 경제학적 관점에서, 그 가설은 타당하다. 정자는 수십억에서 생산되기 때문에 값이 싸다. 그러나 난자는 여성이 재생산한 일생 동안 겨우 몇백 개를 생산할 수 있기 때문에 귀중하다. 따라서 사회생물학자들은 이러한 불균형이 남성들에게 주의를 끌기 위해 자신을 **'장식'**하도록 요구하거나, 현재의 경우 여성이 번식을 위해 선택하도록 '장식'(즉, 주먹도끼)을 생산하도록 요구한다는 이론을 오랫동안 세워왔다. 이러한 생식 전략의 차이는 아마도 육체적으로뿐만 아니라 행동적으로도, 성적으로 이형적인 특성을 만들어 낸다. *호모 에렉투스*가 좀 더 인간다운 방식으로 행동하고 있었다는 추가적인 증거는 현대 인간에서 와 같이 초기 오스트랄로피테신에 비해 체구에 관한 성적 이형성이 *에렉투스*에서 감소했다는 사실이다. *에렉투스*의 성적 이형성이 감소했다는 것은 또한 남성들 사이에서 여성의 관심을 끌기 위한 공격성이 감소했음을 시사한다.

윈과 쿨리지Wynn and Coolidge(2016)는 **'인지적 루비콘**cognitive Rubicon**'**이 약 175만 년 전 이 초기 아슐리안 주먹도끼와 교차했는데, 이 주먹도끼는 고차원 운동 기술과 인지 능력이 그들의 구성에 필수 조건이었다고 서술했다. 그들은 이러한 기술과 능력이 호미닌을 유인원과 같은 사고에서, 보다 인간적인 사고로 촉진시켰다고 제안한다. 쿨리지와 윈은 최근 후기 아슐리안 주먹도끼의 개발로 약 50만 년 전에 제2의 인지 루비콘이 건너갔을 수도 있다고 제안했다. 이 두 번째 인지 루비콘에 대한 고고학적 증거는 공간 인식, 색인indexical 가능성, 미학, 사회적 인지의 측면에서 초기 아슐리안 주먹도끼와는 극적으로 다른 이야기를 들려준다. 구체적으로는 두 번째 루비콘은 S-트위스트 주먹도끼, 알 형태(적도축이 극축보다 크거나 같은 곳, 구형을 생성하는 곳), 경계에 자연적인 구멍이 있는 주먹도끼, 의도적으로 뭉쳐진 화석에 있는 주먹도끼, 다양한 종류의 돌 재료 사용, 동물형태 주먹도끼가 훨씬 빈번하게 나타나는 것으로 표시된다. 말의 머리나 다른 동물처럼 보이는 주먹도끼 그리고 지나치게 큰 주먹도끼(거대증)가 그것이다. 윈(2002)은 이러한 석기와 다차원 대칭의 정교함이 장기 서술적/의미기억에 여전히 존재할 수 있는 정신적 **'범주**categories**'**(정신적 템플릿은 아님)를 나타낼 수 있다고 제안했다.

예비적 요약

이 장 내내 강조했듯이 수면과 꿈의 진화를 위한 여러 목적이 있었던 것으로 보이며, 단 하나의 적응적 이유가 있었다면 그것은 시간 속에서 잃어버린 것으로 보인다. 그럼에도 불구하고 수면과 그 단계는 진화에 있어서 무수히 많은 시간에서 굴절적응 되었다. 이 장에서 나는 수면과 그 단계의 진화에 대한 여섯 가지 주요 이유를 검토했다. 에너지 수요 감소, 학습과 기억의 촉진, 시냅스 항상성, 신진대사 폐기물 처리, 점화, 창의성. 게다가, 나는 *호모 에렉투스*가 질적으로 더 나은 수면과 단 하나의 통합된 수면 기간으로부터 인지적 이익을 도출한 최초의 호미닌일 수도 있다고 주장했다. 확실히 루시(*오스트랄로피테쿠스 아파렌시스*)와 하빌린은 잠을 자고 SWS와 REM을 가지고 있었고, 의심할 여지 없이 생생한 꿈을 꾸었다. 그러나 나는 *호모 에렉투스*가 SWS와 REM 사이클의 통합과 이점을 보존하는 비교적 중단 없는 수면을 가진 최초의 호미닌이었음을 제안한다. 특히 이 기간 동안 학습과 기억, 성공적 기억의 재생에 관한 것이다. 또한, *에렉투스*의 꿈에 나오는 내용과 아이디어는 아마도 오스트랄로피테신과 하빌린의 꿈에도 제시되었을 것이지만, *에렉투스*가 아마도 이러한 꿈과 아이디어를 문화와 조어를 통해 후세대에 전승한 최초의 호미닌일 것으로 추측한다. 나는 또한 *에렉투스*의 조어가 감탄어, 명령어, 평서어, 의문어를 포함한 현대 말의 화용론을 많이 가지고 있다고 가설을 세우기도 한다. 수면의 모든 이점은 *에렉투스*가 훨씬 더 큰 사회집단을 보호하면서 지상, 주거지에서 잠을 잤고, 가장 중요한 것은 현대적 인식의 진화에 있어 잠을 잤기 때문에 향상되었을 것이기 때문이다. 더 큰 집단의 크기는 또한 더 큰 뇌, 다른 모양의 뇌, 그리고 새로운 뇌 네트워크를 선호하는 *에렉투스*의 인지적, 사회적 기능에 대한 요구를 두었다.

요약

1. 원시적 수면 상태는 아마도 지구의 순환 주기로부터 발달했을 것이며, 활동들은 빛과 어둠의 교대로 인해 제약을 받았다.
2. 파충류, 조류, 포유류, 영장류는 서파수면(SWS)과 빠른 눈 운동(REM)수면을 보인다.
3. 단 하나의 수면 목적은 없었을지도 모른다. 진화의 여러 가지 이유와 다른 수면 단계에는 에너지 수요 감소, 학습 및 기억의 촉진(즉, 시냅스 전달의 강화), 신진대사 폐기물 처리, 매우 성공적인 각성 활동을 위한 준비, 창의성 지원 등이 있다.
4. 약 190만 년 전 *호모 에렉투스*가 등장했을 때, 나무의 둥지 대신 땅 위에서 자는 등 지상 생활로의 완전한 전환을 이루었다. 지상 수면은 단일 통합 수면 기간을 초래했고 이는 많은 양의 인지적 영향을 미쳤다.
5. *호모 에렉투스*로 귀속된 모드 2(아슐리안) 주먹도끼의 디자인은 꿈속에서 돌 깨는 자들에게 다가왔을지도 모른다. *에렉투스* 당시 일부 주먹도끼들은 미적 성질을 가지고 있었으며 성 선택 수단으로 사용되었을지도 모른다.
6. 초기 아슐리안과 후기 아슐리안 주먹도끼는 품질과 미학 면에서 차이가 있어 후기 주먹도끼는 훨씬 더 큰 운동 능력과 인지 능력이 제조의 전제 조건이었을 수 있는 제2의 인지 루비콘의 교차점을 나타낼 수 있다.

제10장

고정신병리학

*고정신병리학*paleopsychopathology은 조상 환경에서 상대적으로 적응적으로 건강을 증가시켰는데, 현재의 환경에서는 부적응적으로 건강을 증진시키지 못하는 정신문제와 정신질환을 연구하는 학문이다. 이러한 추측에 대한 한 가지 초기 가정은 정신적 문제와 질병이 유전적으로 기초하고 있으며, 거의 모든 유형의 정신병리학이 유전적으로 높은 근거를 가지고 있기 때문에 매우 안전한 가정으로 보인다는 것이다. 즉, 엄격한 유전적 통제하에 있는 것이다. 사실, 일반적으로 유전적 경향, 심지어 정치적 성향까지도 유전적으로 가지고 있지 않은, 복잡한 인간의 행동은 *없다고* 생각된다(예: Hittmi & McDermott, 2012; Turkheimer, 2000). 거의 예외 없이 복잡한 인간행동과 정신병리학은 많은 유전자의 조합에 의해 영향을 받는 다유전자성인데, 자폐증이나 조현병 같은 일부는 조합에 있어 많은 유전자의 작업에 의해 야기될 수도 있다. 이 부분은 곧 논의될 예정이다.

진화심리학자들은 종종 행동을 근접설명과 궁극설명으로 구별한다. *근접*proximal설명에는 생리적, 호르몬, 구조적, 발달적 또는 경험적 활동과 같은 행동의 직접적인 원인이 되는 기전이 포함된다. *궁극*ultimate설명은 조상 환경에서 유기체의 상대적 적합성을 향상시킨 행동의 진화적 적응적 가치를 가리킨다. 애초에 모든 정신병리학이 적응적 특징을 가지고 있지는 않았을 수도 있다는 점도 유념해야 한다. 헌팅톤 무도병Huntington's chorea과 같은 일부 병리에서, 정신적 황폐와 심각한 인지장애는 조상 환경에서 가장 번식할 수 있는 시기가 얼마가 지난 후에도 특정 유전적 장애로 단일한 지배적 유전자에 의해 발생할 수 있기 때문에, 조상 환경에서 어떠한 적응적 가치도 갖지 못했을 것이다. 나아가 자연선택의 힘이 수명lifespan에 걸쳐 약해진다는 증거도 있다. 또한, 현존하는 정신문제 조상의 적응에 대한 현재의 많은 설명들이 개별적인 차원에서 발동된다는 점도 유의해야 하지만, 니콜스Nichols(2009)가 통찰력 있게 지적한 바와 같이 진화적 이점 또한 친족 수준(개인 간의 유전적 관련성)이나 집단 수준(집단에 유익한 개인의 행동)에서도 설명할 수 있다.

고려해야 할 또 다른 요인은 개별적인 정신병리학이 그 자체로 유리하지 않았을 수도 있지만, 오히려 다세대적 기반이나 중요한 유전자에 대한 근접성이 적응적 표현형태를 성공적으로 만들어냈을 수도 있다는 점이다. 예를 들어 2014년 15만 명(이 중 조현병 진단을 받은 3만 7,000명)을 대상으로 한 게놈 연구에서는 108개의 유전자가 조현병 진단과 연관돼 있었다. 이 진단과 가장 강력한 연관성을 보인 DNA 영역은 또한 인간의 면역체계 기능에 중요한 주요 조직적합성 복합체histocompatibility complex의 단백질에 대해 코딩되었다(예: Balter, 2017). 이러한 조현병 다세대 위험 영역은 창의성과도 관련이 있는 것으로 밝혀졌다(예: MacCabe et al., 2018; Power et al., 2015; Srinivasan et al., 2016).

이러한 주의사항과 경고에도 불구하고, 조상 환경에서 현재의 정신병리학의 일부 유형이 적합도의 이점이 *없었다고* 말할 수는 없다. 이 논의에서 중요한 개념은 ***진화적 안정전략****evolutionary stable strategies*, 즉 ESS이다. 진화 심리학자들은 자연선택이 전형적으로 모집단에서 지배적인 단일행동 패턴을 선호하지만, 대안적 또는 다른 패턴이 개발되고 지속될 수 있다고 강조한다. 지배적인 행동은 높은

*침투성*high penetrance을 가지고 있으며, 집단에서 '**고정**fixed'이라고 부르는 가장 높은 수준에 있다. 이러한 패턴(주요 패턴과 대안 모두)은 ESS로 표기된다. 조사자들은 또한 지배적인 행동 패턴과 대체적인 행동 패턴 사이에 적절하고 안정적인 비율이 발생한다고 주장한다. 예를 들어, 개미와 벌집에서는 불임곤충에 대한 가임곤충의 비율이 일정하게 형성되어 시간이 지남에 따라 안정화된다. 만약 곤충의 개체 수가 불임곤충에 의해 지배된다면, 그것은 본질적으로 불안정한 구조를 만들 것이고 멸종될 가능성이 훨씬 더 클 것이다. 영국의 생물학자 존 메이너드 스미스John Maynard Smith는 유전자형의 빈도에 따라 상대적 적합도가 좌우될 때 선택되는 현상을 설명하기 위해 *빈도의존선택*frequency-dependent selection이라는 용어를 만들었다. 음negative의 빈도의존선택에서, 특성의 '**적합도**' 가치는 집단 빈도가 증가함에 따라 감소할 것이다. 실제로, 이것은 자연선택이 모집단 특성의 침투에 상한을 두는 것을 의미하며, 다른 고유한 그리고 보통은 다른 행동의 특성을 허용한다. 그러나 음의 빈도의존선택은 그 인구 빈도가 증가함에 따라 어떤 특성도 감소한다는 것을 의미하는 것이 아니라, 단지 그것의 인구 빈도에 따라 '**적합도**'가 시시각각 변하는 특성만을 의미한다.

흥미롭게도, 최근의 한 연구(Bolnick & Stutz, 2017)는 진화계통evolutionary lineage이 두 가지 다른 과정으로 갈릴 수 있다고 지적했다. 첫째는 다양한 환경이 서로 다른 표현형을 선호할 수 있고, 그 결과 서로 다른 모집단 간에 차이가 증가할 수 있다는 것이다. 두 번째는 덜 흔할 수 있으며, 음의 빈도의존선택 예로서 드물게 표현형변이가 더 일반적인 변종보다 선호될 수 있으며, 이는 집단 *내에서* 더 큰 다양성으로 이어진다는 것이다. 볼닉과 슈투츠Bolnick and Stutz(2017)는 야생의 물고기에서 후자의 과정을 시험했다. 그들은 음의 빈도의존선택이 낮은 평형 빈도로 덜 적응되고 희귀한 알레르기를 유지했기 때문이었다. 단일유전자형, 따라서 지나치게 지배적인 표현형의 고정화를 막는 것으로 나타났다는 증거를 발견했다.

그들은 이러한 희귀한 표현 형식의 일부 불특정화된 혜택이 있을 수 있다고 언급했는데, 이는 명백히 그들의 전반적인 건강상의 책임보다 더 큰 것으로 보인다. 한 가지 가능한 이익은 희귀하지만 관련된 종이나 아종을 보존함으로써 전체 분포를 보호하는 것이다. 한 예로, 오늘날 전 세계에 경제적으로, 지배적인 종인 카벤디쉬 바나나가 있을 수 있다. 그것은 현재 곰팡이로 인한 시듦병Fusarium wilt으로 위협받고 있다. 카벤디쉬 바나나와 관련된 희귀한 종이 유지될 수 있어서 카벤디쉬 바나나를 잃을 수도 있지만, 다른 바나나 유형을 얻을 수 있다. 이러한 확립된 진화적 토대에서 그리고 이질적인 맥락 안에서 나는 전 세계적으로 1%의 유병률을 가지고 있는 조현병보다, 적어도 10배 이상 더 만연하고 또한 횡문화적이고 보편적으로 존재하는 성격장애라는 정신병리 집단들에 대한 논의를 시작할 것이다(Coolidge & Segal, 1998; Segal, Coolidge, & Rosowsky, 2006).

성격장애

*성격장애*Personality disorder[38]는 현재 **"그 개인의 문화에 대한 기대에서 현저히 벗어난 내면의 경험과 행동의 지속적 패턴이다. 만연하고 융통성이 없으며, 청소년기나 초기 성인기에 발병하고, 시간이 지남에 따라 안정적이며, 괴로움이나 장애로 이어진다"**라는 말로 정의된다(American Psychiatric Association, 2013, p. 645). 성격장애의 역사는 기원전 4세기까지 거슬러 올라가 아리스토텔레스, 테오프라스토스Theophrastus의 동시대로 거슬러 올라갈 수 있다. 기원전 320년경에 쓰인 테오프라스토스의 *성격*Characters에서, 아테네 사회의 30여 종류의 사람들을 묘사했

38) 인도주의적 관점 등을 고려하여 인격장애가 아닌 성격장애로 번역하여 사용하고 있다(역자 주).

고, 그의 캐리커처 중 많은 수가 현대 성격장애의 거울이 되었다. 더 최근의 역사에서 인격장애는 또한 *성격장애*character disorders라고 불렸다. 이는 현대 성격장애 진단 체계보다 이전에 존재했으며, 그 이름은 의심할 여지 없이 테오프라스토스의 저서에 영향을 받았다. 1952년 이후 7가지 버전의 정신질환의 진단 및 통계편람Diagnostic and Statistical Manual of Mental Disorders(DSM)에 21가지의 다른 성격장애가 나타났음에도 불구하고, 최근 정신질환의 진단 및 통계편람 제5판(DSM-5)에는 10가지 성격장애로 나열되어 있다. 일반적인 문헌에서 나타나는 잘 알려진 성격장애는 반사회성, 경계성, 자기애, 편집성, 강박적, 히스테리성, 수동공격성 및 조현성이다. 성격장애는 유전자의 밀집confluence으로 인해 유전율이 높고 조기에 나타난다. 다유전자성polygenic이다(예: Torgerson, 2000, 2009 Torgersen et al., 2000). 이는 또한 엄격한 유전자 통제하에 있다는 증거이기도 하다(예: Coolidge, Thede, & Jang, 2001; Robins, 1966). 토르거센Torgersen(2009)은 성격장애에 대한 유전자의 전체적인 영향이 약 40~50%임을 발견했다. 성격장애에 영향을 미치는 유전자는 외형 및 내향과 같은 정상적인 인격 차원에 영향을 미치는 유전자와 동일한 것으로 생각된다. 그러나 결과적으로 표현형이 어떤 면에서 잘못되었다는 점들도 있다(예; Segal et al., 2006). 예를 들어, 외향성에 대한 극단적 표현형은 연극성 성격장애일 수 있고, 내향성에 대한 극단적 표현형은 조현성 또는 회피성 성격장애일 수 있다.

성격장애의 궁극적인 기원에 대한 하나의 진화론적 관점은 이질적으로 보이는 장애 집단이 거의 모든 영장류의 특징인 지위 계층을 성공적으로 **'내비게이션'** 하는 데 사용될, 다양한 ESS로 인해 조상 환경에서 발전했을 수 있다는 것이다. 지위 계층은 집단에 사는 동물이 크기, 공격성, 지능 및 기타 특성에 따라 지배적이거나 복종적인 연속체를 따라 함을 의미한다. 동맹을 얻기 위해 싸우거나 복종하거나, 일하는 것에 대한 성공을 평가함으로써 개인은 짝, 음식 또는 기타 자원을 얻을 기회를 극대화한다. 사람들을 사회적 계층에서 **'자연적인'** 위치로 몰아넣는 기질 같은 고유한 유전적 소인이 있다고 생각된다. 예를 들어, 공격에 대한 평균 이상의 경향과 피해를 피하기 위한 평균 미만의 경향을 상속하면 동물이 사회 계층의 지배적인 끝을 향할 수 있다. 정반대의 경향을 가진 사람들은 계층 구조의 복종하는 끝에 더 가깝다. 앞서 언급했듯이, 모든 다른 동물에게 계층 구조의 한 장소에 도전하지 않음으로써, 유기체는 불필요한 경쟁에 낭비하지 않고 자원을 최대화할 수 있다.

반사회성 성격장애

역사적으로 가장 많은 주목을 받은 성격장애는 반사회성 성격장애이다. 정신병증psychopathy 또는 사회병증sociopathy이라고도 한다.[39] 그것의 본질적인 특징은 다른 사람들의 권리나 감정에 대한 냉담한 무시이다. 행동장애가 있는 아동에 관한 고전적인 종단연구에서 로빈스Robins(1966)는 성인 반사회성 성격장애 행동의 가장 강력한 예측자 중 하나가 반사회성 아버지였기 때문에, 생물학적 아버지가 자녀의 초기 생애에 있었는지에 관계없이 생물학적인 유전자가 반사회성 성격장애의 발달에 강력한 역할을 수행해야 한다고 결론지었다. 반사회성 성격장애는 또한 여성(1%)보다 남성(3%)에서 훨씬 더 많으며, 이는 아버지의 유전적 영향이 강력하다는 로빈스의 관찰을 설명한다. 구금시설 내 반사회성 성격장애 유병률은 종종 40%에 이르지만(예: Comer, 2015), 실제 유병률은 15%로 추정되는 최저 유병률(예: Coolidge, Segal, Klebe, Cahill, & Whitcomb, 2009)일 것 같다. 유병률의 이러한 불일치는 비사회성 행동dissocial behavior을 포함한 반사회성 성격장애에 대한

39) 공감과 자책감이 정신병증은 없고, 사회병증은 약간 있다고 본다(역자 주).

넓은 정의와 함께 냉담성과 만연한 무책임감을 종종 드러내지 않을 수도 있기 때문이다. 반사회성 성격장애는 또한 비록 진단은 일반적으로 후기 청소년기 또는 성인 초기까지 적용되지 않지만, 종종 7세에 조기 발병한다(예: Robins, 1966). 유년기 또는 청소년기 발병은 일반적으로 *품행장애*conduct disorder로 분류되며, 품행장애 기준을 충족하는 어린이의 약 절반이 나중에 반사회성으로 진단되지 않을 수 있다는 점을 주목하는 것이 중요하다(예: Coolidge, Merwin, Wooley, Hyman, 1990; Robins, 1966).

*DSM-5*는 반사회성 성격장애의 주요 특징을 타인의 권리와 감정에 대한 무시로 표시한다. 특정 증상에는 개인적인 사회성의 본성에 관계없이 사회적 규범을 지키지 않는 것, 속임수와 거짓말, 충동과 미리 계획하지 않음, 자신의 안전이나 타인의 안전에 대한 전적인 무시, 가족, 타인, 직장, 학교 구성원과의 관계에서 무책임, 진심으로 후회하지 않음을 포함한다.

진화심리학자들은 종종 반사회성 행동의 궁극원인 중 하나로서 남성과 여성 사이의 다른 생식 전략에 초점을 맞춘다. 칭기즈칸같이 수백 명의 아이들을 가진 남성에 대한 일화적인 보고서를 통해, 남성이 여성보다 더 많은 자손을 낳을 수 있다는 것은 명백하지만, 반면에 1700년대 러시아의 여성은 분명히 69명의 자녀를 가졌다. 분명히, 사람은 자신의 양육에 대한 책임 없이 자신의 유전자를 가지고 있는 자손을 생산할 수 있다. 심지어 임신 후에 자녀의 어머니를 버려도 이 아이들 중 일부는 생식 연령에 도달할 것이다. 그러나 진화심리학자에 따르면, 여성의 최고의 생식 전략은 다르다. 그녀의 유전자는 자녀를 돌보고 생식 연령에 도달한 경우에만 유전자 풀gene pool에 들어간다. 여성이 난교하며 선택적 이점(예: 자기-홍보, 자원 확보 등)이 최소한으로 있을 수 있지만, 난교를 통해 남성이 더 많은 것을 얻을 수 있다는 경험적이며 이론적인 증거가 있다.

성: 공급 전략

만약 모든 남성이 '**난교**promiscuity'를 ESS로 채택했다면, 이 특성은 곧 진화적 가치를 잃게 될 것이다. 왜냐하면, 대안 전략과 특성에 따라 적합도가 항상 결정되기 때문이다. 만약 대부분의 남성들이 자손의 임신과 출생 후에 머물고, 더 나아가, 여성과 아이들을 위해 제공한다면, 그들의 유전자는 난잡한 ESS의 유전자보다 유전자 풀에 들어갈 가능성이 더 클 것이다. 진화심리학자들은 여성들이 성을 자손의 분만을 위해 남성들을 곁에 두기 위한 수단으로 사용했을 수도 있다고 추측한다. 그러나 남성이 한 달에 약 48시간인 여성의 작은 가임기간 창window of fertility이 언제 생기는지 정확히 알고 있다면, 한 달에 며칠 동안 여성들에게만 주의를 기울일 수도 있을 것이다. 따라서 신체적으로 짧은 생식능력 기간을 보여주지 않은 여성들은 자녀들의 양육과 보호를 위해 남성을 곁에 두게 될 가능성이 더 큰 것으로 의심된다. 많은 포유류에서 암컷들은 전형적으로 가장 높은 생식 기간 동안 배란 직전에 육체적 및 성적 행동에 분명한 변화를 보인다. 그것은 인간의 가장 가까운 유전적 친족인 현존하는 침팬지에서 가장 극적이다. 암컷 침팬지들이 배란할 때 눈에 띄게 성기가 부풀어 오른다. 그러나 발정이 있는 여성이 임신 시기를 정확히 알지 못하는 것이 사실이지만, 여성의 가장 높은 출산율이 실제로 완전히 숨겨져 있는지 묻는 것은 도발적이다.

여성의 발정기 주기가 정말 숨겨져 있을까?

역사적으로 진화심리학의 표준 만트라mantra[40]는 여성의 발정기estrus[41]가 자신에게 서조차도 숨겨져 있지만, 랩 댄서(고객에 가까이 접근해서 춤을 추는 옷을 살짝 걸친

40) 주문처럼 반복된다는 뜻(역자 주).

41) 대부분의 포유류 암컷이 수컷에게 성욕을 드러내는 상태(역자 주).

여성)에 관한 고전적인 연구에서 무용수들의 팁이 높은 가임기간에 현저하게, 거의 30%가 더 컸다는 사실이 밝혀졌다(Miller, Tybur, & Jordan, 2007). 물론, 이 발견은 남성과 여성의 상호작용이 이 발견을 생산하기 위해 어느 정도 확대하는지 그리고 행동 변화가 의식적이거나 무의식적인 통제하에 있었는지를 포함하여 많은 문제를 제기한다. 예를 들어, 여성이 가임기간일 때 성적으로 더 매력적인 옷을 선택하고, 체취는 남성에게 더 매력적으로 인식되며, 남성은 파트너를 더 질투한다는 증거가 있다(Haselton & Gildersleve, 2011). 여성이 적극적으로 출산 신호를 보내면 이득을 볼 수 있다는 신호 가설이 제시되었다(Thornhill & Gangestad, 2008). 또 다른 설명은 여성이 남성들을 가임기간이지 않은 날에도 공급받고 남성들을 곁에 두기 위해 그들의 발정기를 숨긴다는 표준 만트라에 근거하고 있다. 그러나 그들의 은폐는 **'누설'**되는 것으로 보인다, 즉, 가임의 단서들은 대부분 숨겨져 있음에도 불구하고 여전히 적합도를 강화하는 데 성공한다. 예를 들어, 여성들은 다른 여성들과 경쟁하고 남성의 관심을 끌기 위해 그들의 가임에 대한 단서를 줄 수 있다(Haselton & Gildersleve, 2011). 후자의 개념으로 남성에 대한 관심을 갖거나 확대하는 것은 남성의 부모투자 개념과 관련이 있다.

부모투자

아동 발달에 대한 투자를 *부모투자*parental investment라고하며, 따라서 진화심리학자들은 남성이 아동에게 **'머무르는'** 경향을 설명하고 아동 양육을 위한 자원을 제공할 때, 남성부모투자male parental investment(MPI)라고 말한다. 여성은 **'부유함'** 또는 자원을 얻는 능력에 따라 **'높은 남성부모투자**high MPI'를 가진 남성으로 평가할 것이다. 그러면 여성은 **'좋은 아빠'**에게만 끌릴 것이다. **'나쁜 남자'**나 **'배신자'**를 기피할 것이라는 예측도 가능하겠지만, 이것은 그렇지 않은 것으로 보인다. 여성들은 종종 안정된 또는 어느 정도 안정적인 남성과 결혼하는 것처럼 보이지만, 영화배우 제임스 딘과 같은 나쁜 남자들은 신화적인 매력이 된다. 흥미롭게도 배란 중이거나 바람피우기를 선택했을 때, 특히 파트너가 나쁜 남자형이 아닌 경우에, 여성은 나쁜 남자형에 대한 경향이 높아진다는 경험적 증거가 있다(Durante, Griskevicius, Simpson, Cantu, & Li, 2012). 더구나, 여성이 안정된 남성, 즉 MPI가 높은 남성과 결혼한 후, 일부 남성은 나중에 바람을 피우며 나쁜 남자로 변한다. 기혼 남성의 분류 비율은 약 20~75%이다. 그러나 '나쁜 남자가 되었을까, 아니면 항상 나쁜 남자였는데 MPI가 높은 척했을까?'라는 질문이 나올 수도 있다.

대부분의 진화심리학자들은 후자가 사실이라고 생각한다. 대부분의 남성들이 무의식적으로 자신의 잠재적인 아내들을 속여 MPI가 높은 것으로 생각하도록 하고, 생물학적 명령을 완수하여 자녀가 한두 명이 있고 난 후에, 확실히 집단 내에서의 큰 편차가 있기는 하지만, 종종 아내와 이혼하고 계속 변한다. 이혼 통계는 이 가설을 뒷받침하며, 더 많은 경우 이 남성들은 더 젊은 아내를, 더 많은 자녀를 낳으려는 생물학적 운명을 성취하려고 선택한다. 진화심리학자에 따르면, 젊은 여성과 결혼하는 남성 그리고 반대로 나이든 남성과 결혼하는 여성 현상은 우리의 생물학적 소인을 상호 충족시킨다. 젊은 여성이 나이든 여성보다 더 많은 가임 연령을 가지고 있기 때문에 결혼하는 것이고, 여성이 나이든 남성에게 끌리는 이유는 자원(부)을 모을 수 있는 더 많은 시간을 가졌었고, 권력을 통해 부를 성취할 수 있는 능력을 보여주며, 그들의 지혜, 안정, 그리고 의존할 수 있는 믿음을 보여주기 때문이다.

전반적으로, 이전의 가설에도 불구하고, 여성은 좋은 아빠가 될 남성을 선호하는 경향이 있다. 그러나 우리는 여전히 여성들이 **'나쁜 남자'**를 비밀리에 또는 공개적으로 선호하는 경향을 설명하지 않았다. 진화론적 관점에서 볼 때, 일부 나쁜 남자는 힘이나 간계로 인해 성공적으로 재생산되리라 추측할 수 있다. 자원의 투자를 제외한 이런 대체 전략에 희생양이 된 여성들은 아버지를 닮은 아들을 가질 수 있다. 아들은 동일한 대안적인 나쁜 소년 전략을 채택할 수 있으며, 따라서 이러한 행동을 영속하는 유전자는 생존한다.

이 **'나쁜 남자'** 맥락에서, 조상 환경에서의 반사회성 행동은 현재 사회에서와 같은 목표를 달성했을 것이다. 진화심리학자에 따르면, 일부 남성들은 여성이 부자라고 생각하고 좋은 아빠가 될 것이라면서 여성을 **'바보'**로 만든다. 조상 환경에서는 생식 조건이 비슷했다. 오늘날의 성 이형성, 즉 남성이 여성보다 더 크고 무겁고 키가 큰 경향은 여성과 남성 사이에 경쟁이 있었던 시대의 진화적 잔존물이다. 현대사회에서 반사회성 성격장애 진단을 받은 사람들은 이곳저곳으로 이동하는 경향이 있어 이들의 난잡한 행동을 뒷받침한다. 그러나 조상 환경[*진화적 적응환경*Environment of evolutionary adaptedness(EEA이라고 부름)]에서는 다른 사람들의 보호 없이는 지형을 따라 이동하기가 더 어려웠을 수 있다. 약 80만 년 전에 *호모 하이델베르겐시스*와 같은 최근 EEA의 집단 규모는 지형을 이동하는 위험 없이 상당한 난삽함을 지원할 수 있을 만큼 컸다는 의심을 받고 있다(예: 150명). 따라서 먼 과거에서부터 온 다양한 정신병리학에 대한 EEA는 수백만 년에 걸쳐 최근의 과거에까지 이른 지속적인 요인과는 다를 수가 있다.

거짓말과 무책임감과 같은 명백한 **'부정적'** 행동 외에, 조상 과거에는 반사회성 행동의 **'긍정적'** 특징이 있었을 수도 있다. 반사회성 유형은 아마도 그들의 충동성, 자신의 안전에 대한 무시 그리고 후회의 결여로 다소 두려움이 없는 전사들을 만들어 낼 것이다. 따라서 현재 사회에서는 명백히 부적응적이지만, EEA의 반사회성 행동은 현재까지 지속될 만큼 충분한 생식 가치를 가졌을 수 있다.

편집성 성격장애

DSM-5에 따르면, 편집성 성격장애를 가진 사람들은 다른 사람들을 광범위하게 불신하고 의심한다. 반사회성 성격장애와 마찬가지로, 편집성 성격장애는 대체로 유전적 통제하에 있으며, 유사한 유병률 2~4%를 가지며 여성보다 남성에서 더 자주 나타난다. 그 증상은 다른 사람들이 해치거나 착취하거나 다치게 하려고 한다는 의심이 있다. 배우자, 가족, 친구를 포함한 타인의 성실성, 충실 또는 신뢰성에 대한 집착과 의심이 있다. 타인에게 털어놓는 것을 꺼린다. 타인의 행동에 악의적인 의미와 동기가 있다며 쉽게 해석한다. 원한을 품고 용서하지 않는다. 그리고 인식된 위협에 대한 반격의 신속함이 있다.

다시 말하지만, 반사회성 성격장애와 유사하게 남성에서의 더 높은 비율의 편집성 성격장애는 남성과 여성의 생식 전략에 의해 설명될 수 있다. 이 장애에 대한 현재 환경과 EEA에서 특히 여성이 아기가 자궁에 있을 때, 실제로 자신의 아기인지 궁금해한 여성이 있는가? 없다! 그 의미는 여성이 아이의 유전자에 대한 절대적인 생물학적 확실성을 가지고 있다는 것이다. 그러나 남성은 여성의 혈통 보장에 결코 근접하지 않는다. 남성은 아이가 자신의 아이라는 여성의 말을 받아들여야 하며, 생물학적 관점에서 볼 때 이것은 위험한 위치이다. 그가 지나치게 부모투자를 한다면, 즉 오직 한 여성의 난자를 수정하기로 결정하였는데 다른 남성과 임신한 경우, 그의 유전자는 유전자 풀에 들어가지 않는다. 따라서 배우자의 신실성에 대한 의심은 여성보다 남성에게 생물학적으로 더 유용할 것이다. 그러나 일부 여성들은 배우자의 신실함에 정기적으로 질문한다. 여성은 남성이 사실상 무한한 정자를 다른 여성들과 나누려고 할 때, 왜 상관하는가? 현대의 경험적 증거에 따르면, 여성은 성을 공유하는 것보다 돈, 시간 같은 자원을 공유하는 것에 더 많이 관심을 갖는다. 다른 여성에 대한 감정적 헌신조차도 문제가 될 수 있다. 왜냐하면, 그것은 감정적 지원과 시간 전념과 같은 다른 종류의 지원을 상실할 수 있기 때문이다. 진화심리학의 언어에서는 중요한 것이 자손의 수가 아니라 번식하는 자손의 수이다.

다른 편집성 성격장애 증상과 관련하여, EEA 및 현재 환경 모두에서 해로운 것, 착취 또는 기만을 의심하는 유전적 경향이 있는 집단 구성원 중 일부를 보유하는 것이 전체가 아니라면 유용할 수 있다. 제6장에서 언급했듯이 패턴이나 사건을 감지하지 못하면(거짓 음성), 실제로 실제 패턴이나 사건을 구성하지 않는 패턴을 감지하는 것(거짓 양성)보다 궁극적으로 훨씬 더 유해할 수 있다. 적합도가 감소한다. 특히 EEA에서 다가오는 포식자를 보지 못하고 실제로 존재하지 않는 포식자를 보는 것의 결과를 상상해 보라. 후자의 행동은 어리석거나 낭비로 여겨질 수 있지만, 이전의 성향에 따른 결과는 치명적일 수 있다. 오늘날의 환경에서도 알레르기와 너무 많은 허위 경보에 대한 에너지 낭비와 같은 거짓 양성과 관련된 유해 한 행동이 여전히 있다. 이 현상은 또한 음모가 아무리 엉뚱한 방향으로 몰고 가더라도, 음모 이론을 전적으로 믿는 경향을 설명하는 데 도움이 될 수 있다. 진화론적 관점에서 볼 때 음모론에 관심이 있는 사람들은 본질적으로 "**그렇다. 그것은 엉망이지만, 사실로 밝혀지면 나는 당신처럼 놀라지 않을 것이다**"라고 말할 수 있다. 또한, 거짓 양성과 거짓 음성 사이의 결과의 심각성을 비교하는 것은 위협의 특성에 달려 있다.

제6장에서 언급했듯이, 현대인이 실제가 아닌 패턴을 보거나 실제로 의미가 없는 사건에서 의미를 보는 경향을 *아포페니아*apophenia라고 한다. 아포페니아의 하위 범주는 *변상증*pareidolia인데, 이는 인간이 존재하지 않는 얼굴이나 패턴을 인식하는 경향이 있다. 개체발생학(초기 발달의 유전학)으로 영아가 자양물과 사회성을 위해 얼굴을 인식하고 구별하는 것이 중요하다. 천문학자 칼 세이건Carl Sagan은 그의 1996년 저서 『악령이 출몰하는 세상The Demon-Haunted World』에서 부모의 얼굴을 인식할 수 없는 영아는 부모의 마음을 사로잡을 가능성이 적어 번영할 가능성이 적다고 지적했다. 진화론적으로, 이 두 가지 이유로 얼굴(및 다른 물체, 생물적인 것과 무생물적인 것)을 즉시 인식하고 환경에서 포식자 및 기타 위협을 인식하는 것

이 매우 중요하다. 세이건은 비공식적으로 이 현상을 **'패턴인식 기계'**의 **'우연한 부작용'**(p. 45)이라고 이름 붙였다. **"여기서 우리는 가끔 아무도 없는 곳에서 얼굴을 볼 수 있다"**(p. 45)라고 했다. 세이건은 바위, 채소, 나무 등에서 얼굴을 본 사례와 토르티야tortilla[42], 창문, 그 밖의 물체에서도 보아온 예수의 얼굴까지 본 사례도 내놓았다. 회의론자이자 작가인 마이클 셔머Michael Shermer(2011)는, 뇌는 어떤 패턴도 존재할 수 없는 패턴을 탐지하고 단순한 우연이나 무작위성의 일상적인 대안보다, 그 패턴에 어떤 작인agency이나 인과 느낌을 귀속시키기 위한 강한 포석들을 가진 **'믿음 엔진'**이라고 주장해왔다. 또한, 일부에서는 거짓 양성 편향이 지각perceptual 설계 결함일 수 있으며, 이는 특히 위협적인 조건하에서 거짓 음성을 감소시키는 결과를 초래했을 수 있다고 의심한다(예: Dodgson & Gordon, 2009).

경계성 성격장애

경계성 성격장애로 진단된 사람들은 매우 불안정한 삶을 살고 있다. 그들의 관계는 거의 평탄하지 않고 종종 매우 험악하며, 심지어 자신에 대한 견해도 불분명하거나 왜곡되거나 혼란스럽다. 그들은 도박 문제, 폭식, 마약 및 성적 중독, 과속 또는 난폭 운전 또는 갑작스럽고 성급한 결정으로 심각한 결과인 자기 또는 다른 사람의 부상과 같은 것으로 나타날 수 있는 행동에 매우 충동적이다. 심리학자 테오도르 밀론Theodore Millon과 동료들Millon, Millon, Meagher, Grossman, & Ramnath(2012)은 경계성 성격장애의 핵심 기능이 감정적(정서적) 불안정성, 특히 가족을 포함한 다른 사람들을 향한 격렬한 분노의 규칙적인 폭발이라고 주장한다. 다른 증상으로는 유기(실제 또는 상상), 재발하는 자살 위협, 자해 행동, 강한 공허감, 일시적인

---

42) 옥수숫가루를 반죽하여 팬에 구워 만든 멕시코 빵(역자 주).

편집증 또는 해리 행동을 피하기 위한 극단적인 노력이 있다. 경계성 성격장애는 또한 엄격한 유전자 통제하에 있으며, 대개 청소년기 또는 그 이전에 시작된다. 유년기에 발생하면 주의력결핍/과잉행동장애attention-deficit/hyperactivity disorder(ADHD) 또는 양극성장애와 같은 기분장애로 나타날 수 있다. 그것은 대부분의 다른 성격장애보다 유병률이 높으며(2~6%), 남성보다 여성에서 약 3배 더 자주 나타난다.

표면적으로는, 진화적 적응환경environment of evolutionary adaptiveness(EEA)에서 경계성 성격장애 증상의 대부분이 적응 가치가 거의 없거나 전혀 없었던 것으로 보인다. 그러나 경계성 증상의 군집에 대한 한 가지 가능성은, 모든 현존하는 영장류 종에서 사회 지배적 계층의 편재성이 다시 존재할 수 있으며, 이는 조상 호미닌에서도 사회 계층이 두드러질 가능성이 크다는 것이다. 현대 수렵 채집인 및 횡문화 연구에 대해서도 이러한 가정을 뒷받침한다. 집단의 하위 구성원은 자살 제스처와 자해로 상위 등급 구성원과의 경쟁에서 자아를 제거할 수 있다. 실제로, 현존하는 영장류에서 비정상적으로 행동하는 구성원은 종종 무시되고, 더 이상 자신을 방어하지 않는 영장류는 더 이상의 학대나 공격을 받지 않는 것으로 오랫동안 관찰되었다(예: Bernstein & Gordon, 1974). 이러한 자해행위는 유익하고 적합도를 향상시키는 보조 효과를 가질 수 있다. 델링거 네스와 핸들러Dellinger-Ness and Handler(2006)의 동물 연구 조사에 따르면, 자해 행동은 거의 항상 스트레스가 많은 상황을 따르고 있으며, 자해 행동은 실험 도입 후 동물의 심박 수를 기준선 수준으로 돌리는 것으로 나타났다. 스트레스 또한 인간의 분노와 공격 수준이 강력한 유전자 통제하에 있기 때문에, 분노와 공격에 대한 더 높은 성향을 물려받은 사람들은 남보다 먼저 자신을 해친다. *그리고* 심하게 화를 내는 스트레스를 해소하기 위해 자주 자해를 할 수 있다. 프로이트 정신 분석에서 후자의 현상을 *정화*catharsis라고 한다.

경계성 성격장애의 또 다른 두드러진 증상은 정체성 장애로, 불안정한 자기 이미지를 가지고 있거나 자아감sense of self이 불량하다. 다시 말하지만, EEA의 이러한 증상은 사회적 지배 구조와 관련이 있을 수 있으며, 강력한 자아감은 다른 사람들의 도전, 분노 및 공격과 더 밀접하게 관련될 수 있다. 불안정하거나 유연한 자기 이미지를 가진 사람들은 집단의 계층 구조에서 반대에 직면할 가능성이 작다.

EEA의 대다수 상황에서 **"도약하기 전에 보라"**라는 격언이 훨씬 더 안전했을 수도 있지만, 경계성 성격장애를 지닌 호미닌의 충동성도 가끔 이점이 될 수도 있다. 기아 상태에서 알 수 없는 물질을 충동적으로 섭취하면, 유전자 풀에서 개체가 자주 제거될 수도 있지만 영양소를 발견할 수도 있다. 우스개로 모든 버섯은 적어도 한 번은 식용이다. 또한, 충동적인 환경 탐사(예: 새로운 물과 음식 공급원 발견)와 다른 호미닌 집단 구성원과의 충동적인 성 탐사에 대한 이점이 가끔 있었을 수도 있다. 확실히, *호모 사피엔스*를 향한 네안데르탈인의 제한된 유전자이입introgression[43]에 대한 증거는 네안데르탈인이 강력한(더 작고 더 다부진) 반면에, *호모 사피엔스*는 여리어(더 크고 더 말라서) 다소 다르게 또는 반대로 나타나면서 두 타입 모두 용감하고 대담하거나 충동적인 구성원이 있었음을 암시한다(Harris & Nielsen, 2016; McCoy, Wakefield, & Akey, 2017; Overmann & Coolidge, 2013).

조현성 그리고 회피성 성격장애

표면적으로 이 두 가지 성격장애는 행동적으로 유사하다. 이러한 장애를 가진 개인은 다른 사람들과의 상호작용을 피한다. 밀런Millon은 오래전부터 조현병 환자는 *수동적*으로 다른 사람을 피하고, 회피성 사람은 *적극적*으로 다른 사람을 피한다

---

43) 교잡에 의해 수정능력이 있는 잡종을 생산하면서 어버이 중의 한 종과 역교배가 가능하다(역자 주).

고 주장했다. 나는 그의 의견에 정중하게 동의하지 않는다(슬프게도, 그는 2014년에 세상을 떠났다). 곧 설명하겠지만, 나는 두 가지 유형 모두 능동적으로 그리고 수동적으로 다른 사람들을 피한다고 생각한다.

조현성 성격장애schizoid personality disorder는 종종 오해된다. *조현성*이라는 단어는 사실상 *외톨이* 단어와 동의어이다. 조현성 성격장애를 가진 사람들은 누구와도 심지어 가족들과 관계를 갖고 싶어 하지도 않고 즐기지도 않는다. 그들은 우표수집과 같이 혼자서 수행할 수 있는 활동과 취미뿐만 아니라 자신의 고유 무리를 매우 선호한다. 다른 사람들에게는 차갑고 무표정하며 기쁨, 슬픔, 즐거움 등의 감정이 결여되어 있다. 또한, 그들은 칭찬이나 비판에 면역이 되거나 무관심한 것처럼 보인다. 모든 성격장애와 마찬가지로, 이 장애는 여성보다 남성에게 더 널리 퍼지는 높은 유전율이 있고 다유전자성이다. 조현성 성격장애는 또한 초기에 나타나며 종종 어린 시절에 분명히 나타난다. 그러한 어린이나 청소년은 친구가 없는 것 같다. 정신질환의 진단 및 통계편람(DSM-5)은 성격장애가 인지영역에서 나타날 수 있다고 말하지만, 조현성 성격장애와 관련하여 잘 알려져 있거나 확립된 인지 결핍은 없다. 조현성 성격장애를 가진 사람들은 단순히 외톨이로 보이며 다른 누구와도 교류하고 싶은 욕구가 전혀 없는 것으로 보인다. 그들의 고립성은 조현성 성격장애의 유병률이 평가하기 어렵다는 것을 의미한다. 이 장애가 있는 사람들은 자발적으로 정신건강 치료나 어떤 종류의 심리 치료법도 찾지 않을 것이다. 따라서 그들은 종종 임상 환경에서 보이지 않는다.

행동적으로 유사하지만, 회피성 성격장애를 가진 개인은 다른 사람들과의 상호작용을 원한다. 그러나 그들은 사회적 상호작용에 대한 강한 혐오감을 가지고 있으며 종종 부적절하다고 느끼고 있다. 그들은 다른 사람들로부터 상상된 또는 지각된 모욕, 비판, 거부 또는 부정적인 평가에 대해 과민 반응을 보인다. 따라서 그들은 사회 활동과 대인 관계에서 멀리 떨어져 있다. 다른 사람들과 대화하거나 다른 사람들 앞에서 이야기할 때, 그들은 매우 제지되고 억제된다. 임상적으로 조사할 때, 그들은 동료들에 비해 서툴고 부적절하고 어색하며 매력적이지 않다는 것을 쉽게 인정한다. 회피성 성격장애는 또한, 유전율이 높고 다유전자성이며 남녀 모두에게 똑같이 나타난다. 마지막으로, 성격장애는 다양한 정상적인 성격의 어긋난 특성들이 합류되어 개념화될 수 있다는 점에 주목하는 것이 중요하다.

다시 한번 말하지만, 이 두 성격장애의 지속성을 위한 가장 가능성 있는 시나리오 중 하나는 사회 지배계층과 관련될 수 있다. 더 큰 집단의 하위 집단 내에서 동맹을 형성하고 유지하는 스트레스와 예측 불허의 변화에서 자신을 제거하는 행동은 더 높은 계층 개인의 공격과 학대를 당할 가능성이 적다는 등 진화적 이점이 있었을 것이다. 집단의 모든 구성원이 이 진화적 안정전략(ESS)을 채택했다면, 의심할 여지 없이 생식 활동이 감소하여 특히 사회적으로 상호작용하는 집단에 비해 소멸했을 가능성이 크다.

사회적 저항력이 있는 개인의 또 다른 진화 이점은 전염병과 관련이 있을 수 있다. 전염병 또는 사회적 전염병의 시대에는 사회적 상호작용을 통해 전염병이 전염될 가능성이 적어, 사회적 저항성 유전자가 생존할 수 있다. 흥미롭게도 앞에서 언급 한 볼닉과 슈투츠Bolnick and Stutz(2017) 연구에서 음의 빈도의존선택은 종종 주요 조직적합성 복합 단백질을 부호화하는 유전자의 유지를 위한 기전으로 나타난다. 따라서 이들 유전자의 희귀성 중 하나의 이점은 건강한 면역계의 조절과 관련될 수 있다. 나는 이 주장으로 곧 돌아올 것이다.

조현형 성격장애와 조현병

조현형 성격장애schizotypal personality disorder를 가진 개인은 사회적으로 어색하고 커다란 사회적 불안이 있지만, 특히 지각 왜곡과 비정상적으로 느슨하거나 '이상한

weird' 사고와 관련하여 미묘한 인지장애가 있는 경향이 있다. 이 장애는 환각과 망상이 두드러지게 나타나는 주요 정신병장애인 조현병과의 연속체에 있을 수 있다고 제안되었다. 조현형 성격장애의 일반적인 증상은 의미가 없고, 대체적으로 임의적인 다양한 환경 자극과 의미 있는 연관을 맺는 아포페니아apophenia와 **"유명한 사람들이 나를 알고 있다"** 같은 관계사고가 부풀어 올라있다. 그리고 자신의 문화나 하위문화와 일치하지 않는 매우 특이하고 마술적인 신념을 가지고 있다. 떠다니는 능력 같은 육체적 착각을 경험하고, 매우 미신적인 행동을 보이며, 암을 맨손으로 고칠 수 있다와 같은 텔레파시, 투시, 또는 **'6번째 감각'**에 대한 믿음을 가지고 있다. 다른 사람들에게 조현병 성격장애가 있는 사람들은 매우 이상하고 괴상하고 감정적으로 위축된 것처럼 보인다. 다른 사람들은 그들의 말이 이상하거나 지나치게 형이상학적이거나 은유적이라고 생각한다. **"어떻게 지내십니까?"**라고 물으면 **"바람이 초원에 있다"**라고 대답한다. 실제적으로 완전하게 비논리적이거나 무분별하지는 않지만, 지엽적인 말과 함께 오후에 항상 기이하게 **"좋은 아침"**이라고 응답을 한다. 조현형 성격장애는 유전율이 높고 다유전자성이며, 남성에서 여성보다 약간 더 진단된다. 일부 이론가들은 조현형 성격장애를 조현병의 **'체포된'** 하위 유형 또는 완전히 발달하지 않은 조현병의 버전으로 보고 있지만, 두 장애는 정신병 연속체를 따라 측정될 수 있다.

조현병은 주요 정신병적 장애로 간주되며, 두 가지 주요 증상은 환각과 망상이다. 환각은 5가지 감각으로 발생할 수 있지만, 가장 흔한 것은 청각 환각이며, 개인은 머릿속에서 소리가 들린다고 보고한다. 목소리의 내용을 분석한 결과, 목소리는 조현병이 있는 소수의 사람들에게 다른 사람들과 때로는 자신의 자녀나 다른 가족을 구성원을 죽이도록 강요하지만, **"이빨을 닦으십시오"** 같이 일상적이다. *망상*Delusions은 거짓 신념으로 정의를 내린다. 그리고 좀 더 흔하게는 피해를 받는 경향으로 누군가 또는 일부 집단(예: FBI, CIA)이 **"그들을 잡으러 나왔다"**라고 한다. 내가 주립 정신병원에서 법의학 심리학자였을 때, 조현병 환자 중 가장 흔한 두 가지 망상은 허무주의와 과대 내용이었다. 허무주의 망상에서 환자들은 가치가 없고, 존재하지 않는다고 주장했다. 과대망상 환자들은 흔히 예수 그리스도라고 주장했다. 조현병 환자의 병동을 무심코 관찰하면 일종의 초종교적 의식을 느낄 수도 있는데, 자신이 예수 그리스도라고 생각한 환자들뿐만 아니라 다른 종교적 내용도 나타났다(내가 인도 남부 연방 정신병원에서 임상심리학자로 근무했을 때 힌두교 조현병 환자는 종종 힌두교 신 중 하나라고 주장하기도 했다. 그리고 종종 그것은 가족의 전통적인 신 중 하나였다).

조현병 환자에 대한 또 다른 일반적인 관찰은 그들의 창의성이다. 그러나 이 연합은 종종 과장되어 있다. 내 의견은 조현병이 매우 쇠약해져서 일할 수 없거나, 학교에 가지 않거나, 심지어 기본적인 돌봄(예: 세탁, 목욕, 식사)도 할 수 없다는 것이다. 부가적으로 조현병 환자의 대다수는 전혀 창의적이지 않다. 나는 한때 임상에서 **'하나님'**을 보기 위해 눈에 바늘을 꽂은 환자와 연필로 고환을 찔렀던 환자를 보았다. 나의 의구심은 제쳐두고, 앞서 언급 한 바와 같이, 조현병과 창의성은 흔하지만 복잡한 유전적 근원을 가지고 있는 것으로 의심된다(예: MacCabe et al., 2018; Power et al., 2015; Srinivasan et al., 2016).

조현병 환자는 종종 반사회적 및 조현성 성격장애와 같은 동반 성격장애가 있지만, 조현병은 성격장애로 간주되지 않는다. 조현병은 성격장애와 같이, 다음과 같은 공통점이 있다. (1) 유전율이 높고 (2) 다유전자성(다수의 유전자로 인한 작은 영향), (3) 치료법이 없으며, (4) 약물과 심리치료로도 치료하기가 어렵다. 조현병으로 진단받은 개인의 경우 완화 기간 후 조현병 증상이 다시 발생할 가능성은 약 50%이다. 전 세계 유병률은 약 1%이며 거의 모든 문화에서 발생하는 것으로 알려져 있다. 유병률은 전쟁, 테러 행위, 기근 또는 역병과 같은 치명적인 조건에서도 크게 변하지 않는 경향이 있어, 강력한 유전자 통제하에 있는 생물학적 특성을 입증한다.

심리학자 폴 미흘Paul Meehl(1962)은 논쟁을 잘 거친 고전 논문에서 *조현형실조증*schizotaxia[44]이라고 불리며, 조현병을 발병시키기는 유전적 소인을 물려받아야 한다고 주장했다. 그는 극심한 환경 조건이나 알려지지 않은 스트레스 요인 하에서도 조현형실조증이 없다면, 조현병을 발병할 수 *없다*고 이론화했다. 또한, 개인이 조현병 환자가 아닌 경우, 그 사람은 환각유발 약물의 영향을 받아 조현병 같은 증상을 일시적으로 나타낼 수는 있지만, 어떤 상황에서도 조현병을 발병할 수 *없다*고 했다. 또한, 개인이 조현형실조증이 있더라도 조현병이 발병하지 않을 수 있다고 가정했다. 유전자 운반체로는 남아있을 수 있다. 이 대담한 가설은 조현병을 평가하기 위해 아직 개발된 유전자 검사는 없지만 50년이 지난 후에도 여전히 유효하다. 심리학자들은 미흘Meehl의 가설을 그 이후에 소위 *취약성-스트레스 가설*diathesis-stress hypothesis이라고 불리는 다른 장애로 확장시켰는데, 이는 유전적 소인(취약성)이 자신의 환경(스트레스)과 상호작용하여 장애를 생성한다는 것을 나타낸다.

최근의 게놈 연구는 조현병에서 적어도 108개의 상호작용하는 유전자들이 복잡하고 얽힌 유전적으로 기초한 상태임을 제시한다(조현병의 37,000건의 사례와 113,000명의 대조군, Schizophrenia Working Group of the Psychiatric Genomics Consortium, 2014). 이 유전자 배열은 궁극적으로 다양한 공존하는 성격장애 및 다른 정신병리학적 증상과 함께 많은 조현병 유형의 **'가계'**를 창조한다. 여기에는 미흘의 스키조타이피schizotypy[45] 개념을 포함한다.

---

44) 정신병 증상은 보이지 않으나 미세한 신경통합적 결핍을 보인다(역자 주).

45) 조현병을 유발하기 쉬운 성격적 특성(역자 주).

조현병의 진화적 역설

조현병의 진화적 역설은 그것이 유전율이 높은 질병이고, 매우 쇠약하게 하며, 초기(젊은 성년의 청소년기)에 발병하며, 대부분의 구성원에게 부정적인 적합도 영향을 미친다는 것이다. 그러나 전 세계적으로 그리고 횡문화적으로 지속된다. 크레스피, 서머스 그리고 도러스Crespi, Summers, and Dorus(2007)는 조현병과 관련이 있는 것으로 알려진 76개의 유전자 자리를 연구했으며 창의성, 상상력 및 확산적 사고와 관련이 있는 영역에서 28개 유전자에 대한 긍정적인 선택을 발견했다. 그들은 조현병에 대한 유전적 민감성이 창조적인 인지적 특성을 긍정적으로 선택함으로써 생기는 부차적인 결과일 수 있다고 제안했다. 실제로 영국의 정신과 의사인 티모시 크로우Timothy Crow(1997)는 조현병이 *호모 사피엔스*가 정교한 언어 기술에 대해 지불한 가격이라고 오랫동안 주장해왔다. 크로우는 대뇌반구가 지난 250,000년 동안만 상대적 독립성과 차별적 기능을 개발했다고 가정한다. 이 상대적 독립성이 언어의 생산성generativity에 결정적이라고 생각한다. 그러나 조현병이 언어 기능과 관련하여 두 반구 사이에 정상적으로 존재하는 양측 조정의 붕괴breakdown를 반영할 수 있다고 주장한다. 이러한 방식으로, 크로우는 실패의 긍정적인 선택 이점을 명시하지 않지만, 반구형 특수화의 붕괴 및 반구형 조정의 부족으로 인해 정신병적 사고가 발생한다고 가정했다. 정신과 유전체학 컨소시엄의 조현병 실무 집단Group of the Psychiatric Genomics Consortium(2014)은 또한 조현병의 유전자 영역 중 일부가 주요 조직적합성 복합체, 즉 이물질 또는 이물질 분자를 인식하고 건강한 면역계를 책임지는 단백질과 관련된 단백질 부호화를 보여주었다. 더욱이, 크로우의 가설은 (언어로) 예수회를 배워야 망상을 가질 수 있다는 관념에 반론하기 어렵기 때문에 자극적인 것으로 남아있지만, 경험적 증거는 거의 없다. 참고로 예수회는 1534년에 창립 이래로, 오랫동안 (전면적인 망상은 아닐지라도) 신비와 호기심의 주제였다.[46] 그럼에도 불구하고, 언어가 없는 망상(거짓 신념)을 개발하는 것은 어려워 보이지만 불가능하지는 않고 언어 없이도 환각(즉, 자극이 없을 때의 인식)이 가능해 보인다.

더 건강한 면역체계 외에도 조현병의 긍정적인 선택 혜택이 창의적이고 다양하게 생각할 수 있는 소수의 구성원에게 있을 수 있다는 가설을 선호한다. 또한, 양성 선택 이점은 유사하지만 동일하지 않은 유전자를 보유하는 조현병 환자의 가족 구성원에게 존재할 수 있다. 이런 식으로, 관련 가족 구성원은 조현병의 위험(조현형실조증)이 있지만, 질병에 의해 크게 쇠약해지지는 않으며, 보다 창의적이고 상상력 있게 생각할 수 있다는 이점이 있다.

이 책 전체에 걸쳐 강조된 것은 문제해결과 창의적 해결책이 현대 *호모 사피엔스*의 생존과 우위의 열쇠라고 생각한다. 조현병의 발병은 청소년기 또는 성인기 초기에, 여성보다 남성에서 약간 빠르다는 점을 강조하는 것도 중요하다. 진화적 안정전략(EEA)에서 이것은 조현병을 물려받은 사람이 생식 후에 그렇게 한 것을 의미했을 것이다. 따라서 생식 이전에 쇠약해지는 정신병의 발병은 불리하고 자연스럽게 선택될 것이며, 발병 연령 통계는 이러한 가설을 뒷받침한다. 물론 이것은 조현병이 적응적 가치로 선택되지 않았을 수 있으며, 불리하게 생식 전 발병이 시작될 수 있음을 의미하며, 이는 조현병 유병률에서 정확하게 발견된다. 정신질환이 EEA에 적응한다는 생각에 *반대하*는 도발적인 견해에 대해서는 두브로프스키[Dubrovsky](2002)를 참조하라.

두브로프스키의 주장에도 불구하고, 조현병이 인간 특성에 대한 포괄적인 적합도를 증진시키는 긍정적인 선택 혜택에 대한 증거는 매력적이다. 청소년기 후에 조현병이 시작되면 언어 학습, 사회 규칙, 규정 및 기술이 모두 잘 갖추어져 있다. 많은 조현병 환자들이 환각과 망상을 상세하게 보고할 수 있기 때문에, 이

46) 예수회는 인간의 양심을 중요시하며 엄밀한 학문을 추구하는 교단이다. 언어로 배워야 한다고 주장하며 교육 사업을 중요시하고 있다(역자 주).

시기의 쇠약은 언어를 **'프로그램 해제'**하지 않으며, 더 큰 환각과 망상이 흔하며 조현병 환자는 그들이 더 중요한 사람이라고 주장할 것이다. 이전에 언급한 바와 같이 조현병 환자는 종종 종교적으로 초조해하는 경향이 있으며, 이 효과는 다른 문화권에 영향을 미친다. **'더 높은 힘'** 그리고 **'더 높은 영성'**은 긍정적인 선택 특성인가?

진화심리학자들은 종교가 자신의 유전적 자기 이익을 극복하기 위해 자신을 안내하는 일련의 규칙과 신화를 제공함으로써 인간이 포함된 적합도를 강력하게 장려했다고 추측했다. 조현병과 조현병 환자의 가족이 종교의 창의적이고 독창적인 신화를 약속하는 데 도움이 될 수 있다. 또한, 종교적 인물은 정의상으로는 알 수 없고 헤아릴 수 없는 번역가와 중개자이므로, 일부 조현병 환자는 그러한 문제를 도울 수 있다. 정신과 의사 랭R. D. Laing(1967)은 조현병 환자가 **'세뇌된'** 일반인보다 내면과 더 많이 접촉한다는 근본적인 견해를 취했다. 랭은 **"조현병을 가짜-사회적 현실**pseudo-social realities**에 적응하지 않는 성공적인 시도"**(p. 58)라고 썼다. 칼 융은 종종 내면의 세계가 자신의 의식적 마음이 일관성이 결여되는 지점에 압도될 수 있음을 인식했으므로 이 인용에서 랭의 입장에 전적으로 동의하지 않는다. 조현병이 있거나 조현병 환자의 친족이 종교에 창의적으로 기여함으로써 포용성이 증가했을 수 있다고 생각한다. 현대 서구 사회에서, 정기적으로 하나님과의 비전과 접촉을 인정하는 사람들의 유일한 집단은 종교적인 사람들과 정신병자라는 사실에 주목하는 것은 흥미롭고 도발적이다. 하지만 하느님께서는 사람들이나 조현병 환자들과 대화할 수 없다는 어떤 확실한 견해를 절대적으로 언급할 수 있는가? 진화적 적응환경의 조현병 환자는 인간과 알 수 없는 불가사의한 미스터리(샤먼과 같은) 사이의 첫 번째 중개자였을 것이다. 무신론자들은 종종 신이 없기 때문에 신의 개념은 망상이며 신의 환상은 단순한 환각이라고 주장한다. 여기서 나는 샤먼이나 신의 중개자들이 **'그 너머'**와 접촉할 수 있는지는 중요하지 않다는 것을 주목한다. 사람들이 신의 영역에 접근했다고 *생각했던* 것으로 충분해 보인다. 요약하자면, 초자연적 신념 체계가 제공하는 사회적 규칙과 신화는 인간이 자신의 유전적 자기 이익을 극복하도록 도와줌으로써 포괄적인 적합도를 증진했을 수 있다(샤먼 가설과 조현병에 대한 고전 논문은 Silverman, 1967을 보라, 또한 Fiala & Coolidge, 2018을 보라).

주의력결핍 과잉행동장애

아동기와 청소년기의 가장 두드러진 심리적 문제 중 하나는 주의력결핍/과잉행동장애attention-deficit/hyperactivity disorder(ADHD)이다. 이전에는 *최소 뇌 기능장애minimal brain dysfunction*(MBD)와 *주의력결핍장애attention deficit disorder*(ADD)로 분류되었다. 전 세계 171,756명의 어린이에 관한 102건의 연구에서 폴랑지크, 드 리마, 호르타, 비더만 그리고 로데Polanczyk, de Lima, Horta, Biederman and Rohde(2007)는 5.3%의 ADHD 유병률을 발견했다. 성인의 경우 ADHD는 아동/청소년 유병률의 약 절반 정도 발생한다. 4:1 또는 2:1의 비율로 남아에서 여아보다 더 자주 진단된다. ADHD의 주요 증상은 이름에서 알 수 있듯이 주의력에 문제가 있어 작업에 대한 주의력 유지 부족, 세부사항에 대한 주의력 부족, 지시사항을 따르지 않음, 작업 우선순위 지정 및 완료 어려움, 조직화 빈곤, 계획 빈곤 등이 있다. 주의력결핍이 두드러진 아동이나 청소년의 절반가량은 과잉행동과 충동성 등을 동반하여(동시에 발생하는 문제다) 가만히 앉아 있지 못하는 무능력, 지나친 안절부절, 남을 방해하는 것, 차례를 기다리는 어려움, 지나친 안절부절, 수면장애 등이 있다. 이러한 모든 증상을 대충 살펴본다고 해도 거의 모든 어린이들이 발병 시점에 ADHD의 자격을 얻을 수 있다는 것을 암시할 수 있으며, 놀랍게도 ADHD의 추정 유병률의 많은 수가 지나치게 부풀려진 것으로 생각된다. 구금시설 인구(청소년 및 성인)에서

ADHD의 유병률은 약 15% 이상으로 급격히 증가한다(예: Coolidge et al., 2009). 이 발견은 ADHD와 반사회성 행동의 동반성이 있음을 시사하지만, 그 정확한 본질은 이해하기 쉽지 않다. ADHD는 유전율이 높고 다유전자성 이며, 소수의 특정 유전자, 특히 도파민의 생산과 관련된 유전자가 확인된 것으로 알려져 있다.

그러나 5% 유병률이 ADHD의 보수적 추정치인 경우, 성인에서 심리적 문제가 지속되어 이혼, 실업, 교육 문제, 자살 및 합병 정신문제가 상당히 높은 이유는 무엇인가? 젠슨 등(Jensen et al., 1997)은 ADHD가 진화적 적응환경에 적응했을 수 있다고 제안한 최초의 사람 중 하나였다. 이 책 전체에서 강조한 것처럼, 그들의 초기 추론은 자원이 필요하고 위협을 피하기 위해 환경에서 유기체의 성공에 운동이 중요하다는 것이다. 동물 연구에 따르면 활동 시간이 길어지고 시간이 흐르며 운동 속도가 빨라져 성공적인 자원 확보가 예상된다. 또한, 40종이 넘는 현존하는 비인간 영장류 종의 식단의 질과 긍정적인 상관관계가 있는 것으로 나타났다(DeLouize, 2017). 적절한 운동 활동과 함께, 주의를 빠르게 전환시키는 능력은 새로운 환경이나 위협이 많은 환경에서 큰 가치가 있다. 충동의 증상과 관련하여 지연이 더 비겁하게 영향을 미칠 수 있는 상황에서는 빠른 대응이 선호될 수 있다. 젠슨 등은 그러한 개인들이 **'준비된 응답'**이었다고 꼬리표를 붙이며, 점액적 경향으로(느리고, 이완되어), **'환경적으로 도전받은'**이라고 꼬리표가 붙은 개인들과 반대된다고 여겼다. 그들은 대응 능력을 갖춘 사람들이 전쟁에서 더 성공했거나 더 도전적이거나 어려운 환경 조건하에서 더 성공했을 수도 있다고 생각했다. ADHD에 대한 최종적이고 중요한 동반 증상 중 하나는 불면증이며, 일부 연구에 따르면 ADHD 환자의 최대 75%가 잠이 드는데 또는 잠을 유지하는 데 어려움을 가지고 있거나, 수면 중 안절부절못하거나 이 모든 증상을 가지고 있는 것을 보여주었다. 약 190만 년 전에 *오스트랄로피테쿠스 아파렌시스*에서 *호모 에렉투스*로의 나무에서 지상 생활로의 전환 시점에서 집단 규모가 급격히 증가한 것으로 의심된다. 처음에는 잘 자지 못했거나 밤에 잠을 잘 수 없었던 큰 집단의 소수의 사람의 가치를 상상해 보라. 이러한 반응 준비가 된 사람들은 다시 한번 주변 환경의 위험과 포식자에게 더 주의를 기울일 수 있다. 보다 수면 집단 구성원에게 즉각적인 위협에 대해 경고함으로써 인간의 **'알람 시계'** 역할을 할 수 있을 것이다.

섭식장애 신경성 식욕부진증과 비만

섭식장애(너무 적게 또는 너무 많이 섭식)는 전 세계적으로 흔하다. 가장 당혹스러운 의학적 장애 중 하나이며, 섭식장애 중 가장 치명적인 식욕부진은 신경성 식욕부진증이다. 문자적으로 신경으로 인한 식욕 상실이다. 사망률 추정치는 5~20%이다. 증상은 심한 체중 감소(이상적인 체중에서 15% 이상), 체중 증가에 대한 두려움, 비정상적인 신체 자기 인식, 과잉행동 또는 과도한 운동이다. 그것은 남성보다 여성에게 더 자주 영향을 미치며 여성에게는 보통 월경이 중단된다. 네세[Nesse](1984)는 거식증에 대한 진화론적 근거를 제시했으며, 이로 인해 증상의 구성이 횡문화적으로 음식 공급의 변동에 따른 잔치에서 기근에 이르는 적응 기전이 제안된다고 가정했다. 기징거[Guisinger](2003)는 진화 생물학자들이 월경을 중단하는 것이 심각한 시기에 생식에 대한 일종의 진화 보호장치일 수 있다고 제안했다. 그러나 기징거가 지적하듯이, 거식증에 수반하는 과잉행동과 격렬한 운동을 이해하는데 있어서 그러한 설명은 때때로 청소년과 성인 남성들에게서 일어나는 이유와 같다. 그녀는 **'기근에서 벗어나기 위한 적응**[adapted to flee famine hypothesis]'(AFFH; p. 748)을 제안했는데, 이 가설은 거식증의 주요 증상, 즉 음식 제한, 과잉행동, 굶주림 부정 등이 EEA에서 기근의 조건하에서 적응하고 있다는 것을 명시하고 있다. 그녀는 이러한 증상의 합류가 식욕부진증 개인이 음식의 새로운 위치를 찾는 데 유리할 수 있다고 생각한다. 또한, 기근이 아닌 잔치 조건에서, 과도한 칼로리를 지방으로 저장할 수 있는 사람들은 기근이 잔치에 밀접하게 따른다면 그렇지 않은 사람들보다 유리했을 것으로 생각한다. 이 **'검약 유전자형**thrifty genotype**'**은 현재 환경에서 분명히 해로운 것이지만, 식사는 인간의 동기 부여에서 가장 필수적이며 기징거가 지적한 것처럼, **'매우 조절된 그리고 맞춰진 생리학적 그리고 행동적 체계'**(p. 748)의 중요한 구성 요소인 식욕으로 남아있다.

진화심리학자인 라이스 알-샤와프Laith Al-Shawaf(개인 의사소통)는 섭식장애가 현대인이 **'이상적'**으로 떠받들고 있는 지나치게 매혹적인 모델과 유명 인사에 노출되기 때문에, 짝짓기 경쟁에서 성공할 수 있도록 고안된 진화된 기전에 의해 부분적으로 야기될 수 있다고 제안했다. 그는 현대인이 그러한 정보를 처리할 수 있도록 잘 설계되지 않은 이유는 진화적 적응환경의 작은 집단 규모가 짝짓기할 수 있는 여성이 훨씬 적었기 때문이라고 했다. 특히 많은 사람들이 이미 짝짓기, 임신 또는 모유 수유(즉, 배란을 하지 않는다) 때문이라고 했다. 현대사회에서 사람들은 이미지와 대인관계 모두에서 더 매력적인 낯선 사람에게 노출된다. 알-샤와프는 인간의 진화 역사를 고려할 때, 많은 수의 매력적인 사람들과 교류하는 것이 완전히 부자연스럽고 새롭다고 주장한다. 또한, 현대 미디어는 이미지 조작을 허용하여 세상이 매력적인 잠재적 가득하다는 지각을 높인다. 알-샤와프는 우리의 진화된 기전이 이러한 매력의 홍수를 관리하기 위해 고안되지 않은 이유는 강렬한 성 간의 짝짓기 경쟁과 동성의 짝짓기 경쟁일 수 있으며, 그 결과가 섭식장애라고 생각한다.

감정

정신병리학의 적응적 본질에 대한이 장의 논의에서 감정은 다양한 유형의 정신병리학 표현을 위한 *중요한* 출구라는 암묵적 개념이다. 감정의 진화는 오랫동안 관심의 대상이 되어 왔으며, 특히 다윈이 『인간과 동물의 감정 표현The Expression of Emotions in Man and Animals』이라는 책을 출판했을 때, 인간의 감정이 동물의 행동에서 비롯되었다고 추론했다. 목적은 사회적 의사소통이며 감정과 관련된 정신 상태는 신체 운동과 관련이 있다. 저자는 또한 이 책 전체에서 현대의 인간 두뇌는 영장류에서 처음 확립된 진화 궤적을 따른다고 강조했다. 즉, 영장류를 가진 우리의 공통 조상은 감정 상태의 표현 및 모니터링을 포함하여 향상된 의사소통을 통해 더 복잡한 사회 집단을 내비게이션 하도록 진화했다.

더 최근에는 진화심리학자 알-샤와프, 데이비드 버스 및 동료들(Al-Shawaf, Conroy-Beam, Asao, & Buss, 2015; Lewis, Al Shawaf, Conroy-Beam, Asao, & Buss, 2017)이 인간의 감성이 이전에 상상했던 것보다 더 다양한 적응문제를 해결하기 위해 진화했다고 거듭 강조하고 있다. 그들은 감정의 진화적 기능이 많은 기능들을 조정하고 조절하는 *상위 기전*superordinate mechanisms으로 작용한다고 가설을 세웠다. 여기에는 기본적인 지각과 주의, 학습, 단기 및 장기기억, 동기 부여 및 그들의 목표와 노력 할당, 범주화와 개념적 틀에 관한 추론, 사회적 의사소통 및 언어 사용 및 기타 행동을 포함한다(감정에 의해 규제되는 것으로 생각되는 추가 활동에 대해서는 Cosmides & Tooby, 2000를 보라). 버스와 동료들의 독특한 공헌 중 하나는 전통적인 진화론적 접근법에 의해 일반적으로 무시되었던 감정을 반영한다는 것이다. 전통적 접근법은 두려움, 분노 및 혐오와 같은 *기본* 감정으로 간주 될 수 있는 것에 초점을 맞추었지만, 낭만적, 성적 또는 부모의 사랑에는 거의 주의를 기울이지 않았다. 일련의 *기본* 감정의 존재는 큰 논쟁의 대상이라는 점에 주목하는 것이 중요하다. 전반적으로, 버스 등은 생식 성공과 관련된 문제를 해결하기 위해 감정이 진화한 것으로 보인다는 점을 강조했으므로 먼저 사랑에 대한 나의 토론에 집중해야 할 것이다.

사랑이 그것과 무슨 상관인가?

나는 이전에 남녀의 다른 생식 전략과 관련하여 편집증과 질투의 감정을 조사했다. 사랑의 진화론적 기초는 질투와 편집증보다는 다소 명확하지 않다. 또한, 일부 진화심리학자들은 냉소적인 것처럼 보이며 사랑은 사람들을 진정한 의도로 맹목적으로 진화시켰다고 가정한다. 나는 아는 사람의 네 번째 결혼식에 한 번 참석했다(그녀의 세 번째 결혼식은 몇 년 전에 있었다). 그녀는 배우자가 죽을 때까지 사랑하고 존중하겠다는 약속을 공개적으로 반복했다. 나는 아내에게 맹세가 **"더 좋아질 때까지 사랑하고 존경하도록 수정되어야 한다"**라고 조용히 제안했다. 그러나 나는 여담으로 이렇게 말하고 싶다. 결혼한 남성의 대다수가 성적으로 불충실하다고 인정할 때, 남성은 어떻게 한 여성에게 성적으로 충실할 것을 약속할 수 있는가?

남성의 관점에서 표준 진화 전략은 유전자를 유전자 풀로 가져오는 것이다. 여기에는 여성에게 신뢰할 수 있고 성적으로 충실하며 자녀에게 선하고 신뢰할 수 있는 아버지가 된다고 설득하는 것이 포함된다. 진화심리학자들은 여성들이 거짓말과 양가성을 감지하는 기전을 진화시켰다고 제안한다. 하룻밤에 일어나는 화염에 속지 않는 것, 소홀히 하거나 없는 아버지에게 속지 않는 것이 진화적 관심사다. 여성은 선택적이고 정자 기증자의 MPI(남성부모투자)를 측정해야 한다. 여성의 삶과 자녀의 삶(또는 유전자의 운명)은 적절한 선택에 달려 있다. 그녀는 불성실, 변덕 및 거짓말을 감지할 수 있다. 진화심리학자에 따르면, 이 인상적인 방어를 돌파하기 위해서는 사람이 초능력 무기, 사랑이 필요하다.

진화생물학자 로버트 트리버스Robert Trivers(1972)는 누군가를 속이는 효과적인 방법 중 하나는 실제로 당신이 말하는 것을 믿는 것이라고 주장했다. 따라서 한 남성이 평생 헌신할 수 있다고 믿었고, 여성에게 이것을 말하면 여성은 그런 말을 믿을 가능성이 더 크다. 이 시나리오에서 사랑은 자기기만의 한 형태로 진화했으며, 남성은(대개 무의식적으로) 여성의 기만에 대한 방어를 우회하는 데 사용된다. 나는 여성에 대한 사랑이 적어도 남성에 대한 그녀의 사랑 측면에서 더 복잡하다는 가설을 세웠다. 실제로 가수 티나 터너Tina Turner의 원래 질문인 **"사랑은 그것과 무슨 상관인가?"**[47]에 대답하려고 한다면, 여성의 관점에서 대답은 **"아무것도 없다"**라고 결론을 내릴 것이다. 그녀는 남성의 정자가 필요하다. 그녀는 자녀 양육에 지속적인 도움과 지원이 필요하지만, 이러한 것들을 제공하는 사람을 **'사랑'**할 필요는 없다. 그녀는 귀중한 알을 가지고 있다. 그는 저렴한 정자를 가지고 있다. 이 시점에서 사랑은 짝짓기나 생식과 관련이 없는 것처럼 보인다.

그러나 자녀를 **'사랑'**하는 여성은 모성 감정이 적은 여성보다 진화적인 적합도 이점을 갖게 될 것이다. 따라서 여성의 사랑의 기원은 자녀에 대한 헌신에서 찾을 수 있을 것이다. 실제로, 자연선택은 모체 헌신이 비 포유류의 것보다 출생에 더 취약한 대부분의 포유동물에서 강력하다는 것을 보았다. 실제로 모성 헌신은 젊은이 수와 상관관계가 있는 것으로 보인다. 진화 과학자들은 모성 행동을 두 가지 전략으로 분류했다. r-선택은 거북이와 같이 많은 자손을 생산하는 종의 경우로, 거북이는 알껍데기를 깨고 난 후 수십 명의 아기가 스스로 자생하는 종의 경우이다. K-선택을 생산하는 종의 경우 자손이 거의 없고 모성의 헌신과 보살핌이 가장 중요하다. 따라서 배우자에 대한 여성의 사랑이 모성 헌신 또

---

47) 「What's love got to do with it?」란 노래 제목이다(역자 주).

는 모성에 대한 근거를 가질 가능성이 있으며, 여성이 자녀에 대한 사랑을 표현하는 방식과 배우자에 대한 사랑 사이의 유사성을 상상하기는 어렵지 않다. 또한, 조상 부부가 사랑의 감정을 공유했다면, 사랑이 동등하게 공유되지 않은 다른 부부와 비교할 때, 공유된 사랑은 진화적인 적합도 이점이 될 수 있다. 성인 애착(어머니와 아버지의 유대관계)이 있는 동물계에는 성인 애착과 부모투자 사이에 강한 관계가 있다. 따라서 사랑의 또 다른 기능은 자녀에 대한 부모의 관심과 투자를 자극하는 것 같다.

메스꺼움 — 모든 것을 집으로 가져오라[48)]

나는 적응 본성에 크게 영향을 미치는 다양한 형태의 정신병리학에 수반되는 다양한 감정과 감정 상태에 대해 논의했다. 알-샤와프와 동료Al-Shawaf and his colleagues(2016)는 감정이 일상생활의 과제를 해결하기 위해 진화한 적응이라고 말했다. 여기에는 영양가 있는 음식 얻기, 나쁜 음식 및 감염 예방, 좋은 짝짓기, 새끼를 키우고 자신과 자녀에 대한 포식predation[49)]을 피하는 등이 있다. 또한, 이러한 다양한 적응에는 조정이 필요한데 일부 적응은 다른 적응과 갈등할 수 있기 때문이다. 그들은 접근 회피 동기approach avoidance motivation의 예를 제시하는데, 여기서 생식 배우자를 검색하면 접근 동기를 유발할 수 있지만 감염된 상처는 잠재적 짝을 피할 수 있다. 그들은 이러한 결과의 갈등을 협응*coordination* 문제로 분류했다. 그에 따라 동시에 발생하는 적응의 무작위, 우연 또는 체계화되지 않은 적용은 삶의 많은 도전을 해결할 가능성이 훨씬 작다. 그들은 **"출력 갈등 문제는 효과적인**

---

48) 소제목 '모든 것을 집으로 가져오라'라는 밥 딜런의 음반 「Bring it all back home」의 제목과 같다. 저자는 적응 본성이 활성과 비활성이란 기본 방식에서 비롯되었음을 상기시켜 준다(역자 주).

49) 피식(prey)과 짝을 이루며 먹고 먹히는 관계다(역자 주).

문제해결에 대한 간섭을 최소화하기 위해 프로그램의 *활성화* 및 *비활성화*를 제어하는 기전으로 해결할 수 있다"(이탤릭체는 저자가 표시했음; Al-Shawaf et al., 2016, p. 714)라고 적절하게 주목했다.

나는 그들의 참조 기전이 이 책 전체에서 논의된 뇌 구조와 함께 진화된 인지 기능이라고 제안한다. 이런 식으로 감정은 인지과정을 조절하고(그리고 그 반대도 마찬가지), 두뇌는 이러한 상충되는 결과를 해결하기 위한 궁극적인 유기체였다. 더 중요한 것은 내가 강조한 것처럼 프로그램 조정의 주요 수단으로 활성화 및 비활성화를 선택한 것이 흥미롭다. 나는 이 책 전체에서 생명체를 지도하는 필수 원칙은 학습과 기억 체계, 특히 비연합학습, 즉 민감화와 습관화에 달려 있다고 강조했다. 따라서 감정 조정의 알-샤와프 등의 기본 수단에 대한 나의 관심은 그것이 *활성화*가 *민감화*의 한 형태이고 *비활성화*가 *습관화*의 한 형태라는 가설을 지지한다는 것이다.

요약

1. 고정신병리학은 조상 환경에서 상대적 적합도가 증가할 수 있지만, 현재 환경에서 적합도를 향상시키지 않는 정신문제 및 정신질환에 대한 연구이다.
2. 헌팅톤 무도병과 같은 일부 현재의 정신병리들은 조상 환경에서 주요한 생식력이 있었던 시기 이후에 일부 유전적 장애가 발병하기 때문에, 조상 환경에서 적응적인 가치를 갖지 못했을 수 있다.
3. 일부 정신병리는 그 자체로는 유리하지 않았지만, 그들의 다유전자성 기초는 단순히 그 특정한 유전자와 관련된 성공적인 적응적 표현형을 야기했을 수 있다. 예를 들어, 조현병 유전자의 위치는 면역 유전자 및 창의성을 부

호화하는 것과 관련이 있다.

4. 현대의 성격장애는 사회적 위계를 내비게이션 하는 데 있어서 장점 때문에 조상 환경에 적응했을 수 있다. 일련의 감정들의 진화는 사회적 위계에서의 내비게이션에도 도움이 되었을지도 모른다.

최종 요약

뇌의 진화를 요약하는 것은 현대 생리학적 방법과 기술에 의해 제공되는 뇌와 그 기능에 관한 급성장한 문헌을 감안할 때 헤라클레스 과제이며, 아마도 시지푸스 과제일 수도 있다. 그럼에도 불구하고, 나는 몇 가지 요약 진술이 가능하다고 생각한다.

1. 생명의 진화는 기본 학습과 기억 체계에 달려 있다. RNA와 DNA의 진화와 본질조차도 인생의 과제를 해결하는 프로그램을 저장하고 회상했다.
2. 학습 및 기억 체계는 비연합학습 원리인 민감화 및 습관화로 시작되었다. 나는 이러한 원칙들이 궁극적으로 화학적 친화도와 비친화도에 의해 이끌어졌으며, 그 자체는 원자와 아원자적인 친화도와 비친화도에 근거한다고 가정한다.
3. 고전적 및 조작적 조건화와 같은 연합학습 원리는 살아있는 생물체의 다양성에서 폭발을 일으켰으며, 이는 약 5억 5천만 년 전에 캄브리아기 폭발을 나타내는 **'특유한 전쟁**speciatic war'으로 특징지을 수 있다. 브론프만, 긴즈버그 그리고 자블론카Bronfman, Ginsburg and Jablonka(2016)가 맞다면, 당시 거의 무제한의 연합학습은 *의식적인* 생명체로의 전환을 나타냈다. 또한, 이러한 연

합학습 원리는 비연합학습 원리의 증진을 나타낸다고 제안한다.

4. 생명의 도전 과제를 해결하기 위한 유기체의 활성화와 비활성화 프로그램은 비연합학습의 기본 원리를 반영한 것으로 보인다. 즉, 활성화는 민감화의 한 형태이고 비활성화는 습관화의 한 형태이다.
5. *호모 사피엔스*의 뇌는 약 30만~10만 년 전 크기가 어느 정도 절정에 도달했다. 그 이후로 인지기능이 저하되었다는 증거 없이 전체 뇌 크기가 약 10% 감소했다. *호모 사피엔스*에서 두정엽과 소뇌는 같은 기간 동안 상대적으로 크기가 증가한 것으로 보인다. 이러한 두뇌 성장과 감소 추세가 계속될지와 그 결과가 어떨지 궁금해하는 것은 흥미롭다.
6. 마지막으로, 두정엽과 소뇌의 더 높은 인지적 확장이 현대의 상징적 사고와 현대 언어에서 주요한 역할을 했는지를 추측하는 것이 흥미롭다. 또한, 후각망울은 우리 사촌 네안데르탈인에 비해 현대 *호모 사피엔스*에서 확대된 것으로 보인다. 후각망울은 인지기능이 확립되어 있지 않다. 그러나 혐오감과 같은 감정에서의 그들의 역할과 현대 면역계에서의 중요한 역할은 기념비적이다. 후각은 짝 선택과 결합에서 중요한 역할을 할 수 있다. 이 후각망울 확장 궤도도 계속될까? 그리고 그 영향은 무엇인가?

마무리

역사가 유발 하라리Yuval Harari(2017)는 인류의 미래를 도발적으로 고민했다. 나는 지난 25만 년을 기반으로 한 현대 *호모 사피엔스*의 가능한 뇌 궤적을 정리했다. 두정엽, 소뇌 및 후각망울이 확장되고 후두엽이 감소하였다. 이러한 진화 추세가 계속될지와 그 결과가 인지와 감정에 미치는 영향을 예측하는 것은 거의 불가능하다. 하라리는 심지어 현대 *호모 사피엔스*에서 가능한 모든 정신 상태의 배열을 이해하기가 어렵다고 지적했다. 이 한계에 대한 증거로서, 그는 서구 산업화와 민주주의 문화에서 고도로 교육을 받고 상대적으로 부유한 사람들에 대해 심리학 연구(주로 사회 및 성격 심리학)의 대다수가 수행되고 있음을 보여주었다. 그는 또한 현대 *호모 사피엔스*보다 뇌가 큰 네안데르탈인은 현대인이 경험할 수 없는 정신 상태를 가질 수 있다고 추측했다. 그는 철학자 토마스 나겔Thomas Nagel(1974년)의 고전 논문인 「**박쥐와 같은 것이 무엇인가?**What Is It Like to Be a Bat?」의 예를 들었다. 이 책에서, 나겔은 인간이 박쥐의 *느낌*을 아는 것은 불가능하다고 제안했다. 박쥐를 연구하고, 움직임과 비행의 반향 체계를 분석하고, 행동을 분류하고, 해부학적으로 탐색할 수 있지만, 박쥐가 실제로 어떤 느낌인지 알 수는 없다. 하지만 철학자인 루트비히 비트겐슈타인Ludwig Wittgenstein(1953)은 **"사자가 말할 수 있더라도, 우리는 사자를 이해할 수 없다"**(p. 223)라고 이해하기 어렵게 말했다. 많은 사람들이 언급한 바와 같이, 이 문장은 어떤 언어를 사용하든 다른 언어로 번역될 수 있기 때문에 역설을 만든다. 비트겐슈타인의 주요 요점은 시를 다른 언어로 번역하려고 시도한 사람이 경험한 바와 같이 언어 간에 기본적으로 비교불가능성incommensurability[50]존재가 있을 수 있으며, 같은 언어를 사용하는 사용자 간에도 젊은 노인과 부자와 가난한 사람, 그리고 다른 민족과 문화를 가진 사람들 사이에서도 공통된 기준성이 없을 수 있다. 실제로, 네안데르탈인과 *호모 사피엔스*의 삶과 언어 사이에는 결정적인 비호환성이 있을 수 있다. 우리가 비슷하지 않다고 말하는 것은 아니다. 왜냐하면, 우리가 차이보다 더 많은 유사점을 공유했기 때문이다(Wynn, Overmann, & Coolidge, 2016). 그러나 네안데르탈인은 멸종되었다. 그 사건은 단순한 운명의 왜곡이었을까? 아니면 우리는 뇌와 후두엽이 작았

---

50) 같은 단위로 잴 수 없어 무리수가 나왔다는 주장도 있다(역자 주).

지만, 두정엽, 측두엽, 소뇌 및 후각망울이 확장되어 우리가 생존하고 멸망하게 할 수 있는 인지적이고 행동적인 결과를 가져왔는가? 마지막 네안데르탈인은 이 세분화되고 덜 견고한 *호모 사피엔스*가 그들의 영토에 침입하는 것을 보면서 어떻게 생각했을까? 마지막 네안데르탈인들은 광대한 바다를 바라보면서 동굴이나 바위 돌출부에 앉아 무엇을 생각했을까? 물론, 우리는 그들의 생각을 헤아릴 수 없다. 가까이 그리고 멀리 뇌의 진화와 그들의 인지적이고 감정적인 시퀀스 sequence(연속적인 사건들)에 대해 숙고하는 것은 진정으로 어려운 작업이다. 그럼에도 불구하고 그것은 흥미롭고 매력적이며 경이로움을 불러일으킨다.

용어 해설

가정법 화법 subjunctive speech

발생하지 않은 또는 사실과 반대되는 아이디어에 대한 가상의 상태, 사건 또는 상황을 표현한다.

각이랑 angular gyrus

수학적 작업과 많은 다른 높은 인지기능에 결정적인 아래두정엽 뇌 영역이다.

r-선택 r-selection

자연적으로 선택된 진화 전략으로, 한 종이 많지만 '비싸지 않은' 자식을 생산한다.

감마파 gamma waves

대부분 낮은 진폭과 불규칙한 형태로 얕은 수면에서 25~100Hz 주파수로 나타내는 뇌의 전기적 활동이다.

거울뉴런 mirror neurons

동물이 행동할 때와 다른 동물의 비슷한 행동을 관찰할 때 모두 발화하는 세포이다.

고전적 조건화 classical conditioning

중립 자극이 무조건자극(US)과 결국 조건반응(CR)이 되도록 조건자극(CS)이 되는 연합학습의 한 유형이다.

고정신병리학 paleopsychopathology

현재 환경의 정신적 문제와 증후군에 대한 연구로 조상 환경에서 적응적이었기 때문에 진화될 수도 있었다고 본다.

골상학 phrenology

프란츠 갈 Franz Gall 의 불명예스러운 1800년대 이론으로, 두개골과 두개골 돌기의 모양이 개인의 성격과 정신적 능력을 반영한다고 제안하였다.

공감각synesthesia

특정 색들을 지각하면서 다른 숫자들로 지각하거나, 색깔을 유발하는 악보와 같이 하나의 감각이 자동적으로 다른 감각들과 함께 자극을 일으키는 과정이다.

과대결정over-determined

주먹도끼 제작자가 유용한 도구를 만드는 데 필요한 시간보다 더 많은 시간을 소비한 경우에 사용하는 고고학적 용어이다.

과잉결정overdetermination

하나 이상의 원인이 있는 현상을 설명할 때 사용한다.

굴절적응exaptation

원래의 적응 가치에서 새로운 표현형으로 나타나면서 기존 구조 또는 특징의 표현형 기능의 변화이다.

근육 무긴장증muscle atonia

인간과 비인간 영장류 렘수면에서 발생한다. 꿈이 육체적으로 실행되지 않도록 하는 수의적 골격근의 마비다.

기저핵basal ganglia

시상과 대뇌 피질에 연결된 대뇌 기저부 구조의 한 집단으로 운동의 조율과 높은 인지기능에 관여한다.

네안데르탈인Neandertals

약 40만 년 전에서 약 3만 년 전에 나타난 멸종된 호미닌으로, 현대의 호모 사피엔스를 포함한 호미닌 중 가장 큰 뇌를 지녔다. 네안데르탈인과 호모 사피엔스 사이의 인지적 차이를 야기하는 미묘한 뇌 차이 때문에 이 호미닌은 멸종했을지도 모른다.

뇌화지수Encephalization Quotient(EQ)

뇌 크기에 대한 상대적 척도로 신체 크기에 대한 뇌 크기의 비율이다.

뉴런neuron

다른 뇌 또는 중추신경계 세포로 전기화학 자극을 전달하는 중추신경계의 특화된 세포(신경세포)이다.

다유전자성polygenic

두 개 또는 그 이상의 유전자에 의해 생긴 원인으로, 종종 각각 작은 효과를 지닌 다수의 유전자들이다.

단기기억short-term memory

몇 초 또는 몇 분과 같은 짧은 시간 동안 학습된 자료의 회상이다.

두정엽parietal lobes

전두엽의 뒤쪽과 후두엽의 앞쪽에 있는 뇌의 영역으로 호모 사피엔스 뇌를 네안데르탈인과 비교하였을 때 최근의 진화로 커졌다. 동물과 사람에게서 감각 정보, 사람에서 자기란 감각을 처리한다. 그리고 모든 동물에서 일화기억의 역할을 한다.

대뇌cerebrum

피질, 중뇌 그리고 하위 뇌 구조를 포함한 전체 뇌를 일컫는다.

데니소반denisovans

약 70만 년 전에 출현한 호미닌으로 멸종된 종이다.

델타파delta waves

대부분 동물의 서파수면에서 0.5~3Hz 주파수로 높은 진폭을 나타내는 뇌의 전기적 활동이다.

돌 떼기stone knapping

다른 돌, 뼈 그리고 나무로 날카로운 조각, 주먹도끼, 돌 찍개 또는 다른 석기를 만들기 위한 돌 모양 만들기다. 최초의 석기(모드 1)는 날카로운 조각을 지니고 대략 3백3십만 년 전에 나타났다.

두정엽속고랑intraparietal sulcus

두정엽 내에 위치하며 수 인식numerosity에 결정적 역할을 한다. 상징과 비 상징 숫자에 반응을 보이는 특별한 단일 뉴런과 다발 뉴런을 가지고 있다.

뒤뇌량팽대피질retrosplenial cortex

내비게이션, 새로운 환경 그리고 공간 기억을 위한 뇌 영역의 네크워크에서 중심역할을 한다.

디폴트모드 네트워크default mode network

인간 또는 비인간 영장류가 휴식을 취하고 특정 정신 활동에 관여하지 않을 때의 뇌 활동이다.

마음이론theory of mind

타인의 생각과 감정을 파악하는 능력이다.

모자이크진화mosaic evolution

자연선택이 각각의 뇌 영역에서 발생한다. 협조진화를 보라.

REM수면REM sleep

빠른 눈 운동 수면이라고도 알려졌다. 인간에서 주로 전형적인 수면 기간의 마지막 3분의 1 동안 발생한다. 생생한 꿈과 연관되어 있고 모든 포유류와 일부 파충류, 물고기 그리고 새에서 확인되었다.

민감화sensitization

비연합학습의 두 유형 중 하나로, 반복되는 자극이 점점 더 강한 반응을 낳는다. 민감화의 정의는 또한 반드시 반복된 자극에 꾸준하거나 신뢰할만한 반응을 포함해야 한다고 제안한다.

베르니케의 실어증 Wernicke's aphasia

일반적으로 상측두엽과 후측두엽의 손상으로 인해, 서면 또는 구어 형태의 언어를 이해할 수 없다.

베르니케 영역 Wernicke's area

측두엽 상부이랑 뒤쪽의 뇌 부위로, 언어의 이해를 담당한다고 생각되었다.

베타파beta waves

각성 또는 수면 때 발생하는 8~13Hz 주파수를 나타내는 뇌의 전기적 활동이다.

변상증pareidolia

사람이 실제로 존재하지 않는 얼굴 또는 패턴을 지각하는 경향이다. 아포페니아를 보라.

브로카 실어증 Broca's aphasia

언어 유창성 상실, 말하기 곤란으로 보통은 전두엽의 손상으로 인한다.

브로카 영역 Broca's area

말의 생성, 일시적 순서 그리고 다른 인지 처리와 연관된 아래전두엽 영역으로 석기를 제작하는 동안 활성화되었다.

비연합학습non-associative learning

대략 39억 년 전 생명의 첫 형태와 함께 출현한 학습의 주요 두 형태 중 하나이다. 비연합학습의 두 유형은 습관화와 민감화이다. 연합학습, 습관화, 민감화를 보라.

빈도의존적 선택frequency-dependent selection

집단에서 빈도가 증가하거나 감소함에 따라 특성의 가치가 감소하거나 증가할 것이다.

상위 기전superordinate mechanism

감정의 기능을 일컬으며, 언어, 주의, 지각 그리고 학습과 기억을 포함한 인지기능의 주최자를 조정하고 조절한다.

서술기억declarative memory

사실, 의미 그리고 세부사항을 배우고 회상하는 능력이다. 의미기억 그리고/또는 외현기억이라고도 한다.

서파수면slow-wave sleep(SWS)

0.5에서 3Hz 주파수를 나타내는 높은 진폭의 뇌파로 델타파로도 부르며, 수면 3단계와 4단계의 깊은 수면과 연관이 있다. 많은 파충류와 모든 포유류를 포함한 대부분의 동물에서 관찰된다. 인간에게서 서파수면은 꿈 또는 생각과 연관이 없다.

섬광기억flashbulb memory

자서전기억의 하위유형이다. 기억 속에 강한 자아의식이 있기 때문에 오직 인간에게서 진행된다. 외상, 사고, 재난 또는 행복하거나 멋진 사건 등 감정적으로 강하게 자극받았던 사건에 대해 고도로 상세하고 생생한 회상을 한다.

성격장애personality disorders

강한 유전적 영향을 받으며 행동이 횡문화적, 만성적, 만연한 그리고 융통성이 없는 패턴이다. 아동기 또는 청소년기에 시작하여 직업, 교육 그리고 사회 상호작용에서 상당한 고통이나 손상을 줄 수 있다.

성상세포astrocyte

뇌에 있는 별 모양의 신경교세포이다.

세타파theta waves

인간에게서 1단계 수면 때 발생하는 뇌의 4~8Hz 주파수 전기적 활동이다. 동물에게서 공간처리에 결정적이라고 생각된다.

세포구축cytoarchitecture

세포들, 특히 중추신경계와 대뇌에서 배열되고 층을 형성하는 방법이다.

세포자연사apoptosis

유기체의 성장 또는 발달같이 정상적인 부분으로 유전적으로 프로그램된 뇌세포의 죽음이다.

소뇌cerebellum

피질의 뒤, 아래 영역이다. 근육 활동을 조정, 조절하며 사고를 통제, 조절 그리고 다듬는 기능이 있다.

소뇌인지정서증후군cerebellar cognitive affective syndrome

소뇌에 임상적 또는 아임상적 손상을 당해 집행 기능 문제, 추상적 추론 결핍, 언어 유창성 감소, 시각공간 인지 손상, 부적절한 행동 그리고 언어 어려움 등을 포함한 증상들의 복합이다.

수면방추sleep spindle

13~16Hz의 짧은 파열로 구성되며 인간의 2단계 수면 중에 정기적으로 발생하는 뇌파이다. 학습과 기억에 역할을 한다고 가정을 했다.

수상돌기dendrite

뉴런 세포체의 덤불 같은 연장이다. 시냅스에서 화학적 신경전달물질을 받아서 그 신호를 세포체로 전달한다.

수 인식numerosity

즉시세기(한, 둘 그리고 셋을 구분)와 아날로그 비교(작은 집합과 큰 집합의 구별)란 두 가지 핵심 과정을 지니고 숫자에 대해 평가를 한다. 수 인식은 추상적 사고의 인지적 기초로 작용할 수도 있다.

습관화habituation

비연합학습의 두 가지 유형 중 하나이다. 반응의 강도나 확률이 자극이 반복되면서 줄어든다. 본질적으로 관련 없는 자극에 반응을 하지 않는 학습을 의미한다. 민감화를 보라.

시공간 스케치 패드visuospatial sketchpad

자신의 환경에 대한 시각적, 공간적 지각과 시각적, 공간적 기억의 회상을 담당하는 배들리Baddeley 작업기억 모델의 구성 요소이다.

시냅스synapse

한 뉴런에서 다른 뉴런으로 정보가 전달되는 인접 세포의 축삭과 수상돌기 사이의 간극이다.

시냅스 항상성 가설synaptic homeostatic hypothesis

수면 중에 시냅스가 학습능력을 재정상화 시키고 회복하는 과정이다.

신경가소성(neuroplasticity)

학습 또는 손상 후 시냅스 연결을 형성하고, 재구성하는 뇌의 제한된 능력이다. 사춘기 이전이 이후보다 신경가소성이 더 큰 것으로 보인다.

신경섬유 다발(fasciculus)(복수형 fasciculi)

뇌 영역 전체에 신호를 전달하는 신경섬유 묶음이다.

신경전달물질(neurotransmitter)

도파민, 노르에피네프린, 세로토닌 등 뉴런의 수상돌기 시냅스 소낭에 있는 화학물로 발화 신호를 받으면, 수상돌기와 인접한 축삭 사이의 시냅스 틈새로 내용물을 배출한다. 이 축삭은 시냅스 후 소낭을 가지고 있어 특정 신경전달물질로부터 오는 신호를 받는다.

신경 재사용(neural reuse)

뇌 신경을 원래 적응하려는 목적보다는 다른 목적을 위해 용도변경, 재순환 또는 재사용한다는 가설이다. 굴절적응으로 보라.

실어증(aphasia)

언어를 이해하거나 표현하는 능력의 상실이다.

아날로그 비교(analog comparison)

수 인식(numerosity)의 두 가지 핵심 과정 중 하나이다. 더 작은 것과 더 큰 것을 구별하는 능력이다.

아포페니아(apophenia)

인간이 임의적이거나 무의미한 사건에 대하여 의미 또는 지각적 의미패턴을 붙이려는 경향이다.

RNA 세계 가설(RNA world hypothesis)

생명의 최초 형태는 스스로 신진대사를 하고 복제를 할 수 있는 RNA 한 가닥이라고 주장한다.

알파파alpha waves

인간에게서 의식, 이완 그리고 눈을 감았을 때 발생하는 8~13Hz 주파수를 나타내는 뇌의 전기적 활동이다.

암묵기억implicit memory

저글링, 자전거 타기, 석기 가다듬기 같은 기술 또는 운동 절차에 대한 기억이다.

얼굴인식불능증prosopagnosia

얼굴을 인식할 수 없는데, 보통은 아래측두엽 방추부위 손상으로 생긴다.

역행 기억상실증retrograde amnesia

이전에 배운 정보를 회상할 수가 없다.

연합학습associative learning

약 5억 4천5백만 년 전에 고전적 조건형성과 조작적 조건형성으로 구성된 두 가지 주요 학습형태 중 하나이다. 비연합학습을 보라.

엽절개술lobotomy

전두엽에 절개를 가하는 수술로 각 전두엽 내의 연결부를 파괴한다. 이전에는 조현병과 폭력적인 정신질환자 같은 장애를 치료하는 데 사용되었지만, 지금은 거의 시행되지 않는다.

오스트랄로피테쿠스 아파렌시스australopithecus afarensis

약 4백만 년 전부터 3백만 년 전에 나타났었던 멸종된 호미닌이다. 많은 종으로 구성되었으며 집합적으로 오스트랄로피테신이라고 부른다.

오캄의 면도칼 Occam's razor

더 복잡한 설명보다 간단한 설명이 선호되고, 더 많은 가정이 있는 설명보다는 적은 가정이 있는 설명이 선호된다.

외현기억explicit memory

사실, 단어, 의미 그리고 사건의 회상이다.

원생동물protozoan

단세포 진핵생물로, 모든 후기 동물의 전구체로 여겨진다.

원핵생물prokaryote

뚜렷한 핵이 없이 최초의 단세포 유기체다. 대략 39억 년 전에 출현하였다.

유인원great apes

'사람 과Hominidae'라고 불리는 분류학적 과family이다. 보노보, 침팬지, 고릴라, 오랑우탄, 호모 사피엔스 그리고 호모 에렉투스, 네안데르탈인 같은 호모 사피엔스의 멸종된 친족들이다.

유전자형genotype

유기체의 전체 유전자 집합이다.

음운루프 또는 저장소phonological loop or store

배들리Baddeley의 작업기억 모델 중 하나의 하위 체계 성분으로, 추가 과정에 대해 잠시(대략 2초간) 음성 또는 음향 정보를 저장한다. 조음처리는 장기기억 저장을 위해서 음성을 내든 또는 거의 내지 않든 연속적으로 시연을 할 수 있다.

음의 빈도의존 선택negative frequency-dependent selection

형질의 가치가 인구가 증가하면서 빈도가 줄어들 것이다.

일주기 리듬circadian rhythm

많은 생리적 과정을 조절하는 주야, 24시간 주기이다.

일화기억episodic memory

무엇, 어디서, 언제 특징과 충분한 감정가를 가진 장면과 사건의 기억이다. 인간과 다른 동물에게 기인한다.

일화완충기episodic buffer

배들리Baddley의 작업기억모델의 구성 요소이다. 중앙집행기를 위해 일시적으로 기억을 저장하고 음운루프와 시공간 스케치 패드에서 오는 정보를 통합한다.

자기인지autonoesis

인간은 시간이 상대적이라고 알아차린다. 시간의 대안적 또는 반대되는 시나리오에서 과거, 현재 또는 미래를 상상할 수 있다.

자서전적 기억autobiographical memory

기억 속에 강한 자아의식을 가지고 있는 개인적 사건이나 장면의 회상으로 인간으로 제한한다.

자폐 스펙트럼 장애autism spectrum disorder(ASD)

뇌, 면역체계 및 위장관에 영향을 주는 다중 체계 장애로 특히 사회적 및 정서적 기능에 영향을 준다.

작업기억working memory

(1) 간섭에도 불구하고 처리를 위해 정보를 염두에 두는 능력 (2) 배들리Baddeley 인지의 다중요소모델에서 중앙집행기, 일화완충기, 음운론적 저장 그리고 시공간 스케치 패드를 이루고 있다.

장기기억long-term memory

몇 분, 몇 시간, 며칠 또는 몇 년에 걸쳐 학습된 자료의 회상이다. 외현적/서술기억 또는 암묵적/절차적 기억을 일컬을 수 있다.

재귀recursion

문구를 문구 내에 삽입하는 단계이다. 가정법 화법에 필요하다.

적응adaptation

자연선택을 통해 생존과 번식을 도왔던 신체적 또는 행동적 특징들이다.

전두엽frontal lobes

대뇌의 앞쪽 영역, 중앙구의 앞쪽 그리고 가쪽열구의 윗부분에 있으며, 가장 큰 뇌엽으로 배들리Baddeley의 작업기억에서 집행 기능과 중앙집행기에 연관이 있다. 전두엽이 손상을 받으면 보통은 심하게 무감각증을 보이면서 자발성 상실과 집행 기능장애를 수반한다.

전전두엽피질prefrontal cortex

전두엽의 앞부분으로 구성되며 집행 기능에서 결정적이다.

전향성 기억상실증anterograde amnesia

새로운 정보를 배울 수 없다. 해마에 결정적으로 의존한다.

절차기억procedural memory

운동 기술을 배우고 회상하는 능력으로 암묵기억의 한 유형이다.

점화priming

원래 자극을 의식적으로 인식하는지에 관계없이, 나중에 수행할 때 강화 또는 변화를 주는 자극에 노출되었을 때 발생한다.

정신화mentalizing

상상하는 인지과정이다. 사람이 다른 사람의 생각, 태도 또는 감정을 평가하는 마음이론이라고도 부른다.

조어祖語, protolanguage

현대 언어보다 더 이른 그리고 단순한 형태로, 처음에는 경고와 감정 표현(감탄어), 사물에 이름 붙이기(평서어) 그리고 다른 사람에게 명령하는(명령어) 내용으로 구성되었을 수 있다.

조음루프articulatory loop

배들리Baddeley의 작업기억모델 음운학적 요소의 일부이다. 목소리를 내거나 거의 내지 않는 음성이나 음향 정보를 유지하거나 시연을 할 수 있다.

조작적 조건화operant conditioning

행동이 결과에 의해 통제된다는 연합학습의 한 유형이다. 양성강화와 부정강화 둘 모두는 반응의 확률을 증가시키는 반면, 처벌은 반응의 가능성을 감소시킨다.

중앙집행기central executive

배들리Baddeley의 작업기억모델의 구성 요소이다. 억제와 의사 결정을 포함한 행동을 감독하고 주의를 모니터하는 작업을 한다. 전두엽의 집행 기능과 동의어다.

즉시세기subitization

인간의 유아와 인간이 아닌 영장류에서 하나, 둘 그리고 세 개의 사물을 빠르게 구별하는 본능적 능력이다. 두정엽과 안쪽 측두엽에서 전념하는 뉴런들이 있다.

진핵생물eukaryote

DNA 그리고/또는 RNA를 함유하는 핵이 있는 세포이다.

진화신경심리학evolutionary neuropsychology

뇌의 구조와 기능의 진화에 대한 연구이다.

집행 기능executive functions

전전두피질과 연관된 인지 처리 과정으로, 행동을 통제, 모니터 그리고 억제를 한다. 주의력 지시, 의사 결정, 계획, 조직 그리고 전략을 수립하며 처리한다.

축삭axon

신경세포의 길고 실과 같은 부분으로, 자극이 세포체를 따라가서 말단 시냅스 소포를 다른 세포에게 전달한다.

측두엽temporal lobes

전두엽과 두정엽 아래에 있는 대뇌의 양쪽 영역이다. 비인간의 영장류에서 그리고 인간의 말과 언어에서 소리를 처리하는데 결정적이다.

K 복합체K-complex

인간의 2단계 수면 중에 발생하는 뇌파로 커다랗게 그리고 처음에는 음의 편향으로 나타난다.

K-선택K-selection

자연적으로 선택된 진화 전략으로, 종은 소수지만 '비싼' 자손을 생산한다. r-선택을 보라.

편도amygdala

감정, 특히 공포의 체험과 관련된 피질하 뇌 영역이다.

표현형phenotype

유기체에서 유전자와 환경의 상호작용에서 기인하는 관찰 가능한 구조적(신체적) 또는 행동적 특징이다.

피질cortex(복수형 cortices)

대뇌의 윗부분으로 포유류에서 상위 6개 층의 세포들이다. 신피질이란 용어와 동의어이다.

해마hippocampus

측두엽 내 양측에 위치한 뇌 영역으로, 위치와 냄새를 기억하는 데 적응을 하고, 주요한 굴절적응은 서술기억의 형성이다.

현존하는extant

멸종과 반대로 여전히 존재한다.

협조진화concerted evolution

자연선택이 기능적으로 관련되고 상호 연결된 뇌 영역에 작동하여 발생한다. 모자이크진화를 보라.

호모 에렉투스 Homo erectus

대략 190만 년 전에 출현하여 멸종된 호모 종으로, 이전의 호미닌보다 큰 뇌를 지니고 정교한 석기(주먹도끼)를 만들었다.

호모 하빌리스 Homo habilis

호모 속Genus Homo의 고인류로 오스트랄로피테신의 사촌 같지만, 보다 큰 뇌를 지니고 대략 250만 년 전에 출현하여 150만 년까지 생존하였다. 다른 종들을 집합적으로 하빌린이라고 일컫는다.

호모 하이델베르겐시스 Homo heidelbergensis

호모 속Genus Homo의 고인류로 이전 호미닌보다 보다 큰 뇌를 지니고, 대략 80만 년 전에 출현하였다. 호모 사피엔스와 네안데르탈인의 평판이 난 조상이다.

호미니드hominid

사람 과Hominidae의 모든 구성원이다. 인간과 모든 멸종된 친족을 포함한 현존하는 그리고 멸종된 유인원이다.

호미닌hominin

지난 6백만 년에 있었던 현존하는 그리고 멸종된 인류와 오스트랄로피테신과 하빌린 같이 직계 그리고 먼 조상 모두를 포함한다.

활동지각회영역action perception circuits areas

운동 뉴런과 감각뉴런이 모여 서로의 기능에 영향을 미치는 영역이다. 수렴영역이라고도 한다.

후각olfaction

냄새 감각이다.

후각망울olfactory bulbs

전두엽 아래 양측구로 냄새 감지를 담당한다. 현대 호모 사피엔스에서 네안데르탈인보다 더 크다.

후두엽occipital lobes

대뇌의 뒤쪽 부분에 위치하고 일차적 시각처리를 담당한다. 현대 호모 사피엔스에서 네안데르탈인보다 크기가 줄어들었다.

후성유전학epigenetics

염색질의 변경, 기존 DNA에 메틸 집단 부착 그리고 유전자와 환경의 상호작용 같은 비DNA 연계 유전 행태 연구이다.

참고문헌

Aboitz, F. (2017). *A brain for speech: A view from evolutionary neuroanatomy.* London, UK: Springer Nature.

Aboitiz, F., Aboitiz, S., & Garcia, R. R. (2010). The phonological loop. *Current Anthropology, 51*(S1), S55–S65.

Aboitiz, F., Garcia, R. R., Bosman, C., & Brunetti, E. (2006). Cortical memory mechanisms and language origins. *Brain and Language, 98*(1), 40–56.

Addis, D. R., Wong, A. T., & Schacter, D. L. (2007). Remembering the past and imagining the future: Common and distinct neural substrates during event construction and elaboration. *Neuropsychologia, 45*(7), 1363–1377.

Agustí, J., & Rubio-Campillo, X. (2016). Were Neanderthals responsible for their own extinction? *Quaternary International, 431*, 232–237.

Allen, T. A., & Fortin, N. J. (2013). The evolution of episodic memory. *Proceedings of the National Academy of Sciences of the United States of America, 110*(S2), 10379–10386.

Al-Shawaf, L., Conroy-Beam, D., Asao, K., & Buss, D. M. (2015). Human emotions: An evolutionary psychological perspective. *Emotion Review, 8*(2), 173–186.

Al-Shawaf, L., Zreik, K., & Buss, D. M. (2018). Thirteen misunderstandings about natural selection. *Encyclopedia of Evolutionary Psychological Science*, 1–14.

Altarelli, I., Leroy, F., Monzalvo, K., Fluss, J., Billard, C., Dehaene-Lambertz, G., . . . Ramus, F. (2014). Planum temporale asymmetry in developmental dyslexia: Revisiting an old question. *Human Brain Mapping, 35*(12), 5717–5735.

American Psychiatric Association. (2013). *Diagnostic and statistical manual of mental disorders* (5th ed.). Washington, DC: Author.

Anderson, M. L. (2010). Neural reuse: A fundamental organizational principle of the brain. *Behavioral and Brain Sciences, 33*(4), 245–266.

Anderson, M. L. (2014). *After phrenology: Neural reuse and the interactive brain.* Cambridge, MA: MIT Press.

Aron, A. R., Robbins, T. W., & Poldrack, R. A. (2004). Inhibition and the right inferior frontal cortex. *Trends in Cognitive Sciences, 8*(4), 170–177.

Arsuaga, J. L. (2002). *The Neanderthal's necklace: In search of the first thinkers.* New York, NY: Four Walls Eight Windows.

Aserinsky, E., & Kleitman, N. (1953). Regularly occurring periods of eye motility, and concomitant phenomena, during sleep. *Science, 118*(3062), 273–274.

Attout, L., Fias, W., Salmon, E., & Majerus, S. (2014). Common neural substrates for ordinal representation in short-term memory, numerical and alphabetical cognition. *PloS One, 9*(3), e92049.

Auger, S. D., Zeidman, P., & Maguire, E. A. (2015). A central role for the retrosplenial cortex in de novo environmental learning. *Elife, 4*, e09031.

Augustinack, J. C., van der Kouwe, A. J., Salat, D. H., Benner, T., Stevens, A. A., Annese, J., . . . Corkin, S. (2014). HM's contributions to neuroscience: A review and autopsy studies. *Hippocampus, 24*(11), 1267–1286.

Baddeley, A. D. (2000). The episodic buffer: A new component of working memory? *Trends in Cognitive Sciences, 4*(11), 417–423.

Baddeley, A. D. (2001). Is working memory still working? *American Psychologist, 56*(11), 851–864.

Baddeley, A. D. (2012). Working memory: Theories, models, and controversies. *Annual Review of Psychology, 63*, 1–29.

Baddeley, A., Gathercole, S., & Papagno, C. (1998). The phonological loop as a language learning device. *Psychological Review, 105*(1), 158–173.

Baddeley, A. D., & Hitch, G. J. (1974). Working memory. In G. A. Bower (Ed.), *Recent advances in learning and motivation* (pp. 47–90). New York, NY: Academic Press.

Baddeley, A., & Logie. R. (1999). Working memory: The multi-component model. In A. Miyake & P. Shah (Eds.), *Models of working memory: Mechanisms of active maintenance and executive control* (pp. 28–61). New York, NY: Cambridge University Press.

Baldwin, J. M. (1896). A new factor in evolution. *The American Naturalist, 30*(354), 441–451.

Balsters, J. H., Whelan, C. D., Robertson, I. H., & Ramnani, N. (2013). Cerebellum and cognition: Evidence for the encoding of higher order rules. *Cerebral Cortex, 23*(6), 1433–1443.

Balter, M. (2017). Schizophrenia's unyielding mysteries. *Scientific American, 316*(5), 54–61.

Barton, R. A., & Venditti, C. (2014). Rapid evolution of the cerebellum in humans and other great apes. *Current Biology, 24*(20), 2440–2444.

Bastian, H. C. (1869). On the various forms of loss of speech in cerebral disease. *British and Foreign Medical and Chirurgical Review, 43*, 209–236.

Bastir, M., Rosas, A., Gunz, P., Peña-Melian, A., Manzi, G., Harvati, K., . . . Hublin, J. J. (2011). Evolution of the base of the brain in highly encephalized human species. *Nature Communications, 2*, 588.

Bechara, A., & Damasio, A. R. (2005). The somatic marker hypothesis: A neural theory of economic decision. *Games and Economic Behavior, 52*(2), 336–372.

Benchley, R. (1920, February). The most popular book of the month: An extremely literary review of the latest edition of the New York City telephone directory. *Vanity Fair*, 69.

Bennet, C., Baird, A., Miller, M., & Wolford, G. (2010). Neural correlates of interspecies perspective taking in the post-mortem Atlantic salmon: An argument for proper multiple comparisons correction. *Journal of Serendipitous and Unexpected Results, 1*(1), 1–5.

Bernstein, I. S., & Gordon, T. P. (1974). The function of aggression in primate societies: Uncontrolled aggression may threaten human survival, but aggression may be vital to the establishment and regulation of primate societies and sociality. *American Scientist, 62*(3), 304–311.

Bickerton, D. (2007). Language evolution: A brief guide for linguists. *Lingua, 117*(3), 510–526.

Bolhuis, J. J., Tattersall, I., Chomsky, N., & Berwick, R. C. (2014). How could language have evolved? *PLoS Biology, 12*(8), e1001934.

Bolnick, D. I., & Stutz, W. E. (2017). Frequency dependence limits divergent evolution by favouring rare immigrants over residents. *Nature, 546*(7657), 285–288.

Botha, R. P. (2002). Are there features of language that arose like birds' feathers? *Language & Communication, 22*(1), 17–35.

Botha, R. (2006). On the Windows Approach to language evolution. *Language & Communication, 26*(2), 129–143.

Botha, R. (2012). Protolanguage and the "God particle". *Lingua, 122*(12), 1308–1324.

Brain, C. K. (1972). An attempt to reconstruct the behaviour of australopithecines: The evidence for interpersonal violence. *African Zoology, 7*(1), 379–401.

Bramble, D. M., & Lieberman, D. E. (2004). Endurance running and the evolution of *Homo*. *Nature, 432*, 345–352.

Brawn, T. P., Fenn, K. M., Nusbaum, H. C., & Margoliash, D. (2010). Consolidating the effects of waking and sleep on motor-sequence learning. *Journal of Neuroscience, 30*(42), 13977–13982.

Breasted, J. (1991). *The Edwin Smith surgical papyrus: Hieroglyphic transliteration translation and commentary* (Vol. 1). Chicago, IL: University of Chicago Press. (Original work published 1930).

Bronfman, Z. Z., Ginsburg, S., & Jablonka, E. (2016). The evolutionary origins of consciousness: Suggesting a transition marker. *Journal of Consciousness Studies, 9-10*, 7–34.

Bruner, E. (2004). Geometric morphometrics and paleoneurology: Brain shape evolution in the genus *Homo*. *Journal of Human Evolution, 47*(5), 279–303.

Bruner, E. (2010). Morphological differences in the parietal lobes within the human genus. *Current Anthropology, 51*(S1), S77–S88.

Bruner, E., Amano, H., Pereira-Pedro, A. S., & Ogihara, N. (2018). The evolution of the parietal lobes in the genus *Homo*. In E. Bruner, N. Ogihara, & H. C. Tanabe (Eds.), *Digital endocasts: From skulls to brains* (pp. 219–237). Tokyo: Springer.

Bruner, E., & Holloway, R. L. (2010). A bivariate approach to the widening of the frontal lobes in the genus *Homo*. *Journal of Human Evolution, 58*(2), 138–146.

Bruner, E., & Iriki, A. (2016). Extending mind, visuospatial integration, and the evolution of the parietal lobes in the human genus. *Quaternary International, 405*, 98–110.

Bruner, E., & Lozano, M. (2014). Extended mind and visuo-spatial integration: Three hands for the Neandertal lineage. *Journal of Anthropological Sciences, 92*, 273–280.

Buckner, R. L., & Krienen, F. M. (2013). The evolution of distributed association networks in the human brain. *Trends in Cognitive Sciences, 17*(12), 648–665.

Burgess, N., Becker, S., King, J. A., & O'Keefe, J. (2001). Memory for events and their spatial context: Models and experiments. *Philosophical Transactions of the Royal Society of London B: Biological Sciences, 356*(1413), 1493–1503.

Burgess, N., Maguire, E. A., & O'Keefe, J. (2002). The human hippocampus and spatial and episodic memory. *Neuron, 35*(4), 625–641.

Cabestrero-Rincón, M. A., Balzeau, A., & Lorenzo, C. (2018). Differential evolution of cerebral and cerebellar fossae in recent *Homo*: A new methodological approach. *Journal of Comparative Human Biology, 69*, 289–303.

Cachel, S., & Harris, J. (1995). Ranging patterns, land-use and subsistence in *Homo erectus* from the perspective of evolutionary biology. In J. Bower and S. Sartono (Eds.), *Evolution and ecology of Homo erectus* (pp. 51–66). Leiden: Pithecanthropus Centennial Foundation.

Cai, D. J., Mednick, S. A., Harrison, E. M., Kanady, J. C., & Mednick, S. C. (2009). REM, not incubation, improves creativity by priming associative networks. *Proceedings of the National Academy of Sciences of the United States of America, 106*(25) 10130–10134.

Caligiore, D., Pezzulo, G., Baldassarre, G., Bostan, A. C., Strick, P. L., Doya, K., . . . Lago-Rodriguez, A. (2017). Consensus paper: Towards a systems-level view of cerebellar

function: The interplay between cerebellum, basal ganglia, and cortex. *Cerebellum, 16*(1), 203–229.
Caplan, D., & Waters, G. S. (1995). On the nature of the phonological output planning processes involved in verbal rehearsal: Evidence from aphasia. *Brain and Language, 48*(2), 191–220.
Cavanna, A. E., & Trimble, M. R. (2006). The precuneus: A review of its functional anatomy and behavioural correlates. *Brain, 129*(3), 564–583.
Chance, S. A., Sawyer, E. K., Clover, L. M., Wicinski, B., Hof, P. R., & Crow, T. J. (2013). Hemispheric asymmetry in the fusiform gyrus distinguishes Homo sapiens from chimpanzees. *Brain Structure and Function, 218*(6), 1391–1405.
Cirelli, C., & Bushey, D. (2008). Sleep and wakefulness in *Drosophila melanogaster*. In D. W. Pfaff and B. L. Kieffer (Eds.), *Molecular and biophysical mechanisms of arousal, alertness, and attention* (pp. 323–329). Malden, MA: Blackwell Publishing.
Colón-Ramos, D. A. (2016). The need to connect: on the cell biology of synapses, behaviors, and networks in science. *Molecular Biology of the Cell, 27*(21), 3203–3207.
Comer, R. J. (2015). *Abnormal psychology* (9th ed.). New York, NY: Worth Publishers.
Coolidge, F. L. (2006). *Dream interpretation as a psychotherapeutic technique*. London, UK: Radcliffe.
Coolidge, F. L. (2012). On the emergence of grammatical language as a means of bypassing the limitations of working memory capacity. *Physics of Life Reviews, 9*, 217–218.
Coolidge, F. L. (2014). The exaptation of the parietal lobes in *Homo sapiens*. *Journal of Anthropological Sciences, 92*, 295–298.
Coolidge, F. L. (2018, September). *Evolutionary implications of the sense of numbers*. Poster presented at the meeting of the European Society for the study of Human Evolution, Faro, Portugal.
Coolidge, F. L., Estey, A., Segal, D., & Marle, P. D. (2013). Are alexithymia and schizoid personality disorder synonymous diagnoses? *Comprehensive Psychiatry, 54*, 141–148.
Coolidge, F. L., Merwin, M. M., Wooley, M. J., & Hyman, J. N. (1990). Some problems with the diagnostic criteria of the antisocial personality disorder in DSM-III-R: A preliminary study. *Journal of Personality Disorders, 4*(4), 407–413.
Coolidge, F. L., Middleton, P. A., Griego, J. A., & Schmidt, M. M. (1996). The effects of interference on verbal learning in multiple sclerosis. *Archives of Clinical Neuropsychology, 11*, 605–611.
Coolidge, F. L. & Overmann, K. A. (2012). Numerosity, abstraction, and the emergence of symbolic thinking. *Current Anthropology, 53*(2), 204–225.
Coolidge, F. L., Overmann, K. A., & Wynn, T. (2010). Recursion: What is it, who has it, and how did it evolve? *Wiley Interdisciplinary Reviews: Cognitive Science, 2*(5), 547–554.
Coolidge, F. L., & Segal, D. L. (1998). Evolution of personality disorder diagnosis in the *Diagnostic and Statistical Manual of Mental Disorders*. *Clinical Psychology Review, 18*(5), 585–599.
Coolidge, F. L., Segal, D. L., Klebe, K. J., Cahill, B. S., & Whitcomb, J. M. (2009). Psychometric properties of the Coolidge Correctional Inventory in a sample of 3,962 prison inmates. *Behavioral Sciences & the Law, 27*(5), 713–726.
Coolidge, F. L., Thede, L. L., & Jang, K. L. (2001). Heritability of personality disorders in childhood: A preliminary investigation. *Journal of Personality Disorders, 15*(1), 33–40.
Coolidge, F. L., & Wynn, T. (2001). Executive functions of the frontal lobes and the evolutionary ascendancy of *Homo sapiens*. *Cambridge Archaeological Journal, 11*(2), 255–260.

Coolidge, F. L., & Wynn, T. (2005). Working memory, its executive functions, and the emergence of modern thinking. *Cambridge Archaeological Journal, 15*(1), 5–26.

Coolidge, F. L., & Wynn, T. (2009). Recursion, phonological storage capacity, and the evolution of modern speech. In R. Botha & C. Knight (Eds.), *The prehistory of language* (pp. 244–254). Oxford, UK: Oxford University Press.

Coolidge, F. L., & Wynn, T. (2016). An introduction to cognitive archaeology. *Current Directions in Psychological Science, 25*(6), 386–392.

Coolidge, F. L., & Wynn, T. (2018). *The rise of* Homo sapiens (2nd ed.). New York, NY: Oxford University Press.

Coolidge, F. L., & Wynn, T. (2019, March). *The second cognitive Rubicon in stone-knapping: Late Acheulean handaxes.* Paper presented at the conference "Retuning cognition with a pair of rocks: Culture, evolution, technology," Center for Philosophy of Science, Cathedral of Learning, University of Pittsburgh, Pittsburg, PA.

Corballis, M. (2003). From hand to mouth: The gestural origins of language. In M. Christiansen & S. Kirby (Eds.), *Language evolution: The states of the art*. Oxford: Oxford University Press.

Corkin, S. (2013). *Permanent present tense: The unforgettable life of the amnesic patient, H.M.* New York, NY: Basic Books.

Cosmides, L., & Tooby, J. (2000). Evolutionary psychology and the emotions. *Handbook of Emotions, 2*, 91–115.

Crespi, B., Summers, K., & Dorus, S. (2007). Adaptive evolution of genes underlying schizophrenia. *Proceedings of the Royal Society of London B: Biological Sciences, 274*(1627), 2801–2810.

Crow, T. J. (1997). Is schizophrenia the price that *Homo sapiens* pays for language? *Schizophrenia Research, 28*(2), 127–141.

Crow, T. J. (2000). Schizophrenia as the price that *Homo sapiens* pays for language: A resolution of the central paradox in the origin of the species. *Brain Research Reviews, 31*(2), 118–129.

Crowder, R. G., & Morton, J. (1969). Precategorical acoustic storage (PAS). *Attention, Perception, & Psychophysics, 5*(6), 365–373.

Damasio, A. R. (1989). The brain binds entities and events by multiregional activation from convergence zones. *Neural Computation, 1*(1), 123–132.

Danjo, T., Toyoizumi, T., & Fujisawa, S. (2018). Spatial representations of self and other in the hippocampus. *Science, 359*(6372), 213–218.

Dart, R. A. (1949). The predatory implemental technique of *Australopithecus. American Journal of Physical Anthropology, 7*(1), 1–38.

Darwin, C. (1862). *On the various contrivances by which British and foreign orchids are fertilised by insects: And on the good effect of intercrossing*. Cambridge, UK: Cambridge Library Collection.

Darwin, C. (1872). *The expression of the emotions in man and animals.* London, UK: John Murray.

Deacon, T. W. (1996). Prefrontal cortex and symbol learning: Why a brain capable of language evolved only once. In B. M. Velichkovsky and D. M. Rumbaugh (Eds.), *Communicating meaning: The evolution and development of language* (pp. 103–138). Hillsdale, NJ: Lawrence Erlbaum Associates.

Dehaene, S. (2005). Evolution of human cortical circuits for reading and arithmetic: The "neuronal recycling" hypothesis. In S. Dehaene, J. R. Duhamel, M. Hauser, & G. Rizzolatti (Eds.), *From monkey brain to human brain* (pp. 133–157). Cambridge, MA: MIT Press.

Dehaene, S., & Cohen, L. (2007). Cultural recycling of cortical maps. *Neuron, 56*(2), 384–398.

Dehaene, S., Cohen, L., Sigman, M., & Vinckier, F. (2005). The neural code for written words: A proposal. *Trends in Cognitive Sciences, 9*(7), 335–341.

Delgado, M. R., Nearing, K. I., LeDoux, J. E., & Phelps, E. A. (2008). Neural circuitry underlying the regulation of conditioned fear and its relation to extinction. *Neuron, 59*(5), 829–838.

Dellinger-Ness, L. A., & Handler, L. (2006). Self-injurious behavior in human and nonhuman primates. *Clinical Psychology Review, 26*(5), 503–514.

de Lorenzo, V. (2014). From the selfish gene to selfish metabolism: Revisiting the central dogma. *BioEssays, 36*(3), 226–235.

DeLouize, A. M. (2017). *The contribution of running behavior to brain growth and cognition in primates.* (Unpublished master's thesis). University of Colorado, Colorado Springs.

DeLouize, A. M., Coolidge, F. L., & Wynn, T. (2017). Dopaminergic systems expansion and the advent of *Homo erectus. Quaternary International,* 427(Part B), 245–252. doi.org/10.1016/jquaint.2015.10.123

de Lussanet, M. H., & Osse, J. W. (2012). An ancestral axial twist explains the contralateral forebrain and the optic chiasm in vertebrates. *Animal Biology, 62*(2), 193–216.

de Lussanet, M. H., & Osse, J. W. (2015). Decussation as an axial twist: A comment on Kinsbourne (2013). *Neuropsychology, 29*(5), 713–714.

Deschamps, I., Baum, S. R., & Gracco, V. L. (2014). On the role of the supramarginal gyrus in phonological processing and verbal working memory: Evidence from rTMS studies. *Neuropsychologia, 53,* 39–46.

Dessalles, J. L. (2010). Have you anything unexpected to say? The human propensity to communicate surprise and its role in the emergence of language. In A. D. M. Smith, M. Schouwstra, B. de Boer, & K. Smith (Eds.), *The evolution of language—Proceedings of the 8th International Conference* (pp. 99–106). Singapore: World Scientific Publishing Co.

DeVore, I., & Tooby, J. (1987). The reconstruction of hominid behavioral evolution through strategic modeling. In W. G. Kinzey (Ed.), *The evolution of human behavior: Primate models* (pp. 183–237). Albany, NY: State University of New York Press.

Diekelmann, S., & Born, J. (2010). The memory function of sleep. *Nature Reviews Neuroscience, 11*(2), 114–126.

Dieringer, T., & Coolidge, F. L. (2018, September). *A review of recent Neandertal extinction theories.* Poster presented at the meeting of the European Society for the study of Human Evolution, Faro, Portugal.

Dittrich, L. (2017). *Patient H.M.: A story of memory, madness, and family secrets.* New York, NY: Random House.

Dodgson, G., & Gordon, S. (2009). Avoiding false negatives: Are some auditory hallucinations an evolved design flaw? *Behavioural and Cognitive Psychotherapy, 37*(3), 325–334.

Doya, K. (2000). Complementary roles of basal ganglia and cerebellum in learning and motor control. *Current Opinion in Neurobiology, 10*(6), 732–739.

Dubrovsky, B. (2002). Evolutionary psychiatry. Adaptationist and nonadaptationist conceptualizations. *Progress in Neuro-Psychopharmacology and Biological Psychiatry, 26*(1), 1–19.

Dunbar, R. I. (1998). The social brain hypothesis. *Brain, 9*(10), 178–190.

Dunbar, R. I. (2004). Gossip in evolutionary perspective. *Review of General Psychology, 8*(2), 100–110.

Dunbar, R. I. (2013). *Primate social systems.* Berlin, Germany: Springer Science & Business Media.

Dunbar, R. I., & Shultz, S. (2007). Evolution in the social brain. *Science, 317*(5843), 1344–1347.

Durante, K. M., Griskevicius, V., Simpson, J. A., Cantu, S. M., & Li, N. P. (2012). Ovulation leads women to perceive sexy cads as good dads. *Journal of Personality and Social Psychology, 103*(2), 292–305.

Eisenstein, E. M., & Eisenstein, D. (2006). A behavioral homeostasis theory of habituation and sensitization: II. Further developments and predictions. *Reviews in the Neurosciences, 17*(5), 533–558.

Eisenstein, E. M., Eisenstein, D. L., & Sarma, J. S. M. (2016). An exploration of how to define and measure the evolution of behavior, learning, memory and mind across the full phylogenetic tree of life. *Communicative & Integrative Biology, 9*(3), e1166320.

Eklund, A., Nichols, T. E., & Knutsson, H. (2016). Cluster failure: Why fMRI inferences for spatial extent have inflated false-positive rates. *Proceedings of the National Academy of Sciences of the United States of America, 113*(28), 7900–7905.

Engle, R. W., & Kane, M. J. (2003). Executive attention, working memory capacity, and a two-factor theory of cognitive control. *Psychology of Learning and Motivation, 44*, 145–199.

Evans, P. D., Gilbert, S. L., Mekel-Bobrov, N., Vallender, E. J., Anderson, J. R., Vaez-Azizi, L. M., . . . Lahn, B. T. (2005). Microcephalin, a gene regulating brain size, continues to evolve adaptively in humans. *Science, 309*(5741), 1717–1720.

Evans, N., & Levinson, S. (2009). The myth of language universals: Language diversity and its importance for cognitive science. *Behavioral and Brain Sciences, 32*(5), 429–448.

Ferrer-i-Cancho, R. (2015). The placement of the head that minimizes online memory. *Language Dynamics and Change, 5*(1), 114–137.

Fiala, J. A., & Coolidge, F. L. (2018). Genetic predilections and predispositions for the development of shamanism. *Behavioral and Brain Sciences, 41*, e73.

Finger, S. (1994). *Origins of neuroscience: A history of explorations into brain function.* New York, NY: Oxford University Press.

Fitch, W., & Braccini, S. N. (2013). Primate laterality and the biology and evolution of human handedness: A review and synthesis. *Annals of the New York Academy of Sciences, 1288*(1), 70–85.

Fitch, W. T., Hauser, M. D., & Chomsky, N. (2005). The evolution of the language faculty: Clarifications and implications. *Cognition, 97*(2), 179–210.

Fletcher, P. C., Frith, C. D., Baker, S. C., Shallice, T., Frackowiak, R. S. J., & Dolan, R. J. (1995). The mind's eye—precuneus activation in memory-related imagery. *NeuroImage, 2*(3), 195–200.

Franklin, M. S., & Zyphur, M. J. (2005). The role of dreams in the evolution of the human mind. *Evolutionary Psychology, 3*(1), 59–78.

Freud, S. (1956). *The interpretation of dreams* (J. Strachey, Trans., Ed.). New York, NY: Basic Books. (Original work published 1900)

Freud, S. (1960). *Jokes and their relation to the unconscious* (J. Strachey, Trans., Ed.). London: W. W. Norton & Company. (Original work published 1905)

Friedman, N. P., Miyake, A., Young, S. E., DeFries, J. C., Corley, R. P., & Hewitt, J. K. (2008). Individual differences in executive functions are almost entirely genetic in origin. *Journal of Experimental Psychology: General, 137*(2), 201–225.

Fritsch, G., & Hitzig, E. (1870). Über die elektrische Erregbarkeit des Grosshirns. *Archiv für Anatomie, Physiologie und Wissenschaftliche Medicin, 37*, 300–332.

Gagliano, M., Abramson, C. I., & Depczynski, M. (2018). Plants learn and remember: Lets get used to it. *Oecologia, 186*(1), 29–31.

Gall, F. J., & Spurzheim, J. C. (1810). *Anatomie et physiologie* (4 vols.) Paris: Schoell, 1819.

Gannon, P. J., Holloway, R. L., Broadfield, D. C., & Braun, A. R. (1998). Asymmetry of chimpanzee planum temporale: Humanlike pattern of Wernicke's brain language area homolog. *Science, 279*(5348), 220–222.

Gánti, T. (1975). Organization of chemical reactions into dividing and metabolizing units: The chemotons. *BioSystems, 7*(1), 15–21.

Gärdenfors, P. (2013). The role of cooperation in the evolution of protolanguage and language. In G. Hatfield & H. Pittman (Eds.), *Evolution of mind, brain, and culture* (pp. 193–216). Philadelphia, PA: University of Pennsylvania Press.

Genzel, L., & Battaglia, F. P. (2017). Cortico-hippocampal circuits for memory consolidation: The role of the prefrontal cortex. In N. Axmacher & B. Rasch (Eds.), *Cognitive neuroscience of memory consolidation* (pp. 265–281). Cham, Switzerland: Springer International Publishing.

Ginsburg, S., & Jablonka, E. (2010). The evolution of associative learning: A factor in the Cambrian explosion. *Journal of Theoretical Biology, 266*(1), 11–20.

Ginsburg, S., & Jablonka, E. (2015). The teleological transitions in evolution: A Gántian view. *Journal of Theoretical Biology, 381*, 55–60.

Goldberg, E. (2002). *The executive brain: Frontal lobes and the civilized mind.* London, UK: Oxford University Press.

Goldberg, E. (2009). *The new executive brain: Frontal lobes in a complex world.* London, UK: Oxford University Press.

Goldman-Rakic, P. S., & Leung, H-C. (2002). Functional architecture of the dorsolateral prefrontal cortex in monkeys and humans. In D. T. Stuss & R. T. Knight (Eds.), *Principles of frontal lobe function* (pp. 85–95). London, UK: Oxford University Press.

Gordon, E. M., Lynch, C. J., Gratton, C., Laumann, T. O., Gilmore, A. W., Greene, D. J., . . . Dosenbach, N. U. (2018). Three distinct sets of connector hubs integrate human brain function. *Cell Reports, 24*(7), 1687–1695.

Gould, S. J., & Vrba, E. S. (1982). Exaptation: A missing term in the science of form. *Paleobiology, 8*(01), 4–15.

Green, R. E., Krause, J., Briggs, A. W., Maricic, T., Stenzel, U., Kircher, M., . . . Hansen, N. F. (2010). A draft sequence of the Neandertal genome. *Science, 328*(5979), 710–722.

Gross, C. G. (2008). Single neuron studies of inferior temporal cortex. *Neuropsychologia, 46*(3), 841–852.

Guisinger, S. (2003). Adapted to flee famine: Adding an evolutionary perspective on anorexia nervosa. *Psychological Review, 110*(4), 745–761.

Gunz, P., Neubauer, S., Golovanova, L., Doronichev, V., Maureille, B., & Hublin, J. J. (2012). A uniquely modern human pattern of endocranial development. Insights from a new cranial reconstruction of the Neandertal newborn from Mezmaiskaya. *Journal of Human Evolution, 62*(2), 300–313.

Harari, Y. N. (2017). *Homo deus.* New York, NY: HarperCollins.

Hargreaves, E. L., Rao, G., Lee, I., & Knierim, J. J. (2005). Major Dissociation Between Medial and Lateral Entorhinal Input to Dorsal Hippocampus. *Science, 308*(5729), 1792–1794.

Harlow, J. M. (1848). Passage of an iron rod through the head. *Boston Medical and Surgical Journal, 39*, 389–393.

Harlow, J. M. (1868). Recovery from the passage of an iron bar through the head. *Publications of the Massachusetts Medical Society, 2*(3), 327–346.

Harris, K., & Nielsen, R. (2016). The genetic cost of Neanderthal introgression. *Genetics, 203*(2), 881–891.

Hartmann, E. (1998). *Dreams and nightmares: The new theory on the origin and meaning of dreams*. New York, NY: Plenum Trade.

Harvey, B. M., Klein, B. P., Petridou, N., & Dumoulin, S. O. (2013). Topographic representation of numerosity in the human parietal cortex. *Science, 341*(6150), 1123–1126.

Haselton, M. G., & Gildersleeve, K. (2011). Can men detect ovulation? *Current Directions in Psychological Science, 20*(2), 87–92.

Hatemi, P. K., & McDermott, R. (2012). The genetics of politics: discovery, challenges, and progress. *Trends in Genetics, 28*(10), 525–533.

Hauser, M. D., Chomsky, N., & Fitch, W. T. (2002). The faculty of language: What is it, who has it, and how did it evolve? *Science, 298*(5598), 1569–1579.

Hazy, T. E., Frank, M. J., & O'Reilly, R. C. (2006). Banishing the homunculus: Making working memory work. *Neuroscience, 139*(1), 105–118.

Hedinger, R. L. (2016). *Epigenetics review and synthesis: Autism spectrum disorder, postpartum depression, and posttraumatic stress disorder* (undergraduate honors thesis). Ball State University, Muncie, IN.

Herculano-Houzel, S. (2012). The remarkable, yet not extraordinary, human brain as a scaled-up primate brain and its associated cost. *Proceedings of the National Academy of Sciences of the United States of America, 109*(Suppl. 1), 10661–10668.

Herculano-Houzel, S. (2015). Decreasing sleep requirement with increasing numbers of neurons as a driver of bigger brains and bodies in mammalian evolution. *Proceedings of the Royal Society B: Biological Sciences, 282*(1816), 20151853.

Herculano-Houzel, S. (2016). *Human advantage: A new understanding of how our brain became remarkable*. Cambridge, MA: MIT Press.

Herculano-Houzel, S., Manger, P. R., & Kaas, J. H. (2014). Brain scaling in mammalian evolution as a consequence of concerted and mosaic changes in numbers of neurons and average neuronal cell size. *Frontiers in Neuroanatomy, 8*(77), 1–28.

Hertkorn, N., Harir, M., Gonsior, M., Koch, B., Michalk, B., & Schmitt-Kopplin, P. (2013). Elucidating the biogeochemical memory of the oceans by means of high-resolution organic structural spectroscopy. In J. Xu, J. Wu, & Y. He (Eds.), *Functions of natural organic matter in changing environment* (pp. 13–17). Hangzhou, China: Springer-Zhejiang University Press.

Hickok, G. (2009). Eight problems for the mirror neuron theory of action understanding in monkeys and humans. *Journal of Cognitive Neuroscience, 21*(7), 1229–1243.

Hickok, G. (2014). *The myth of mirror neurons: The real neuroscience of communication and cognition*. New York, NY: W. W. Norton & Company.

Holloway, R. L. (1983). Human brain evolution: A search for units, models and synthesis. *Canadian Journal of Anthropology, 3*(2), 215–229.

Holmes, G. (1917). The symptoms of acute cerebellar injuries due to gunshot injuries. *Brain, 40*(4), 461–535.

Holmes, G. (1922). The Croonian lectures on clinical symptoms of cerebellar disease and their interpretation. *The Lancet, 200*, 59–65.

Holmes, G. (1939). The cerebellum of man. *Brain, 62*(1), 1–30.

Hoppenbrouwers, S. S., De Jesus, D. R., Stirpe, T., Fitzgerald, P. B., Voineskos, A. N., Schutter, D. J., & Daskalakis, Z. J. (2013). Inhibitory deficits in the dorsolateral prefrontal cortex in psychopathic offenders. *Cortex, 49*(5), 1377–1385.

Hughes, G. M., Teeling, E. C., & Higgins, D. G. (2014). Loss of olfactory receptor function in hominin evolution. *PloS One, 9*(1), e84714.

Hurford, J. R. (2014). *Origins of language: A slim guide*. New York, NY: Oxford University Press.

Iacoboni, M., & Dapretto, M. (2006). The mirror neuron system and the consequences of its dysfunction. *Nature Reviews Neuroscience, 7*(12), 942–951.

Isaacson, R. L. (1972). Hippocampal destruction in man and other animals. *Neuropsychologia, 10*, 47–64.

Ishikawa, T., Tomatsu, S., Izawa, J., & Kakei, S. (2016). The cerebro-cerebellum: Could it be loci of forward models? *Neuroscience Research, 104*, 72–79.

Ito, M. (1970). Neurophysiological aspects of the cerebellar motor control system. *International Journal of Neurology, 7*(2), 162–176.

Ito, M. (1984). *The cerebellum and neural control.* New York, NY: Raven Press.

Ito, M. (1993). Movement and thought: Identical control mechanisms by the cerebellum. *Trends in Neuroscience, 16*(11), 448–450.

Ito, M. (2002). Historical review of the significance of the cerebellum and the role of Purkinje cells in motor learning. *Annals of the New York Academy of Sciences, 978*(1), 273–288.

Ito, M. (2008). Control of mental activities by internal models in the cerebellum. *Nature Reviews Neuroscience, 9*(4), 304–313.

Ito, A., Abe, N., Fujii, T., Hayashi, A., Ueno, A., Mugikura, S., . . . Mori, E. (2012). The contribution of the dorsolateral prefrontal cortex to the preparation for deception and truth-telling. *Brain Research, 1464*, 43–52.

Jackendoff, R. (1999). Possible stages in the evolution of the language capacity. *Trends in Cognitive Sciences, 3*(7), 272–279.

James, W. (1890). *The principles of psychology.* New York, NY: Henry Holt and Company.

Jenkins, J. G., & Dallenbach, K. M. (1924). Obliviscence during sleep and waking. *American Journal of Psychology, 35*(4), 605–612.

Jensen, P. S., Mrazek, D., Knapp, P. K., Steinberg, L., Pfeffer, C., Schowalter, J., & Shapiro, T. (1997). Evolution and revolution in child psychiatry: ADHD as a disorder of adaptation. *Journal of the American Academy of Child & Adolescent Psychiatry, 36*(12), 1672–1681.

Johanson, D. E., Johanson, D. C., Edgar, B., & Blake, E. (1996). *From Lucy to language*. New York, NY: Simon and Schuster.

Jouvet, M. (1972). The role of monoamines and acetylcholine-containing neurons in the regulation of the sleep-waking cycle. *Neurophysiology and Neurochemistry of Sleep and Wakefulness, 64*, 166–307.

Jouvet, M. (1980). Paradoxical sleep and the nature-nurture controversy. *Progress in Brain Research, 53*, 331–346.

Juric, I., Aeschbacher, S., & Coop, G. (2016). The strength of selection against Neanderthal introgression. *PLoS Genetics, 12*(11), e1006340.Kane, M. J., Hambrick, D. Z., & Conway, A. R. (2005). Working memory capacity and fluid intelligence are strongly related constructs: Comment on Ackerman, Beier, and Boyle (2005). *Psychological Bulletin, 131*(1), 66–71.

Kauffman, S. (2000). *Investigations*. New York, NY: Oxford University Press.

Kavanau, J. L. (2002). REM and NREM sleep as natural accompaniments of the evolution of warm-bloodedness. *Neuroscience & Biobehavioral Reviews, 26*(8), 889–906.

Keysers, C., & Gazzola, V. (2010). Social neuroscience: mirror neurons recorded in humans. *Current Biology, 20*(8), R353–R354.

Kheradmand, A., Lasker, A., & Zee, D. S. (2013). Transcranial magnetic stimulation (TMS) of the supramarginal gyrus: A window to perception of upright. *Cerebral Cortex, 25*(3), 765–771.

Kochiyama, T., Ogihara, N., Tanabe, H. C., Kondo, O., Amano, H., Hasegawa, K., . . . Stringer, C. (2018). Reconstructing the Neanderthal brain using computational anatomy. *Scientific Reports, 8*(1), 6296.

Köhler, W. (1929). *Gestalt psychology*. New York, NY: Liveright.

Kohn, M., & Mithen, S. (1999). Handaxes: Products of sexual selection? *Antiquity, 73*(281), 518–526.

Korsakoff, S. S. (1887). Disturbance of psychic function in alcoholic paralysis and its relation to the disturbance of the psychic sphere in multiple neuritis of non-alcoholic origin. *Vestnik Psichiatrii, 4*(2), 1–102.

Kozbelt, A. (2019). Evolutionary explanations for humor and creativity. In S. R. Luria, J. Baer, & J. C. Kaufman (Eds.), *Creativity and humor* (pp. 205–230). Cambridge, MA: Academic Press.

Koziol, L. F., Budding, D., Andreasen, N., D'arrigo, S., Bulgheroni, S., Imamizu, H., & Pezzulo, G. (2014). Consensus paper: The cerebellum's role in movement and cognition. *Cerebellum, 13*(1), 151–177.

Krippner, S., & Hughes, W. (1970). Genius at work. *Psychology Today, 4*(1), 40–43.

Kubo, D., Tanabe, H. C., Kondo, O., Ogihara, N., Yogi, A., Murayama, S., & Ishida, H. (2014). Cerebellar size estimation from endocranial measurements: An evaluation based on MRI data. In T. Akazawa, N. Ogihara, H. C. Tanabe, & H. Terashima (Eds.), *Dynamics of learning in Neanderthals and modern humans* (Vol. 2, pp. 209–215). Tokyo, Japan: Springer.

Kutter, E. F., Bostroem, J., Elger, C. E., Mormann, F., & Nieder, A. (2018). Single neurons in the human brain encode numbers. *Neuron, 100*(3), 753–761.

Laing, R. D. (1967). *The politics of experience*. New York, NY: Pantheon Books.

Leakey, L. S., & Leakey, M. D. (1964). Recent discoveries of fossil hominids in Tanganyika: At Olduvai and near Lake Natron. *Nature, 202*(4927), 5–7.

LeDoux, J. (1996). Emotional networks and motor control: A fearful view. *Progress in Brain Research, 107*, 437–446.

Leiner, H. C., Leiner, A. L., & Dow, R. S. (1986). Does the cerebellum contribute to mental skills? *Behavioral Neuroscience, 100*(4), 443–454.

Leiner, H. C., Leiner, A. L., & Dow, R. S. (1989). Reappraising the cerebellum: What does the hindbrain contribute to the forebrain? *Behavioral Neuroscience, 103*(5), 998–1008.

Leiner, H. C., Leiner, A. L., & Dow, R. S. (1991). The human cerebro-cerebellar system: Its computing, cognitive, and language skills. *Behavioural Brain Research, 44*(2), 113–128.

Levulis, L. I., & Coolidge, F. L. (2016, October). *Of moles and men: On the evolutionary implications of expanded olfactory bulbs in* Homo sapiens. A poster presented at the meeting of the European Society for the study of Human Evolution, Madrid, Spain.

Lewis, D. M., Al-Shawaf, L., Conroy-Beam, D., Asao, K., & Buss, D. M. (2017). Evolutionary psychology: A how-to guide. *American Psychologist, 72*(4), 353–373.

Lewis-Williams, J. D. (2002). *A cosmos in stone: Interpreting religion and society through rock art*. Walnut Creek, CA: AltaMira Press.

Lezak, M. D. (1982). The problem of assessing executive functions. *International Journal of Psychology, 17*(1-4), 281–297.

Lieberman, D. E., Raichlen, D. A., Pontzer, H., Bramble, D. M., & Cutright-Smith, E. (2006). The human gluteus maximus and its role in running. *Journal of Experimental Biology, 209*(11), 2143–2155.

Llinas, R. (1975). The cortex of the cerebellum. *Scientific American, 232*(1), 56–71.

Lou, H. C., Luber, B., Crupain, M., Keenan, J. P., Nowak, M., Kjaer, T. W., . . . Lisanby, S. H. (2004). Parietal cortex and representation of the mental self. *Proceedings of the National Academy of Sciences of the United States of America, 101*(17), 6827–6832.

Luria, A. R. (1966). *Higher cortical functions in man* (B. Haigh, Trans.). New York, NY: Basic Books. (Originally published 1962 by Moscow University Press)

MacCabe, J. H., Sariaslan, A., Almqvist, C., Lichtenstein, P., Larsson, H., & Kyaga, S. (2018). Artistic creativity and risk for schizophrenia, bipolar disorder and unipolar depression: A Swedish population-based case-control study and sib-pair analysis. *British Journal of Psychiatry, 212*(6), 370–376.

Mantini, D., Gerits, A., Nelissen, K., Durand, J. B., Joly, O., Simone, L., . . . Vanduffel, W. (2011). Default mode of brain function in monkeys. *Journal of Neuroscience, 31*(36), 12954–12962.

Margulies, D. S., Vincent, J. L., Kelly, C., Lohmann, G., Uddin, L. Q., Biswal, B. B., . . . Petrides, M. (2009). Precuneus shares intrinsic functional architecture in humans and monkeys. *Proceedings of the National Academy of Sciences of the United States of America, 106*(47), 20069–20074.

Marshall, L., & Born, J. (2007). The contribution of sleep to hippocampus-dependent memory consolidation. *Trends in Cognitive Sciences, 11*(10), 442–450.

Martin-Soelch, C., Linthicum, J., & Ernst, M. (2007). Appetitive conditioning: Neural bases and implications for psychopathology. *Neuroscience & Biobehavioral Reviews, 31*(3), 426–440.

McCandless, B. D., Cohen, L., & Dehaene, S. (2003). The visual word form area: Expertise for reading in the fusiform gyrus. *Trends in Cognitive Sciences, 7*(7), 293–299.

McCoy, R. C., Wakefield, J., & Akey, J. M. (2017). Impacts of Neanderthal-introgressed sequences on the landscape of human gene expression. *Cell, 168*(5), 916–927.

McGrew, W. C., & Marchant, L. F. (1997). On the other hand: Current issues in and meta-analysis of the behavioral laterality of hand function in nonhuman primates. *American Journal of Physical Anthropology, 104*(s25), 201–232.

McPherron, S. P., Alemseged, Z., Marean, C. W., Wynn, J. G., Reed, D., Geraads, D., . . . Béarat, H. A. (2010). Evidence for stone-tool-assisted consumption of animal tissues before 3.39 million years ago at Dikika, Ethiopia. *Nature, 466*(7308), 857–860.

Meehl, P. E. (1962). Schizotaxia, schizotypy, schizophrenia. *American Psychologist, 17*(12), 827–838.

Mendez, F. L., Poznik, G. D., Castellano, S., & Bustamante, C. D. (2016). The divergence of Neandertal and modern human Y chromosomes. *American Journal of Human Genetics, 98*, 728–734.

Meshberger, F. L. (1990). An interpretation of Michelangelo's *Creation of Adam* based on neuroanatomy. *JAMA: Journal of the American Medical Association, 264*(14), 1837-1841.

Mikhail, C., Vaucher, A., Jimenez, S., & Tafti, M. (2017). ERK signaling pathway regulates sleep duration through activity-induced gene expression during wakefulness. *Science Signaling, 10*(463), eaai9219.

Miller, G., Tybur, J. M., & Jordan, B. D. (2007). Ovulatory cycle effects on tip earnings by lap dancers: Economic evidence for human estrus? *Evolution and Human Behavior, 28*(6), 375-381.

Millon, T., Millon, C. M., Meagher, S. E., Grossman, S. D., & Ramnath, R. (2012). *Personality disorders in modern life*. New York, NY: John Wiley & Sons.

Mithen, S. (1996). *The prehistory of mind*. London, England: Thames and Hudson.

Moberget, T., & Ivry, R. B. (2016). Cerebellar contributions to motor control and language comprehension: Searching for common computational principles. *Annals of the New York Academy of Sciences, 1369*(1), 154-171.

Morrison, A. (1983). A window on the sleeping brain. *Scientific American, 248*, 94-102. .

Moser, D., Anderer, P., Gruber, G., Parapatics, S., Loretz, E., Boeck, M., . . . Saletu, B. (2009). Sleep classification according to AASM and Rechtschaffen & Kales: Effects on sleep scoring parameters. *Sleep, 32*(2), 139-149.

Moser, M. B., & Moser, E. I. (1998). Functional differentiation in the hippocampus. *Hippocampus, 8*(6), 608-619.

Mujica-Parodi, L. R., Strey, H. H., Frederick, B., Savoy, R., Cox, D., Botanov, Y., . . . Weber, J. (2009). Chemosensory cues to conspecific emotional stress activate amygdala in humans. *PLoS One, 4*(7), e6415.

Nagel, T. (1974). What is it like to be a bat? *The Philosophical Review, 83*(4), 435-450.

Nesse, R. M. (1984). An evolutionary perspective on psychiatry. *Comprehensive Psychiatry, 25*(6), 575-580.

Neubauer, S., Hublin, J-J., & Gunz, P. (2018). The evolution of modern human brain shape. *Science Advances, 4*, eaao5961.

Nichols, C. (2009). Is there an evolutionary advantage of schizophrenia? *Personality and Individual Differences, 46*(8), 832-838.

O'Keefe, J., & Burgess, N. (2005). Dual phase and rate coding in hippocampal place cells: Theoretical significance and relationship to entorhinal grid cells. *Hippocampus, 15*(7), 853-866.

Orban, G. A., & Caruana, F. (2014). The neural basis of human tool use. *Frontiers in Psychology, 5*, Article 310.

Oring, E. (1992). *Jokes and their relations*. Lexington, KY: University Press of Kentucky.

Osaka, N., Logie, R. H., & D'Esposito, M. (Eds.). (2007). *The cognitive neuroscience of working memory*. New York, NY: Oxford University Press.

Overmann, K. A., & Coolidge, F. L. (2013). Human species and mating systems: Neandertal-*Homo sapiens* reproductive isolation and the archaeological and fossil records. *Journal of Anthropological Sciences, 91*, 91-110.

Passingham, R. E., & Wise, S. P. (2012). *The neurobiology of the prefrontal cortex: Anatomy, evolution, and the origin of insight*. Oxford, UK: Oxford University Press.

Perls, F. S. (1969). *Gestalt therapy verbatim*. Moab, UT: Real People Press.

Pinker, S., & Jackendoff, R. (2005). The faculty of language: What's special about it? *Cognition, 95*(2), 201-236.

Polanczyk, G., de Lima, M. S., Horta, B. L., Biederman, J., & Rohde, L. A. (2007). The worldwide prevalence of ADHD: A systematic review and meta-regression analysis. *American Journal of Psychiatry, 164*(6), 942–948.

Poulos, A. M., & Thompson, R. F. (2015). Localization and characterization of an essential associative memory trace in the mammalian brain. *Brain Research, 1621*, 252–259.

Power, R. A., Steinberg, S., Bjornsdottir, G., Rietveld, C. A., Abdellaoui, A., Nivard, M. M., . . . Cesarini, D. (2015). Polygenic risk scores for schizophrenia and bipolar disorder predict creativity. *Nature Neuroscience, 18*(7), 953–955.

Price, T., Wadewitz, P., Cheney, D., Seyfarth, R., Hammerschmidt, K., & Fischer, J. (2015). Vervets revisited: A quantitative analysis of alarm call structure and context specificity. *Scientific Reports, 5*, 13220.

Pulvermüller, F. (2018). Neural reuse of action perception circuits for language, concepts and communication. *Progress in Neurobiology, 160*, 1–44.

Raizen, D. M., Zimmerman, J. E., Maycock, M. H., Ta, U. D., You, Y. J., Sundaram, M. V., & Pack, A. I. (2008). Lethargus is a *Caenorhabditis elegans* sleep-like state. *Nature, 451*(7178), 569–572.

Ramachandran, V. S., & Hubbard, E. M. (2001). Synaesthesia—A window into perception, thought and language. *Journal of Consciousness Studies, 8*(12), 3–34.

Rampin, C., Cespuglio, R., Chastrette, N., & Jouvet, M. (1991). Immobilisation stress induces a paradoxical sleep rebound in rat. *Neuroscience Letters, 126*(2), 113–118.

Rangarajan, V., Hermes, D., Foster, B. L., Weiner, K. S., Jacques, C., Grill-Spector, K., & Parvizi, J. (2014). Electrical stimulation of the left and right human fusiform gyrus causes different effects in conscious face perception. *Journal of Neuroscience, 34*(38), 12828–12836.

Rechtschaffen, A. (1971). The control of sleep. In W. A. Hunt (Ed.), *Human behavior and its control.* Oxford, UK: Schenkman.

Rechtschaffen, A., & Kales, A. (1968). *A manual of standardized terminology, techniques, and scoring systems for sleep stages of human subjects.* Washington, DC: US Government Printing Office.

Revonsuo, A. (2000). The reinterpretation of dreams: An evolutionary hypothesis of the function of dreaming. *Behavioral and Brain Sciences, 23*(6), 877–901.

Revonsuo, A., Tuominen, J., & Valli, K. (2015). The avatars in the machine: Dreaming as a simulation of social reality. In *Open MIND.* Frankfurt am Main, Germany: MIND Group.

Ribeiro, S., Goyal, V., Mello, C. V., & Pavlides, C. (1999). Brain gene expression during REM sleep depends on prior waking experience. *Learning & Memory, 6*(5), 500–508.

Rilling, J. K. (2014). Comparative primate neuroimaging: Insights into human brain evolution. *Trends in Cognitive Sciences, 18*(1), 46–55.

Rizzolatti, G., & Craighero, L. (2004). The mirror-neuron system. *Annual Review of Neuroscience, 27*, 169–192.

Robins, L. N. (1966). *Deviant children grown up: A sociological and psychiatric study of sociopathic personality.* Baltimore, MD: Williams & Wilkins.

Rossano, M. J. (2010). *Cautiously digging up the mind: Cognitive archeology and human evolution.* Cambridge, UK: Cambridge University Press.

Rougier, H., Crevecoeur, I., Beauval, C., Posth, C., Flas, D., Wißing, C., . . . van der Plicht, J. (2016). Neandertal cannibalism and Neandertal bones used as tools in Northern Europe. *Scientific Reports, 6*, 29005.

Ruff, C. B., & Burgess, M. L. (2015). How much more would KNM-WT 15000 have grown? *Journal of Human Evolution, 80*, 74–82.

Sagan, C. (1977). *The dragons of Eden: Speculations on the evolution of human intelligence.* New York, NY: Random House.

Sagan, C. (1996). *The demon-haunted world: Science as a candle in the dark.* New York, NY: Random House.

Saggar, M., Quintin, E. M., Kienitz, E., Bott, N. T., Sun, Z., Hong, W. C., . . . Hawthorne, G. (2015). Pictionary-based fMRI paradigm to study the neural correlates of spontaneous improvisation and figural creativity. *Scientific Reports, 5*, 10894.

Sawyer, S., Renaud, G., Viola, B., Hublin, J. J., Gansauge, M. T., Shunkov, M. V., . . . Pääbo, S. (2015). Nuclear and mitochondrial DNA sequences from two Denisovan individuals. *Proceedings of the National Academy of Sciences of the United States of America, 112*(51), 15696–15700.

Schaaffhausen, M. (1865). Sur l'opuscule de M. Fuhlrott sur l'homme fossile de Néanderthal, *Bulletins De La Société Danthropologie De Paris, 6*(1), 688–690.

Schacter, D. L. (2012). Adaptive constructive processes and the future of memory. *American Psychologist, 67*(8), 603–613.

Schacter, D. L., & Addis, D. R. (2007). The cognitive neuroscience of constructive memory: Remembering the past and imagining the future. *Philosophical Transactions of the Royal Society B: Biological Sciences, 362*(1481), 773–786.

Schacter, D. L., Guerin, S. A., & St. Jacques, P. L. (2011). Memory distortion: An adaptive perspective. *Trends in Cognitive Sciences, 15*(10), 467–474.

Schiller, F. (1992). *Paul Broca: Founder of French anthropology, explorer of the brain.* New York, NY: Oxford University Press.

Schizophrenia Working Group of the Psychiatric Genomics Consortium. (2014). Biological insights from 108 schizophrenia-associated genetic loci. *Nature, 511*(7510), 421–427.

Schlenker, P., Chemla, E., Arnold, K., & Zuberbühler, K. (2016). Pyow-hack revisited: Two analyses of putty-nosed monkey alarm calls. *Lingua, 171*, 1–23.

Schlerf, J. E., Verstynen, T. D., Ivry, R. B., & Spencer, R. M. (2010). Evidence of a novel somatotopic map in the human neocerebellum during complex actions. *Journal of Neurophysiology, 103*(6), 3330–3336.

Schmahmann, J. D. (1991). An emerging concept: The cerebellar contribution to higher function. *Archives of Neurology, 48*(11), 1178–1187.

Schmahmann, J. D. (2004). Disorders of the cerebellum: Ataxia, dysmetria of thought, and the cerebellar cognitive affective syndrome. *Journal of Neuropsychiatry and Clinical Neurosciences, 16*(3), 367–378.

Schmajuk, N. A., Lam, Y. W., & Gray, J. A. (1996). Latent inhibition: A neural network approach. *Journal of Experimental Psychology: Animal Behavior Processes, 22*(3), 321.

Scott-Phillips, T. C., & Blythe, R. A. (2013). Why is combinatorial communication rare in the natural world, and why is language an exception to this trend? *Journal of the Royal Society Interface, 10*(88), 1–7.

Segal, D. L., Coolidge, F. L., & Rosowsky, E. (2006). *Personality disorders and older adults: Diagnosis, assessment, and treatment.* New York, NY: Wiley.

Seghier, M. L. (2013). The angular gyrus: Multiple functions and multiple subdivisions. *The Neuroscientist, 19*(1), 43–61.

Shah, P., & Miyake, A. (Eds.). (2005). *The Cambridge handbook of visuospatial thinking.* Cambridge, MA: Cambridge University Press.

Shepard, R. (1997). The genetic basis of human scientific knowledge. In G. Bock & G. Cardew (Eds.), *Characterizing human psychological adaptations* (pp. 4–13). Chichester, England: Wiley and Sons.

Shermer, M. (2011). *The believing brain: From ghosts and gods to politics and conspiracies—How we construct beliefs and reinforce them as truths*. New York, NY: Macmillan.

Shipton, C. (2010). Imitation and shared intentionality in the Acheulean. *Cambridge Archaeological Journal, 20*(02), 197–210.

Siegel, J. M. (2009). Sleep viewed as a state of adaptive inactivity. *Nature Reviews Neuroscience, 10(10), 747–753.*

Silani, G., Lamm, C., Ruff, C. C., & Singer, T. (2013). Right supramarginal gyrus is crucial to overcome emotional egocentricity bias in social judgments. *Journal of Neuroscience, 33*(39), 15466–15476.

Silber, M. H., Ancoli-Israel, S., Bonnet, M. H., Chokroverty, S., Grigg-Damberger, M. M., Hirshkowitz, M., . . . Iber, C. (2007). The visual scoring of sleep in adults. *Journal of Clinical Sleep Medicine, 3*(2), 121–131.

Silverman, J. (1967). Shamans and acute schizophrenia. *American Anthropologist, 69*(1), 21–31.

Singh, M. (2018). The cultural evolution of shamanism. *Behavioral and Brain Sciences, 41*, 1–62.

Skinner, B. F. (1948). *Walden two*. New York, NY: Macmillan.

Skinner, B. F. (1971). *Beyond freedom and dignity*. New York, NY: Random House.

Slon, V., Mafessoni, F., Vernot, B., de Filippo, C., Grote, S., Viola, B., . . . Douka, K. (2018). The genome of the offspring of a Neanderthal mother and a Denisovan father. *Nature, 561*(7721), 113–116.

Solstad, T., Boccara, C. N., Kropff, E., Moser, M. B., & Moser, E. I. (2008). Representation of geometric borders in the entorhinal cortex. *Science, 322*(5909), 1865–1868.

Spoor, F., Gunz, P., Neubauer, S., Stelzer, S., Scott, N., Kwekason, A., & Dean, M. C. (2015). Reconstructed *Homo habilis* type OH 7 suggests deep-rooted species diversity in early *Homo*. *Nature, 519*(7541), 83–86.

Spreng, R. N., Stevens, W. D., Chamberlain, J. P., Gilmore, A. W., & Schacter, D. L. (2010). Default network activity, coupled with the frontoparietal control network, supports goal-directed cognition. *NeuroImage, 53*(1), 303–317.

Srinivasan, S., Bettella, F., Mattingsdal, M., Wang, Y., Witoelar, A., Schork, A. J., . . . Collier, D. A. (2016). Genetic markers of human evolution are enriched in schizophrenia. *Biological Psychiatry, 80*(4), 284–292.

Stalnaker, T. A., Cooch, N. K., & Schoenbaum, G. (2015). What the orbitofrontal cortex does not do. *Nature Neuroscience, 18*(5), 620–627.

Stickgold, R., Scott, L., Rittenhouse, C., & Hobson, J. A. (1999). Sleep-induced changes in associative memory. *Journal of Cognitive Neuroscience, 11*(2), 182–193.

Stickgold, R., & Walker, M. P. (2013). Sleep-dependent memory triage: Evolving generalization through selective processing. *Nature Neuroscience, 16*, 139–145.

Stout, D., & Chaminade, T. (2012). Stone tools, language and the brain in human evolution. *Philosophical Transactions of the Royal Society B, 367*(1585), 75–87.

Stout, D., Hecht, E., Khreisheh, N., Bradley, B., & Chaminade, T. (2015). Cognitive demands of Lower Paleolithic toolmaking. *PloS One, 10*(4), e0121804.

Sukhoverkhov, A. V., & Fowler, C. A. (2015). Why language evolution needs memory: Systems and ecological approaches. *Biosemiotics, 4*(8), 47–65.

Tate, M. C., Herbet, G., Moritz-Gasser, S., Tate, J. E., & Duffau, H. (2014). Probabilistic map of critical functional regions of the human cerebral cortex: Broca's area revisited. *Brain, 137*(10), 2773–2782.

Thorndike, E. (1905). *The elements of psychology.* New York, NY: A. G. Seiler.

Thornhill, R., & Gangestad, S. W. (2008). *The evolutionary biology of human female sexuality.* Oxford, UK: Oxford University Press.

Tononi, G., & Cirelli, C. (2014). Sleep and the price of plasticity: From synaptic and cellular homeostasis to memory consolidation and integration. *Neuron, 81*(1), 12–34.

Torgersen, S. (2000). Genetics of patients with borderline personality disorder. *Psychiatric Clinics of North America, 23*(1), 1–9.

Torgersen, S. (2009). The nature (and nurture) of personality disorders. *Scandinavian Journal of Psychology, 50*(6), 624–632.

Torgersen, S., Lygren, S., Oien, P. A., Skre, I., Onstad, S., Edvardsen, J., Tambs, K., & Kringlen, E. (2000). A twin study of personality disorders. *Comprehensive Psychiatry, 41*, 416–425.

Toth, N. (1985). Archaeological evidence for preferential right-handedness in the Lower and Middle Pleistocene, and its possible implications. *Journal of Human Evolution, 14*(6), 607–614.

Tottenham, N., & Sheridan, M. A. (2010). A review of adversity, the amygdala and the hippocampus: A consideration of developmental timing. *Frontiers in Human Neuroscience, 3*, 68.

Trivers, R. (1972). *Parental investment and sexual selection* (Vol. *136*). Cambridge, MA: Biological Laboratories, Harvard University.

Tucker, M. A., Nguyen, N., & Stickgold, R. (2016). Experience playing a musical instrument and overnight sleep enhance performance on a sequential typing task. *PloS One, 11*(7), e0159608.

Tulving, E. (1972). Episodic and semantic memory. In E. Tulving & W. Donaldson (Eds.), *Organization of memory* (pp. 382–423). Oxford, UK: Academic Press.

Tulving, E. (1995). Memory: Introduction. In M. Gazzaniga (Ed.), *The cognitive sciences* (pp. 751–753). Cambridge, MA: MIT Press.

Tulving, E. (2002). Episodic memory: From mind to brain. *Annual Review of Psychology, 53*(1), 1–25.

Turkheimer, E. (2000). Three laws of behavior genetics and what they mean. *Current Directions in Psychological Science, 9*(5), 160–164.

Uomini, N. T. (2009). The prehistory of handedness: Archaeological data and comparative ethology. *Journal of Human Evolution, 57*(4), 411–419.

Van de Castle, R. (1994). *Our dreaming mind: A sweeping exploration of the role that dreams have played in politics, art, religion, and psychology, from ancient civilizations to the present day.* New York, NY: Ballantine Books.

Vandervert, L. (2003). How working memory and cognitive modeling functions of the cerebellum contribute to discoveries in mathematics. *New Ideas in Psychology, 21*, 159–175.

Vandervert, L. (2015). How music training enhances working memory: A cerebrocerebellar blending mechanism that can lead equally to scientific discovery and therapeutic efficacy in neurological disorders. *Cerebellum & Ataxias, 2*, 11.

Vandervert, L. (2016). The prominent role of the cerebellum in the learning, origin and advancement of culture. *Cerebellum & Ataxias, 3*, 10.

Vandervert, L. R., Schimpf, P. H., & Liu, H. (2007). How working memory and the cerebellum collaborate to produce creativity and innovation. *Creativity Research Journal, 19*(1), 1–18.

Van Horn, J. D., Irimia, A., Torgerson, C. M., Chambers, M. C., Kikinis, R., & Toga, A. W. (2012). Mapping connectivity damage in the case of Phineas Gage. *PloS One, 7*(5), e37454.

Vann, S. D., Aggleton, J. P., & Maguire, E. A. (2009). What does the retrosplenial cortex do? *Nature Reviews Neuroscience, 10*(11), 792–802.

Van Overwalle, F., Baetens, K., Mariën, P., & Vandekerckhove, M. (2014). Social cognition and the cerebellum: A meta-analysis of over 350 fMRI studies. *NeuroImage, 86*, 554–572.

Villa, P., & Roebroeks W. (2014). Neandertal demise: An archaeological analysis of the modern human superiority complex. *PLoS One, 9*, 1–10.

Wagner, U., Gais, S., Haider, H., Verleger, R., & Born, J. (2004). Sleep inspires insight. *Nature, 427*(6972), 352–355.

Walker, A., & Leakey, R. E. (Eds.). (1993). *The Nariokotome* Homo erectus *skeleton*. Cambridge, MA: Harvard University Press.

Walker, M. P. (2005). A refined model of sleep and the time course of memory formation. *Behavioral and Brain Sciences, 28*(1), 51–64.

Weaver, A. H. (2005). Reciprocal evolution of the cerebellum and neocortex in fossil humans. *Proceedings of the National Academy of Sciences of the United States of America, 102*(10), 3576–3580.

Weaver, A. H. (2010). Cerebellum and brain evolution in Holocene humans. In D. Broadfield, M. Yuan, K. Schick, & N. Toth (Eds.), *The human brain evolving: Paleoneurological studies in honor of Ralph. L. Holloway* (pp. 97–106). Bloomington, IN: Stone Age Institute.

Weiner, K. S., & Zilles, K. (2016). The anatomical and functional specialization of the fusiform gyrus. *Neuropsychologia, 83*, 48–62.

Wells, J. C., & Stock, J. T. (2007). The biology of the colonizing ape. *American Journal of Physical Anthropology, 134*(S45), 191–222.

Wernicke, C. (1874). *The aphasic symptom complex: A psychological study on an anatomical basis*. Breslau, Germany: Max Cohn & Weigert.

White, T. D., Asfaw, B., DeGusta, D., Gilbert, H., Richards, G. D., Suwa, G., & Howell, F. C. (2003). Pleistocene *Homo sapiens* from Middle Awash, Ethiopia. *Nature, 423*(6941), 742–747.

Wilson, E. O. (2012). *On human nature*. Cambriuge, MA: Harvard University Press.

Wing, Y. K., Lee, S. T., & Chen, C. N. (1994). Sleep paralysis in Chinese: Ghost oppression phenomenon in Hong Kong. *Sleep: Journal of Sleep Research & Sleep Medicine, 17*, 609–613.

Winson, J. (1990). The meaning of dreams. *Scientific American, 263*, 89–96.

Wittgenstein, L. (1953). *Philosophical investigations*. (G. E. M. Anscombe, Trans.). Oxford, UK: Blackwell.

Wynn, T. (2002). Archaeology and cognitive evolution. *Behavioral and Brain Sciences, 25*(3), 389–402.

Wynn, T., & Coolidge, F. L. (2007a). A Stone-Age meeting of minds. *American Scientist, 96*, 44–51.

Wynn, T., & Coolidge, F. L. (2007b). Did a small but significant enhancement in working memory capacity power the evolution of modern thinking? In P. Mellars, K. Boyle,

O. Bar-Yosef, & S. Stringer (Eds.), *Rethinking the human evolution: New behavioural and biological perspectives on the origin and dispersal of modern humans* (pp. 79-90). Cambridge, UK: Cambridge University McDonald Institute Monographs.

Wynn, T., & Coolidge, F. L. (2010). Beyond symbolism and language. In T. Wynn, & F. L. Coolidge (Eds.), *Working memory: Beyond language and symbolism* (pp. S5-S16). Chicago, IL: University of Chicago Press.

Wynn, T., & Coolidge, F. L. (2012). *How to think like a Neandertal*. Oxford, UK: Oxford University Press.

Wynn, T., & Coolidge, F. L. (2016). Archeological insights into hominin cognitive evolution. *Evolutionary Anthropology: Issues, News, and Reviews, 25*(4), 200-213.

Wynn, T., & Gowlett, J. (2018). The handaxe reconsidered. *Evolutionary Anthropology: Issues, News, and Reviews, 27*(1), 21-29.

Wynn, T., Overmann, K. A., & Coolidge, F. L. (2016). The false dichotomy: A refutation of the Neandertal indistinguishability claim, 1-22.

Xie, L., Kang, H., Xu, Q., Chen, M.J., Liao, Y., Thiyagarajan, M., . . . Nedergaard M. (2013). Sleep drives metabolite clearance from the adult brain. *Science, 342*(6156), 373-377.

Yuen, R. K., Merico, D., Bookman, M., Howe, J. L., Thiruvahindrapuram, B., Patel, R. V., . . . Pellecchia, G. (2017). Whole genome sequencing resource identifies 18 new candidate genes for autism spectrum disorder. *Natural Neuroscience, 20*(4), 602-611.

Zaehle, T., Jordan, K., Wüstenberg, T., Baudewig, J., Dechent, P., & Mast, F. W. (2007). The neural basis of the egocentric and allocentric spatial frame of reference. *Brain Research, 1137*, 92-103.

Zhang, R., Lahens, N. F., Ballance, H. I., Hughes, M. E., & Hogenesch, J. B. (2014). A circadian gene expression atlas in mammals: Implications for biology and medicine. *Proceedings of the National Academy of Sciences of the United States of America, 111*(45), 16219-16224.

Zilhão J. (2014). Neandertal-modern human contact in Western Eurasia: Issues of dating, taxonomy, and cultural associations. In T. Akazawa, Y. Nishiak, & K. Aoki (Eds.), *Dynamics of learning in Neanderthals and modern humans: Cultural perspectives* (Vol. 1, pp. 21-57). Tokyo: Springer.

Zorzi, M., Di Bono, M. G., & Fias, W. (2011). Distinct representations of numerical and non-numerical order in the human intraparietal sulcus revealed by multivariate pattern recognition. *NeuroImage, 56*(2), 674-680.

찾아보기

(ㄱ)

가로측두이랑 111
가상 리허설 기제 266
가십 210, 212–213
가정법 202, 205, 213, 281
가치평가 149
가후두이랑 104
각회 190
감마파 257, 325
감정 12, 70, 100, 117–119, 151–152, 191, 227–228, 240–242, 292–293, 315–321, 329, 331–332, 341, 343
감정가 73, 75, 118, 236, 264, 338
감정표현불능증 115
감탄어 202, 204, 207, 280, 285
강박장애 239
강화 후 일시정지 75
개체발생론 91
거울뉴런 126, 139–141, 153, 155, 325
격자세포 109, 117, 148, 234, 237
경계성 성격장애 300–302
계산곤란증 168
계산불능증 105, 168
계통발생학 62, 147, 219, 221, 225
고전적 조건화 222–223, 326
고정신병리학 176, 287, 319, 326
골상학 89, 97, 143, 326
공간 내비게이션 109, 234
공감각 197–199, 326
과대결정 326
교뇌 121, 123, 216, 220
구(fissure) 96–97
구문 71, 199, 201, 205, 208–209, 281
구성적 기억 173
구성적 일화시뮬레이션 174
국소화 89, 113, 125–126, 143, 145, 180–181
굴절적응 9, 11–12, 48–49, 64–65, 105, 121–122, 152–153, 173, 179–180, 193–194, 231–232, 251, 327, 344
권투실명 113
그루밍 280
기억 49–51, 65–82, 108–111, 117–121, 147–149, 172–179, 233–238, 243–250, 320, 328, 331–334, 336–342
기억상실 50, 117, 243–244, 336, 340
기억할 것을 기억하는 것 149
기원 11–12, 24, 30, 50, 52, 65, 176, 198, 200–201, 204, 215, 229, 232, 236, 251, 259–260, 290–291, 317
기저핵 116, 118–120, 133, 141, 191, 222–223, 226, 327
길들이기 효과 119
깃털 11, 20, 64
깨진 거울 가설 140
꿈 113, 211, 251, 254, 258–261, 266–270, 285–286, 327, 330, 332

(ㄴ)

나리오코토메 36–37
남성부모투자 14, 295, 316

납작벌레 26–28, 62–63, 72, 252, 275
냄새 118, 129–131, 164, 172, 199, 238–239, 248, 344–345
냉기에 적응 42
네안데르탈인 33, 42–48, 108, 130, 170–172, 176–177, 220–221, 279, 321–323, 327–328, 338, 344–345
놀래킴 211–212
높은 침투성 288
뇌 25–32, 39–42, 83–116, 129–150, 161–168, 193–195, 215–236, 271–279, 319–325, 332–336, 342–345
뇌간 114, 123–124, 130, 222
뇌량 92–94, 101, 103, 109, 127, 129, 172, 234
뇌실 86–87, 92, 94
뇌척수액 87, 92, 94
뇌하수체 103, 124
뇌화지수 14, 137, 152, 167, 273, 275, 277, 327
뇌회결손 163

(ㄷ)

다발 97, 122–123, 133, 136, 177, 188, 193, 216, 240, 335
다중모드부호화 73
단궁류 30
단기기억 50, 53–54, 66–67, 328
단일유전자 사건 가설 279
대규모 재배치 가설 14, 23
덮개부 98–99, 104
데니소바인 47
델타파 255, 258, 328, 332
도파민 21, 36, 120, 222, 226, 276, 312, 335
독소 검출 239
돌-도구 121
돌도끼 278, 282
돌연변이 11, 18–20, 29, 59, 61, 84, 190, 206–208, 278
동굴 예술 47, 278
두려움의 냄새 118
두정엽속고랑 14, 23, 95, 107, 132, 160–161, 163, 166, 177, 329
뒤뇌량팽대피질 15, 67, 98, 109, 162, 172, 177, 329
듣기 69, 127, 131
등가쪽 전전두피질 13, 98–99, 101, 146, 267
등급 변경 41
등쪽경로 114
디폴트모드 네트워크 13, 106, 111, 163, 170, 175, 177, 329

(ㄹ)

루푸스 130, 238
르네상스 87, 216

(ㅁ)

마음이론 12, 16, 106, 140, 175, 191, 227, 277, 281, 329, 341
마카크 원숭이 153
말 23, 67–68, 85–86, 99, 110–111, 125–129, 145, 177, 190–191, 204, 213, 228, 280, 331, 343
말의 흔적 105
맛보기 129
메스꺼움 318
명령어 202, 204, 207, 280, 285, 341
명명 체계 95, 132
모방 23, 112, 120, 125, 129, 153–155
모서리위이랑 15, 98, 104–105, 161, 164–165, 167, 177, 278, 281
목소리를 거의 내지 않으며 68, 165, 192
무제한 연합학습 16, 82, 84
문법 120, 208–209, 218, 229
문화 32, 39, 47, 77, 89, 91, 126, 131, 135, 154–156, 181,

194, 206–209, 274–275
물고기 28–30, 219, 223, 233, 258, 330
미켈란젤로 87–88, 185
민감화 51, 53–54, 56–57, 65, 67, 81, 84, 276, 319–321, 330–331, 334

(ㅂ)

반사회성 성격장애 292–293, 297–298
발성 125–126, 137, 167, 190, 199, 201–203
발정기 294–295
방추형이랑 98, 112, 180, 191, 193–195, 198, 236, 278, 281
백질 94, 141, 151
베르니케 실어증 188
베타파 257, 330
변상증 195–196, 299, 330
변연계 100, 110, 115–116, 119, 130, 133, 235–236, 238
변형 11, 18, 25, 29, 36–37, 52, 59, 66, 81, 106, 173, 194, 225, 228, 235
보기 109, 114, 127, 131, 195
보조운동영역 97, 136, 146
볼드윈 효과 60–61, 63, 275
부바/키키 효과 199
부분 역행 기억상실증 243
분리뇌 129
불안 151, 176, 178, 304
불의 사용 156
브로드만 영역 13, 95, 98, 132
브로카 실어증 86, 99, 181, 188, 331
브로카 영역 23, 95, 97–99, 122, 126, 132, 145, 149, 153, 188, 331
비REM수면 254
비연합학습 50–53, 55, 57, 64–66, 81–82, 84, 319–321, 330–331, 334, 336
빈도의존적 선택 331
빗해파리 20, 26, 62, 84, 138

(ㅅ)

사람과 31, 107, 220, 246
사랑 86, 315–318
사전 범주형 음향저장장치 164
사회 뇌 가설 39
사회 시뮬레이션 이론 267
삼각부 98–99, 104, 154
상어 28, 262
상징적 발성 203
새 30, 73, 136, 253
새로운 문제해결 69, 218, 225, 267
생각 실험 76, 78
생명 기능을 통제 85
생물 11, 20, 24–26, 29–30, 77, 81, 85, 131, 133, 139, 152, 256
생식 성공 18–19, 63, 66, 238, 316
생태적 지위 64, 105, 240, 252
서술기억 74–76, 117, 191–192, 235, 248, 250, 264, 331, 344
서파수면 16, 252–253, 258, 286, 328, 332
섬광기억 74, 332
섬피질 98, 114, 130–131
섭식장애 246, 313–314
성격 143–144, 201, 227–228, 234, 242–243, 246, 260, 290, 322, 326
성상세포 22, 332
성적 이형성 9, 284
세타파 332
세포 분화 28, 91–92, 132
세포 형태 26, 61, 195
소뇌 12, 28, 67–68, 96, 104, 116, 120–123, 165, 215–232, 235, 321, 323, 333
소뇌 창의성 가설 229
소뇌인지정서증후군 13, 228, 333
손가락 실인증 159
손잡이 124–127, 282

수 인식 24, 107–108, 163–164, 177, 329, 334–335
수렴영역 168, 200, 345
수렴진화 115
수면 15, 52, 100, 123, 249, 251–267, 269–271, 311–312, 325, 327–328, 330, 332–334, 343
수면 단계 52, 253, 255–257, 259, 263, 286
수상돌기 21–22, 92, 215, 221, 232, 333–335
순서 기능 149
습관화 51, 53–54, 56–57, 65, 67, 81, 84, 319–321, 331, 334
시각단어형태영역 16, 112, 193
시공간 스케치 패드 67, 69–70, 72, 170, 177, 208, 230, 334, 339
시냅스 항상성 가설 264, 334
시상 103, 105, 109, 114, 116, 119, 123–124, 130, 172, 222, 234, 241, 327
시상하부 103, 116, 123–124, 257
식욕 조건화 223
신경 재사용 22–23, 156, 194, 200, 335
신경가소성 24, 93, 264–265, 334
신경교세포 21–22, 332
신경성 식욕부진증 313
신경전달물질 21, 36, 118–119, 222, 276, 333, 335
신진대사 25, 34, 40, 52, 56–57, 59–61, 66, 81, 83–84, 137, 233, 252–253, 262, 265, 286, 336
신피질 30, 135, 146, 220–222, 253, 343
실러캔스 28
실명 113–114
실인증 105, 159, 177

(ㅇ)

아담의 창조 88, 185
아래두정소엽 14, 160, 166
아래세로다발 123
아래전두이랑 98, 104
아르디피테쿠스 라미두스 31–32
아리스토텔레스 86, 215, 290
아칸토스테가 29
아페미아 181, 188
아포페니아 299, 305, 335
안와부 98, 104
안와상융기 33
안와전두 전전두피질 15, 98, 101, 150
안쪽 측두엽 23, 192–193, 236, 271, 342
RNA 세계 가설 52, 54–55, 336
알츠하이머병 130, 238
알파파 255–257, 336
암묵기억 50, 67, 73–74, 234, 336, 340
앞띠피질 13, 98, 114
앞섬피질 13, 114
양측 27, 62, 100, 116, 118, 130, 238, 241, 308, 344–345
어치 73, 77
억제 63, 68, 94, 100, 148, 150–151, 157, 175, 263, 342
언어 12, 30, 68–71, 93, 125–127, 145–146, 188–192, 203–207, 209–213, 247–248, 315, 330, 335
얼굴인식불능증 195, 336
얼음 픽 절개술 242
에너지 요구의 감소 261
에뮬레이션 155
NOTCH 15, 279
역방향의 내적모델 223
연수 121, 123
연합 인지지도 100
연합학습 50–51, 58, 61, 63–66, 81–82, 84, 202, 204, 320–321, 331, 336, 341
열에 적응 42
엽 12, 28, 96, 104, 132, 141, 161
영장류 28, 39, 71, 105, 136–137, 146–148, 154–157, 166–167, 201–202, 248–249, 291, 315, 342
오스트랄로피테신 32–34, 38–41, 79–80, 110, 125–126, 153, 179, 272–274, 277–278, 284–285, 337, 344–345

오스트랄로피테쿠스 아파렌시스 32–33, 179, 182, 187, 197, 285, 315, 337
오캄의 면도칼 64, 203, 337
올도완 석기 35, 153, 183
외상 후 스트레스 장애 12, 15, 118, 236
외선조피질 98, 112, 114
외현기억 50, 67, 73, 75–76, 117, 234–235, 331, 337
요리 137, 149
우울증 130, 176, 188
운동 23, 62–63, 99, 119–121, 138–139, 145–146, 177, 191, 217–219, 231–234, 263, 312–313, 336, 340
운동 실어증 188
운동실조증 105
운동측정장애 228
원핵생물 25–26, 29, 52–53, 62, 66, 72, 81, 83, 337
월상구 95
위두정소엽 15, 159
위전두이랑 98, 104
위측두이랑 95, 98, 104, 110–111, 189–190
위협 시뮬레이션 가설 266
유머 211–214
유연성 45, 92, 100, 135, 148, 154, 156, 194, 253
유전율 69, 291, 303–306, 308, 312
유전자 18–20, 42–44, 59–61, 83–84, 91–92, 129, 201, 240, 279, 287–289, 291–294, 301–309, 328, 338, 346
은신처 274
음성 30, 68–71, 165–167, 189, 192, 257, 338, 341
음식 선택 146
음운루프 30, 67–70, 72, 105, 165–167, 338–339
음운저장소 68, 70, 209
의문어 202, 204, 207, 280, 285
의미기억 117, 169, 235, 284, 331
의사소통 71–72, 93–94, 126, 167, 179, 190, 199–201, 204, 206, 213, 276, 314–315
의식 20, 65, 79–81, 83–85, 112–113, 132, 211, 224–226, 241, 256, 266, 270–271, 278, 306, 310, 320, 336
이궁류 29
이기적 신진대사 가설 233
이데아시지아 198
이동 22, 41, 71, 78, 91–92, 132, 159, 202, 216, 237, 239, 251, 271
이랑 85, 96–97, 111–112, 114, 163, 179, 192–193, 281
인간 뇌의 독특함 138
인지적 유연성 45, 154
일주기 리듬 251–252, 338
일차시각 피질 95, 98, 112–114, 128, 135
일차운동 피질 96–98, 136
일차청각피질 111, 132
일화기억 73, 76–79, 81, 169–170, 173–178, 234, 236, 249, 276, 328, 338
일화완충기 67–68, 72–73, 77, 225, 339
임상 신경심리학 68, 90

(ㅈ)

자가국소 실인증 159
자가면역질환 130, 238–239
자기인지 77, 79, 81, 108, 169, 174, 339
자기중심적 공간 관점 172
자기표상 170–171, 177
자서전적 기억 73–74, 76, 79, 106, 108–109, 172, 176, 237, 339
자연선택 18–20, 26–27, 55–57, 60–61, 81, 136, 156, 201, 204–206, 213, 219, 288–289, 317, 329, 340, 344
자폐 스펙트럼 장애 13, 115, 140, 155, 226, 339
자포동물 26, 28
작업기억 51, 66–69, 77–79, 105, 121, 147–149, 165, 191, 207–209, 224, 230, 273, 279, 280, 334, 338–342
작화증 78, 114
잡기 운동 139
잡초종 9, 40–41, 109, 274

장기기억 30, 50, 67–70, 73–74, 76, 117, 271, 315, 338, 340
장소세포 109, 117, 249
재귀 167, 179, 205–207, 209, 213, 276, 281, 340
적응 9, 19–20, 41–42, 64, 85, 108, 121, 139, 159, 177, 202, 232–233, 253–254, 273, 313, 318, 327, 340
적합도 12, 18, 20, 26, 29, 48, 64, 197, 205, 233, 254, 257, 266, 288–289, 294–295, 299, 308, 310, 318–319
적합한 부조화 211
전간증 113
전두엽 63, 87, 96–97, 101–102, 104, 108, 122–123, 131–132, 135–139, 143–145, 181, 191, 220, 277, 340
전망 9, 109, 148–149
전운동 피질 96, 98, 136, 141, 146
전이표지 84
전향성 기억상실증 244, 340
절차적 능력 235
정신 공간 모델 230
정신화 191, 227, 341
조건화 58, 61, 203, 222–223, 326
조롱박피질 98, 118, 130
조류 29–30, 73, 117, 125, 146, 233, 249, 253, 258–259, 286
조어 10, 39, 146, 156, 167, 179, 192, 199–201, 203–206, 208, 213, 229, 244, 277–278, 280, 285, 341
조음루프 165, 341
조작적 조건화 58, 63, 67, 81, 132, 147, 155, 202–203, 276, 320, 341
조현병 12, 103, 173, 176, 189, 239, 242, 287–288, 290, 302, 304–311, 319, 337
조현성 성격장애 303, 306
조현형 성격장애 304–305
조현형실조증 307, 309
좌우대칭동물 26, 62–63
주요 조직적합성 복합체 308
중간전두이랑 98, 104
중앙고랑 96, 104
중앙뒤이랑 104
중앙앞이랑 104
쥐기 운동 139
지형 55, 57, 109, 236, 297
직관 225–226, 230, 280
직립보행 32, 34, 40, 79–80
진핵생물 25–26, 52, 61, 62, 66, 84, 337, 342
진화 9–12, 17–20, 25–31, 48–50, 80–84, 107–110, 152–153, 161–164, 204–208, 238–241, 278–281, 313–321
진화신경심리학 9–12, 17
진화적 적응환경 14, 297, 301, 310, 312, 314
집행 기능 63, 68–69, 100, 120, 141, 143–144, 149–150, 157, 228, 279–280, 333, 340, 342

(ㅊ)

창백핵 116
창의성 119, 200, 212–214, 229–232, 264, 267, 270, 285, 288, 306, 308, 319
척삭동물 27
체성감각 피질 95–96, 98, 104–105, 159, 162
초파리 252
촉각과 손잡이 124
추상 83, 120, 141, 146, 148, 164, 224, 227–232, 271, 333–334
측두두정 접합부 16, 190
측두평면 111

(ㅋ)

캄브리아기 폭발 62–63, 66, 81
케모톤 83
K복합파 257
코노돈트 27

(ㅌ)

타인표상 170, 172
테오프라스토스 291
통합 20, 68, 77–78, 104, 126, 130–131, 147–149, 159, 177, 191–192, 219, 249–250, 263–264, 285–286, 339

(ㅍ)

파충류 29–30, 117, 119, 136, 139, 146, 219, 233, 249, 252–253, 258–259, 286, 330, 332
파킨슨병 120, 130, 238
패터닝 센터 92
편도 61, 103, 110, 114, 116, 118–119, 124, 130, 133, 191, 223, 226, 234, 238, 240–244, 246–247, 269, 343
편재화 283
편집성 성격장애 297–299
폰 이코노모 뉴런 16, 115
표상 81, 103, 105–107, 135, 138, 151, 168, 170–174, 177, 201, 231, 237, 271
표현형 18–19, 49, 59, 69, 84, 99, 162, 228, 261, 274, 279, 288–289, 291, 319, 327, 343
표현형변이 289
품행장애 293
플라톤 63, 86

(ㅎ)

학습 12, 28, 49–53, 84–85, 119–120, 154–156, 191, 201–204, 244–246, 263–267, 309, 319–320, 326, 331
해마 12, 22, 27, 50, 75, 95, 100, 103, 116–118, 130, 172, 191–193, 233–243, 246–250, 271, 344
해마곁피질 192–193
현저성 꼬리표 264
혐오 조건화 222–223
협조진화 121–122, 136, 156, 219–220, 329, 344
호먼큘러스 160
호모 사피엔스 9–10, 42–48, 77, 121–122, 161–162, 193, 219–221, 238–240, 321–323, 327–328, 338, 344–345
호모 에렉투스 37–42, 79–81, 109–110, 155, 179, 210, 271–276, 284–286, 312, 338, 344
호모 이달투 207
호모 플로레시엔시스 40
호모 하빌리스 34, 36, 79, 125–126, 271–272, 344
호모 하이델베르겐시스 42–45, 47, 126, 171, 344
호미니드 31–32, 81, 272, 276, 345
호미닌 31–35, 39–44, 46–48, 85, 109, 138, 161, 207, 232, 284–285, 301–302, 327–328, 337, 344–345
화용론 37, 200–205, 207–208, 213, 280–281, 285
활꼴다발 122
활동지각회로 13, 200
회색질 94
회충 252
회피성 성격장애 302–304
횡문화적 290, 308, 332
후각망울 22, 118, 130, 238–239, 247, 250, 321, 323, 345
후각상실증 130, 247
후각피질 98, 111, 118, 192, 236–238, 247
후두엽 12, 96, 104, 110, 112–114, 123, 132, 153, 191, 193, 256, 321–322, 328, 345
후성유전적 12, 207, 279–280
흰코원숭이 71, 167, 204, 207, 276

인명

(A)

Aboitiz, F. 30, 71, 166–167, 201
Addis, D. R. 174
Aeschbacher, S. 43
Agustí, J. 171
Allen, T. A. 276
Al-Shawaf, L. 315, 318–319
Aron, A. R. 150
Aserinsky, E. 258–259
Auger, S. D. 172

(B)

Baddeley, A. D. 51, 66–68, 70, 147, 331
Baetens, K. 227
Baldwin, J. M. 60
Balsters, J. H. 231
Bastian, H. C. 188
Bastir, M. 130, 238, 240
Battaglia, F. P. 249
Becker, S. 110
Bolhuis, J. J. 204–205
Bouillaud, J-B. 180
Braccini, S. N. 126
Brodmann, K. 95
Bronfman, Z. Z. 84, 320
Bruner, E. 108, 161–162, 170–171, 277, 281
Buckner, R. L. 138
Burgess, N. 110
Buss, D. 315
Bustamante, C. D. 43

(C)

Cachel, S. 41, 274, 343
Caruana, F. 166
Castellano, S. 43
Cavanna, A. E. 170
Chaminade, T. 153
Chen, C. N. 260
Cirelli, C. 264
Cohen, L. 193–194
Cooch, N. K. 151
Coolidge, F. L. 108, 130, 171, 284
Coop, G. 43
Corballis, M. 126
Crespi, B. 308
Crow, T. 176, 308

(D)

Damasio, A. 168
Danjo, T. 237
Dart, R. 85
Dehaene, S. 23, 193, 194
Dejerine, J. J. 168
Dellinger-Ness, L. A. 301
de Lorenzo, V. 52, 55, 233
Dessalles, J. L. 212
Dieringer, T. 171
Dorus, S. 308
Doya, K. 221
Dunbar, R. 39, 210

(E)

Ernst, M. 223

(F)

Ferrer-i-Cancho, R. 208–209
Finger, S. 86
Fitch, W. 126
Flechsig, P. 138
Fletcher, P. C. 169
Fortin, N. J. 276
Fowler, C. A. 49
Frank, M. J. 120
Franklin, M. S. 266
Freeman, W. 242
Fuhlrott, J. 44
Fujisawa, S. 237

(G)

Gage, Phineas 141
Gall, F. 89
Gánti, T. 83–84
Gathercole, S. 70
Genzel, L. 249
Ginsburg, S. 84, 320
Goldberg, E. 88
Goldman-Rakic, P. 87, 100
Gould, S. 19
Gowlett, J. 281–282
Gross, C. 193
Guisinger, S. 313

(H)

Handler, L. 301
Harari, Y. 321
Harris, J. 41, 274
Hartmann, E. 267
Harvey, B. M. 164
Hazy, T. E. 120
Hecht, E. 153
Herculano-Houzel, S. 137, 215, 265
Hertkorn, N. 49, 56
Hickok, G. 140
Higgins, D. G. 240
Hitch, G. 66–67
H.M. 14, 119, 235, 241–250, 345
Holloway, R. L. 277, 281
Hubbard, E. M. 198
Hughes, G. M. 240
Hurford, J. R. 205

(I)

Iriki, A. 170
Ito, M. 120, 218

(J)

Jablonka, E. 84, 320
Jackendoff, R. 201, 207
James, W. 76
Janulis, K. 282
Jensen, P. S. 312
Johanson, D. 32

Jouvet, M. 259
Juric, L. 43

(K)

Kant, I. 117
Kavanau, J. L. 253–254
Kennedy, Rose Marie 101
Kheramand, A. 165
Khreisheh, N. 153
King, J. A. 110
Kleitman, N. 258–259
Krienen, F. M. 138

(L)

Laing, R. D. 310
Lamm, C. 165
Lasker, A. 165
Leakey, L. S. 35, 153
LeDoux, J. 119
Lee, S. T. 260
Leontiev, A. 90
Levulis, L. I. 130
Lewis–Williams, D. 268
Lezak, M. 87
Linthicum, J. 223
Logie, R. 68, 70
Lou, H. C. 170
Lozano, M. 171
Luria, A. 90, 217

(M)

Maguire, E. A. 109, 172
Mariën, P. 227
Martin–Soelch, C. 223
Meehl, P. 307
Mendez, F. L. 43
Meshberger, F. 87
Millon, T. 300, 302
Milner, B. 243
Mithen, S. 148
Moniz, A. E. 102
Morrison, A. 260
Moser, E./M. B. 117
Mujica–Parodi, L. R. 118

(N)

Nesse, R. M. 313
Nichols, C. 288

(O)

O'Keefe, J. 110, 117
Orban, G. A. 166, 278
O'Reilly, R. C. 120
Overmann, K. A. 108, 146, 163

(P)

Papagno, C. 70
Passingham, R. E. 147

Pavlov, I. 58
Penfield, W. 159
Poldrack, R. A. 150
Poulos, A. M. 223
Poznik, G. D. 43
Pulvermüller, F. 200

(R)

Ramachandran, V. S. 168, 198
Ramnani, N. 231
Rangarajan, V. 195
Rechtschaffen, A. 251
Revonsuo, A. 266–267
Rizzolatti, G. 139–140
Robins, L. N. 291–293
Rossano, M. J. 39
Rubio-Campillo, X. 171
Ruff, C. C. 165

(S)

Saggar, M. 230
Schaaffhausen, H 44
Schacter, D. 78, 174–176
Schlerf, J. E. 221
Schmahmann, J. D. 228
Schoenbaum, G. 151
Scoville, W. 149, 242
Seghier, M. 168
Shepard, R. 76, 78
Shipton, C. 155
Sigman, M. 194
Silani, G. 165
Singer, T. 165
Skinner, B. F. 58
Sperry, R. 129
Spurzheim, J. 89
Stalnaker, T. A. 151
Stickgold, R. 263–264
Stock, J. T. 40–41, 274
Stout, D. 153
Sukhoverhov, A. V. 49
Summers, K. 308

(T)

Tate, M. C. 99, 145
Teeling, E. C. 240
Theophrastus 290
Thompson, R. F. 223
Thorndike, E. 76
Tononi, G. 264
Torgersen, S. 291
Toth, N. 126
Toyoizumi, T. 237
Trimble, M. R. 170
Trivers, R. 317
Tulving, E. 49, 76–77, 169
Tuominen, J. 267

(U)

Uomini, N. T. 126

(V)

Valli, K. 267
Vandekerckhove, M. 227
Vandervert, L. 229–230
Van Horn, J. 151
Vann, S. D. 109
Van Overwalle, F. 227
Varolio, C. 216
Vinckier, F. 194
Vrba, E. 19
Vygotsky, L. 90

(W)

Wagner, U. 270
Walker, M. P. 263–264
Wallace, A. R. 18
Wells, J. C. 40–41, 274
Wernicke, C. 110
Whelan, C. D. 231
Willis, T. 88, 216
Wilson, E. O. 274
Wing, Y. K. 260
Wise, S. P. 147
Wynn, T. 80, 205, 207, 279, 281–282, 284

(Y)

Yuen, R. K. 228

(Z)

Zee, D. S. 165
Zeidman, P. 172
Zyphur, M. J. 266

저자 소개

Frederick L. Coolidge

플로리다대학교에서 심리학 박사학위를 받았고 임상신경심리학 박사 후 펠로우십을 수료했다. 현재 콜로라도대학교 콜로라도 스프링스(University of Colorado, Colorado Springs, UCCS) 심리학 교수다. 3번의 풀브라이트 펠로우십, 3번의 교육 우수상 그리고 2번의 우수 연구상을 받았다. 2015년에 옥스퍼드대학교에서 수석 방문학자였고, 인도 공과대학교 간디나가르에서 연례 상주학자로 있다.

역자 소개

이성근

고려대학교 의과대학 졸업
정신건강의학과 전문의
미국 정신의학회 회원
대한명상의학회 평생회원
대한노인정신의학회 평생회원
한국정신사회재활협회 평생회원
한국중독정신의학회 평생회원
대한정서인지행동의학회 평생회원
사회복지법인 송원 이사장
형주병원 원장

오미경

서울여자대학교 사회복지학과 대학원 졸업

진화신경심리학

인간 두뇌 구조와 기능의 진화에 관한 소개

초판인쇄 2021년 11월 23일
초판발행 2021년 11월 30일

지 은 이 Frederick L. Coolidge
옮 긴 이 이성근 · 오미경
펴 낸 이 소정영
펴 낸 곳 韓國하나醫學社

출판신고 제25100-2013-000061호(1988. 4. 1.)
주　　소 서울시 서대문구 거북골로 7-7 하나빌딩 1층

전화번호 (02)730-2555, 2556
팩　　스 (02)730-2557
홈페이지 www.hanampc.co.kr
이 메 일 hanampc1@naver.com

값 29,000원

ISBN 979-11-91658-05-7 93180